斯琴巴特尔　席琳图雅　李旻辉　主编

特色蒙医药防治传染性疾病经验和研究

内蒙古科学技术出版社

图书在版编目（CIP）数据

特色蒙医药防治传染性疾病经验和研究 / 斯琴巴特尔，席琳图雅，李旻辉主编. — 赤峰：内蒙古科学技术出版社，2021.9

ISBN 978-7-5380-3340-3

Ⅰ.①特… Ⅱ.①斯…②席…③李… Ⅲ.①蒙医—传染病—防治—研究 Ⅳ.①R291.2

中国版本图书馆CIP数据核字（2021）第207058号

特色蒙医药防治传染性疾病经验和研究

主　　编：斯琴巴特尔　席琳图雅　李旻辉
责任编辑：张文娟
封面设计：王　洁
出版发行：内蒙古科学技术出版社
地　　址：赤峰市红山区哈达街南一段4号
网　　址：www.nm-kj.cn
邮购电话：0476-5888970
排　　版：赤峰市阿金奈图文制作有限责任公司
印　　刷：赤峰天海印务有限公司
字　　数：303千
开　　本：700mm×1010mm　1/16
印　　张：17.25
版　　次：2021年9月第1版
印　　次：2021年11月第1次印刷
书　　号：ISBN 978-7-5380-3340-3
定　　价：108.00元

如出现印装质量问题，请与我社联系。电话：0476-5888926　5888917

编委会

前 言

20世纪90年代以来，随着经济全球化的迅速发展，全球流动人口增加，传染病在全球范围内肆虐。进入21世纪，我国传染病防治形势不容乐观，并受到多种因素的制约，有些已经控制的传染病死灰复燃，出现非典型肺炎等新型传染病，对传染病防治的宣传教育亦显现出严重不足。2019年底起，一种新的呼吸道急性传染病"新型冠状病毒肺炎"在全球暴发流行；近年来，在内蒙古地区鼠疫、新痹病（布鲁氏杆菌病）、手足口病等发生流行，这些都严重危害着人们的健康和生活、生产安全。传染病防治工作中，早发现、早诊断、早报告、早隔离、早治疗是针对传染源的主要防疫措施。早期发现和识别是前提、是基础，只有及早发现和识别才能有效控制扩散和蔓延，遏制暴发流行，降低传染病的危害。鉴于此，宣传普及传染病防治知识已成为刻不容缓的一项任务。目前在内蒙古自治区内用蒙医药防治传染病方面的实用性科普著作较少。

本书由内蒙古自治区科技厅重大专项"传统蒙药九黑防疫散、嘎布日迪鲁汤对预防新型冠状病毒性肺炎易感人群慢阻肺疗效研究"和内蒙古自治区第十一批草原英才"传统蒙药九黑防疫散、嘎布日迪鲁汤对预防新型冠状病毒性肺炎易感人群慢阻肺疗效研究特色蒙医药研发创新团队"项目资助出版。在本书的编写过程中，锡林郭勒盟蒙医医院及其他单位多名专家结合名老蒙医学家经验，参阅蒙医药古籍文献及现代文献资料，对30余种粘虫、疫毒引起的传染病进行了简明扼要的介绍，重点放在诊断要点、预防和治疗措施方面，力求具体、实用。此外，对治疗肺病及新冠肺炎蒙药研究做了专题介绍，极具实用价值。

本书的目的主要是通过介绍特色蒙医药对传染性疾病的防治经验，让更多的医务工作者在日常工作中参考借鉴，有所裨益，让广大农牧民了解传染病的危害，介绍蒙医药防治传染性疾病的传统用药及治疗原则，为人类命运共同体和大健康服务。

本书中的一些蒙医药传统方剂中涉及已禁用的毒性药物、保护类动物及人体器官类药,如关木通、大肉、猩猩胆、狐脑、猫头鹰脑、猩猩肉、雕肉、黄鼠狼肉、戴胜鸟肉等,实际应用时,应用替代品。

限于作者学识水平,书中难免出现错误及疏漏之处,恳请广大专家学者和读者给予指正,有待于再版修正。

感谢内蒙古医科大学布仁达来教授的大力支持和帮助。

目 录

第一章 总 论 …………………………………………………………… 1

第一节 绪 论 …………………………………………………………… 1

一、蒙医传染病学的概念、任务及范围 ……………………………… 1

二、蒙医传染病学的发展简史 ………………………………………… 2

三、蒙医学传染病的研究现状和发展趋势 …………………………… 5

第二节 传染病的病因、病机及流行特点 ……………………………… 6

一、传染病的病因 ……………………………………………………… 6

二、传染病的发病因素 ………………………………………………… 6

三、传染病的发病机理 ………………………………………………… 10

四、传染病的种类 ……………………………………………………… 13

五、传染病特点 ………………………………………………………… 13

第三节 传染病临床症状及治疗 ………………………………………… 15

一、传染病临床症状 …………………………………………………… 15

二、传染病的诊断 ……………………………………………………… 19

三、传染病的治疗 ……………………………………………………… 21

第四节 传染病蒙医预防 ………………………………………………… 23

一、传染根源的管理 …………………………………………………… 23

二、切断传播的途径 …………………………………………………… 24

三、易感人群的保护 …………………………………………………… 25

第二章 蒙医药防治传染性疾病 ………………………………………… 26

第一节 新型冠状病毒肺炎 ……………………………………………… 26

一、关于新型冠状病毒肺炎 ……………………………………… 26

二、蒙医对新型冠状病毒肺炎的认识和防治 …………………… 26

三、诊疗方案 ……………………………………………………… 27

第二节　疫毒性肝病 ………………………………………………… 48

第三节　粘脑刺痛病 ………………………………………………… 52

第四节　脊髓粘疫 …………………………………………………… 54

第五节　粘胸刺痛病 ………………………………………………… 56

第六节　粘腮肿 ……………………………………………………… 59

第七节　粘白喉 ……………………………………………………… 61

第八节　粘丹毒 ……………………………………………………… 64

第九节　粘角弓反张病 ……………………………………………… 65

第十节　粘腺病 ……………………………………………………… 67

第十一节　粘胃痧病 ………………………………………………… 69

第十二节　粘肠刺痛 ………………………………………………… 72

第十三节　粘肌痉挛病 ……………………………………………… 76

第十四节　粘炭疽病 ………………………………………………… 79

第十五节　麻　疹 …………………………………………………… 82

第十六节　猩红热 …………………………………………………… 85

第十七节　风　疹 …………………………………………………… 87

第十八节　水　痘 …………………………………………………… 89

第十九节　天　花 …………………………………………………… 91

第二十节　流行性感冒 ……………………………………………… 94

第二十一节　非典型肺炎 …………………………………………… 96

第二十二节　人感染禽流行性感冒 ………………………………… 100

第二十三节　新痹病（布鲁氏杆菌病） …………………………… 102

第二十四节　肺苏日耶病 …………………………………………… 106

第二十五节　疟　疾 ………………………………………………… 108

第二十六节　百日咳 ………………………………………………… 111

第二十七节　鼠　疫 ………………………………………………… 113

第二十八节 狂犬病 ……………………………………………… 117

第二十九节 手足口病 …………………………………………… 120

第三十节 梅 毒 …………………………………………………… 123

第三十一节 艾滋病 ……………………………………………… 130

第三章 治疗肺病及新冠肺炎蒙药研究 ………………… 136

第一节 基于数据挖掘蒙医治疗肺部疾病方剂的用药规律分析 … 136

一、资料与方法 ………………………………………………… 136

二、结果 ………………………………………………………… 137

三、讨论 ………………………………………………………… 157

第二节 18世纪到近代蒙医经典书籍中载录的蒙医

治疗肺病的临床经典方药 ……………………………… 160

第三节 内蒙古地区中医药治疗新型冠状病毒肺炎用药规律分析 … 170

一、资料与方法 ………………………………………………… 170

二、结果 ………………………………………………………… 171

三、讨论 ………………………………………………………… 178

第四节 蒙药预防新型冠状病毒肺炎组方规律分析 …………… 182

一、资料与方法 ………………………………………………… 183

二、结果 ………………………………………………………… 184

三、讨论 ………………………………………………………… 192

第五节 内蒙古地区治疗新型冠状病毒肺炎常用中蒙药品种 …… 196

附录1 方剂概括（防治粘疫蒙成药）…………………………… 231

附录2 中华人民共和国传染病防治法 ………………………… 242

附录3 常见传染病的消毒方法 ………………………………… 260

第一章 总 论

第一节 绪 论

一、蒙医传染病学的概念、任务及范围

蒙医传染病学是研究传染性疾病如何在人体内发生、发展、传播及预防、诊治方法的学科。它的目的是通过阐明传染病的病因、传播条件、发展及演变，进行预防和诊治，以保障人类健康。

传染病是由粘虫、疫毒感染引起的传染性疾病的总称，又称"疫""瘟疫"。传染病在《四部医典·秘诀本》中被分为时疫、痘疹、肠刺痛、粘白喉、粘炭疽、流感等几种类型。《兰塔布》记载了18种粘病、狂犬病等，较为详细地记载了其传播途径、传染源及防治方法。《甘露四部》《秘诀方海》《珊瑚验方》《蒙医药选编》等著作中记载了百日咳、疟疾、塔尔巴干疫（鼠疫）、腾布病（梅毒）等疾病的鉴别及诊治方法。《秘诀方海》中记载："传染性瘟疫是指由疫源地区的气味、烟尘、风散播而相互传染的疾病。"《蒙医药选编》中记载："因卫生不洁而引发的各种致病粘虫，通过空气侵入毛孔、鼻腔、口腔感染人体引发疾病。"传染病的范围广且种类繁多，例如由粘虫引发、由疫毒引发等。

20世纪50年代前，我国人民生活水平低，医疗卫生条件差，故有很多种传染病肆虐，对人类的健康造成了重大的损害。例如，天花、鼠疫、肌痉挛症（霍乱）、伤寒、疟疾等传染病大肆传播，危害严重。

新中国成立以后，医疗、卫生行业发展迅速，民族医疗、卫生业的发展迈入了新的发展阶段，传染病防治工作取得了显著成效，消灭或控制了多种传染病。例如，天

花、脊髓粘疫、粘肌痉挛症等烈性传染病基本被消灭,疟疾、布病、伤寒、梅毒等传染病得到了有效控制,使患病率、致死率显著下降。但因传染病的种类繁多,在短时间内完全控制其发生及传播是极为困难的。目前,不仅原有传染病时有发生,而且一些被控制的传染病死灰复燃或新型传染病暴发流行,都严重威胁着人民健康和社会发展。故应不断总结过去的经验,积极致力于传染病的防控方法及措施的研究完善,有效预防与及时诊治,确保人民健康和生命安全。

二、蒙医传染病学的发展简史

蒙医传染病学同其他学科一样,是蒙古族人民和蒙古族医生们长时间防治传染病过程中的实践经验总结,为蒙古族和其他民族同胞的健康发展,医疗卫生事业的不断进步作出了贡献。传染病研究经过漫长的历史,逐步成长为一门独立学科。历代医学家通过漫长的临床实践及研究,了解到传染病在病因、病理、临床表现等方面有共同特点,在独特规律方面与其他学科有着一定的区别。在不断累积临床经验、加深理念的基础上,逐步总结出一个完整的理论系统和诊治方法,形成了蒙医传染病学科。

蒙医传染病学科发展历程,可分为经验总结阶段、经验理论化发展阶段、理论系统化阶段三个阶段。

12世纪以前,尚未发现关于蒙医传染病系统理论及诊治记录。但很早以前,蒙古族先民在跟传染病斗争过程中一直在观察传染病的起因、病理,并积累对传染病的预防、诊治经验。蒙古族人民生存的地理环境、生活环境、卫生条件等,常导致很多传染病的传播,特别是遇到自然灾害时瘟疫极易传播。根据历史记载,早在汉景帝时期,公元前145年现内蒙古和林县出现过瘟疫;东汉光武帝时期,公元46年有"匈奴地区连年旱蝗,草木尽枯,赤地千里,人畜疾疫伤者大半"的记载;唐朝时期,公元636年有现内蒙古巴林及察哈尔地区"瘟疫肆虐"等记录。古代蒙古族人民在与传染病斗争中对传染病有了初步的认识,并积累了简易防治方法。

保持环境卫生的习俗:灶灰、生活垃圾要扔到住宅东南方向几十米远的固定地点。男性和女性分别在住宅西南方和东南方如厕,忌讳在住宅西北方如厕,是因为北方地区风向多从西北方向而来。

保持个人卫生的习俗：饭前和如厕后洗手，并且每个人都有自己专用的毛巾。出门则带着自用毛巾和碗筷、刀具等。

保持食品卫生的习俗：蒙古族在很早以前就有保持食品卫生的习俗。例如在对客人敬茶和食物的时候，忌讳用口气污染食物而用毛巾捂住口鼻。禁止跨越食品和碗筷，如果认为食物已被污染，则用火消毒等。

燃烧香料清洁住宅：燃烧檀香、云香、香、柏叶等香料，有清除异味、驱除蚊虫、清洁空气、提神醒脑等作用。

这些足以证明古代蒙古族对瘟病的传染性已经有初步的认识，并采取针对性预防的方法。

13世纪初到16世纪末期间对传染病的认知进一步加深，对传染病预防、诊治经验更加丰富，虽然简易、朴素，但有了初步的理论指导。

首先认识到传染病的传播规律，了解了对患者进行隔离和用火消毒是预防传染病的有效方法。把瘟疫和传染病的传播比作公告，并称之为"扎日"。例如位于北京和张家口之间的居庸关的门上用八思巴方形蒙古文书写的石刻文有："使瘟疫'扎日'的名字永远消失，人们常乐安康。"再如成吉思汗祭祀仪式上念的《马奶酹奠经》长篇著作里有段记载："疾病'扎日'、皮癣恶疮永远消失。"这里的"扎日"指的就是传染病和瘟疫布告。《祭火诗》长篇诗歌是在远古信奉萨满教时代便流传下来的经文，其中记载有"伤风、疫毒、瘟疫消失"的句子。这些都是当时的人们已经对瘟疫等传染病的传染性有了清晰认知的历史证据。

用火消毒：13世纪时期，威廉·鲁布鲁克记载蒙古族消毒习俗："简单来讲，他们相信所有的物品都可以用火消毒。"如果怀疑远方来的人和他们送的礼物被污染，则"在两堆火之间穿过进行消毒，避免带来某种不幸和灾难"。蒙古族因信奉"万物皆可用火净化"，故对死于瘟疫的逝者的衣物、个人用品都用烈火烘烤或直接焚烧。甚者，将死于瘟疫户家的住宅和所有东西都一并焚毁。

蒙古族自古以来都有隔离患者法，这些都在13世纪历史里有记载。意大利著名旅行家普兰·卡尔宾在他的蒙古旅行记里记载："如有一人重病将难治，人们会在他家屋顶上立一支矛，将其用黑毡包裹，从此行人见之不敢靠近。"此况普兰·卡尔宾记载道："如有谁重病在榻，意于通知别人家有病患或不方便见面而在屋顶留有标记。有此标记者家，除了护理人员都不可靠近。"这种专用标记称作"qeger"（忌门），有此标记的家则称之为"qeger家"。这种隔离法流传至今，有病患的家在门口挂一红布，进门的路上挂横绳（离地大概两尺高）等不同的习俗还流传在各地。除此之外，忽必烈汗王宫的大臣用"吐痰壶"，给大汗送御膳的服务人员"用丝巾捂于口鼻，以防污染饭菜"等用于预防疾病传播的方法等均有记载。从这些记载看，那个年代对瘟疫和传染病的防治手段已经达到了一定高度。

对药物有了进一步认识和应用并有了组方。据历史记载，当时已识用牛黄。例如，《蒙古秘史》中记载："布力格可汗、胡图格汗二人知晓'扎达'的用法。"南宋时期著作的《黑鞑事略》里解释："此石名为'扎达'，乃野兽腹中之石。大者如鸡卵，小的大小不一。尤以牛马腹中为贵。该是所谓牛黄及狗宝之类。"后来明代所著的中医书中注解"扎达"为牛黄。牛黄味苦、甜，性凉，效重、软、柔、钝，有降热、解毒、镇静作用，至今也被用作降热，特别是降疫热、肝火的不可缺少的主要药材。

草药方面有不少药被识用。当时大黄根部已被当作药材，并根据它的降热及治希拉热、腑热的功效，大量用于治疗疫热。例如，13世纪孟哥可汗的胡图克泰皇后患重病时，服用大黄根煎成汤药同时泡大黄药浴取得显著疗效。此事在《威廉·鲁布鲁克蒙古游记》中记载为：胡图克泰皇后患病时，将大黄根细切。大黄根服之则增加肠道蠕动……给患病的皇后服用加大黄的圣水，并在其胸部药浴后不久病情好转，第二天去探望时已无大碍。"《元史》中载有"1226年蒙古军营中传播瘟疫，用大黄根治疗后见好"等历史记载。大黄味苦、微酸，性凉、锐，有泻热功效。

16世纪末期到20世纪中期这段时间，随着蒙古地区的经济和文化发展，温病学与蒙医的其他学科一样在理论和经验方面有显著的提升，并通过吸收、借鉴印度医学及其他兄弟民族医学的理念和经验。16世纪末期随着格鲁派在蒙古地区兴起，《医经八支》《四部医典》等古印度医、藏医典籍传入蒙古地区，对蒙医的发展和理论系统化起到了促进作用。

蒙医传染病学科不仅在发展中有了系统理论和疗法，更是在医疗典籍里留下了较为详细的记载。进一步了解到瘟热的传染性，采取了相应的预防、消毒、隔离等措施，根据病况使用内服、外戴、烟熏等制剂来预防，对有些病（天花）采取鼻吸入方法来预防等。同时认识到了热病的内因是血和希拉，外缘为饮食、起居、气候因素。

将传染病病理发展过程分为未成熟热期、炽盛热期、热寒间期三个时期进行防治，提高了传染病急救和治疗水平。并且不仅掌握了传染病的临床表现和治疗方面的共同特点,而且掌握了独特表现和对症疗法,使治疗效果得到进一步加强。

如此,随着传染病理论和防治技术的发展,在医药典籍里广泛被整理载入。例如,18世纪伊喜巴拉珠尔所著《甘露洁晶》中详细记载关于疫热的病因、临床表现、治疗方法及天花、麻疹、感冒和脑刺痛、粘白喉等19种粘病的病因、分型、性质、治疗方法等。不仅如此,还提出了关于狂犬病、结核、烈性传染病塔尔巴干疫(鼠疫)、梅毒(接触毒症)的蒙医防治方法。19世纪初蒙古名医占布拉却吉丹金普仁来著《秘诀方海》详细记载了普通热病和瘟疫热的病因、临床表现、性质、治疗,并新载入了眼疫、粘凹疮、粘潜入病、粘虫青肉病、粘肿病、粘头肿、潜肺感冒(百日咳)等多种传染病,使温病的理论和实践进一步发展,进一步阐明了传染病预防的重要性,系统阐述了佩戴药剂预防、药烟熏剂预防、内服剂预防、防护预防、清洁预防、消毒预防,记载了烈性传染病天花的鼻吸药预防技术和方法,并总结自身行医经验,载入了很多传染病防治新制剂、外治疗法。

《蒙医药选编》不仅收录了当时蒙医医生治疗传染病的手法和经验,还第一次提出了对多在南方传播的"疟疾"用蒙医治疗的方法。

除此之外,《珊瑚验方》《普济方集》等多部著作中收录了关于传染病的诊断、防治的新经验。

综上所述,蒙古族在悠久的历史长河当中,不断总结实践中的对传染病的防治知识,最终形成一门有着完善系统理论、丰富实践经验、较高医疗实用价值,逻辑性强的独立学科。

三、蒙医学传染病的研究现状和发展趋势

20世纪中叶以来,蒙医传染病在蒙医温病学形成了一套完整的理论体系,具有丰富的临床经验,逻辑性强,发展成了独立的临床学科。该研究的基本内容包括普通热病和传染性热病两大内容。

如20世纪50年代我国有些地方流行瘟疫,蒙医医生和蒙药对防疫治疗、控制起了很大作用。实践证明,蒙医学对常见的多发传染性等疾病的治疗,取得了令人满意的成就。在2003年的SARS疾病防治中,蒙医药也起到了一定的作用。

通过现代科学方法研究传染病理论和药物,也成为该研究发展的总途径。如对

肝病的临床研究，对口足手病的临床研究，对肠刺痛的临床试验研究，对清肝汤、红花清肝十三味丸、四味土木香散、清肝九味散等方剂的临床成果、药理、性能等都已取得初步研究的成果。

在新的历史时期，对人类构成严重威胁的传染病和寄生虫，对药物的耐药性正在上升，从而对如何进一步加强对蒙医防治传染病的理论和临床研究，提出了更高的要求。蒙医学的传染病研究已进入一个全面发展的新时期，需要继续挖掘，推动发展。

第二节　传染病的病因、病机及流行特点

一、传染病的病因

传染病是由粘虫、疫毒感染而致病，蒙医认为是发病的主要内因，因为传染病的发病、传播、流行必定有粘虫、疫毒的感染，否则就不会发生传染病及其传播和流行。需要说明的是不是所有被粘虫感染的疾病都具有传染性，有些疾病虽然因粘虫感染而致病，但是并没有传染性，如粘性心刺痛病等。

二、传染病的发病因素

传染病种类多，其发病因素包括发病外缘、传播因素及影响流行过程的因素。

（一）发病外缘

传染病的发病外缘是指感染粘虫、疫毒的外部环境因素。总体归纳为饮食因素、起居因素、季节因素和突发因素4种。

1. 饮食因素

饮食是人们日常生活中不可缺少的，崇尚饮食清洁是人体健康的重要保障。食用不洁食物、腐烂变质食物、污染食物或生冷食物都可成为引发传染病的因素。

2. 起居因素

起居是指人们的日常生活作息。引发传染病的起居因素主要有周围环境污染，居住条件差，衣物被褥不卫生，性生活的不洁，疫区旅行等。

3. 季节因素

人体内在活动与外界环境的变化有着密切关系。其中一年四季的气候变化、昼夜交替对人体有着特殊的影响。四季气候异常导致三根紊乱或因干旱等均可引发瘟疫传播。比如，消化道传染病在夏秋季多发，呼吸道传染病在冬春季多发。

4. 突发因素

主要指突发性粘虫、疫毒传染导致瘟疫流行。

（二）传播因素

传播是指传染病从传染源传播到多人的流行过程。致病粘虫、疫毒从病人、患病动物或携带者排出，通过某一种传播途径侵入易感者体内，引发新的感染而且以此种方式继续扩散称传播过程。传染病在人群中传播流行，必须具备传染源、传播途径、易感人群等关键要素。这三要素必须是同时存在，相互依靠。如果缺少其中一种要素就不能发生新的传播，在传播过程中阻断其任何一种要素传播流行就终止，这在预防传染病中有着极其重要意义。

1. 传染源

指发病的根源，即被粘虫、疫毒感染的病人和动物，携带粘、毒的人和动物。因为被感染的人和动物体内的粘虫、疫毒不断繁殖并且不断排出体外，因而随时会造成新的传染。

因疾病的种类不同而传染源也不同，有的传染病病人和患病动物为主要传染源，有的携带者为主要传染源。比如，麻疹病的传播，病人是重要传染源；白喉的传播，携带者为重要传染源；炭疽、布鲁氏杆菌病及狂犬病的传播，被感染的动物是重要传染源。

（1）病人：病人是多数传染病的重要传染源。在病程的不同阶段其传染性有所不同。多数在发病后的炽盛热阶段传染性强，因为此阶段排泄出粘虫、疫毒量多，病情严重需他人护理，因而传染周围人的机会也多。

（2）粘虫、疫毒携带者：对有些传染病来说，粘虫、疫毒携带者成为重要传染源。白喉、猩红热、伤寒、疟疾等传染病，粘虫携带者主要是病后携带者和无症状携带者。病后携带者亦称恢复期携带者。这些病人有些是短期携带粘虫，有些是长期携带粘虫。例如，有些肝炎患者无任何症状但可长期携带疫毒。

（3）粘虫、疫毒感染的动物：成为传染源的动物中啮齿动物类占主要地位，其次为家禽、家畜。例如，鼠疫、狂犬病、布鲁氏杆菌病等。

2.传播途径

粘虫、疫毒从传染源排出后，以适当的方式传染给易感群。在这过程中所经途径称传播途径。蒙医经典著作中对传染病的传染途径均有记载，如《秘诀方海》中论述："传染病乃指闻到传染源之气味，发病区域之烟、雾、风而相互传染的疾病。"在传染病的预防方法中写道："为防止自身被感染，保持饮食卫生以防内部传染，要充分洗手、洗脸、洗澡及洗衣物以防外部感染，要保持房舍内外及井水的清洁卫生，防止来自周围环境的传播，隔离病人防止传染他人。"《甘露四部》中关于狂犬病记载："被疯狗牙齿咬伤或有时轻微接触其唾液可导致传染。"关于旱獭毒记载："食用蛰伏中的病獭肉可患旱獭疫。"这些记载中明确指出，传染病是通过空气、饮食、动物来传染。传染病传播途径有以下几种：

（1）空气传播：有些疾病是通过病人或粘虫、疫毒携带者的说话、咳嗽、打喷嚏等所产生的飞沫排出体外，一定时间内在空气中飘浮，而且经过呼吸道侵入其他人体内会引起新的感染，称之为空气传播。许多传染病可通过空气传播。例如，流感、麻疹、百日咳等均为通过空气传播而感染。通过空气传播的传染病具有传播范围广，传播速度快，常见于青少年及冬春季多发等特点。

（2）饮食传播：粘虫、疫毒通过被污染的饮食而引发和流行。这种传播称之为饮食传播。有些疾病粘虫疫毒在病人或携带者肠道内存留，随同粪便排出体外。这时有可能经过手、苍蝇、昆虫等污染食物，如果食入这些被污染的食物，粘虫、疫毒同食物一同通过消化道进入体内引发新的感染。比如，粘肠刺痛、伤寒、粘胃痧病、粘肌痉挛病等均为通过饮食传染。另外，食用患病动物肉和饮用其乳汁可导致传染。

（3）动物传播：患有传染病的动物的皮毛、器官、血肉、排泄物中含有大量的粘虫、疫毒，因而接触或被其咬伤后，粘虫、疫毒经过皮肤、接触、汗孔或口鼻眼等传入体内引发传染。这种传播称之为动物传播。比如，布鲁氏杆菌病、炭疽、鼠疫等均为通过动物传播。通过动物传播的传染病，有动物接触史，具有地区性，并与职业有一定关联。

（4）虫媒传播：被感染的昆虫、节肢动物的体内含有大量的粘虫、疫毒，这些动物通过叮咬、吸血将粘虫、疫毒经皮肤、血等传染给人体，称之为虫媒传播。比如，疟疾、脑刺痛是被蚊子传播，聚合疫是通过虱子传染。

（5）血液及体液传播：病人及病原携带者的血和体液内存有粘虫、疫毒，可通过输血、针刺、性生活等传播，如肝炎、艾滋病、疟疾等。

（6）接触传播：接触被粘虫、疫毒污染的用品、水和土壤导致传播，如血吸虫病、粘角弓反张、梅毒等。

3. 易感人群

易感人群是指容易感染某一种传染病的人群。易感性取决于人体内免疫力与疾病抵抗力。一般情况下人体容易感染传染病，但是感染某种传染病后对此病产生一种耐力而不再传染，此现象称之为产生了免疫力。由于疾病的种类不同而其产生的免疫力的强弱也互相不同。例如，鼠疫、麻疹、伤寒、粘腮腺肿等患病后所产生的免疫力极强，因而一次患病后一般情况下不再感染。但是流感、肠刺痛等病所产生的免疫力较弱，有反复传染的可能。

目前多数传染病通过预防接种来提高人体免疫力，控制传染病的传播流行，如麻疹、粘白喉、百日咳、脑刺痛等。

（三）影响流行过程的因素

环境因素对传染病的传播流行过程有着重要意义。有时环境因素能够加快流行过程中的3个基本环节的相联，对传染病的传播流行创造条件或者阻断其中某一环节，达到阻止和消灭传染病的目标。

1. 自然因素的影响

自然因素主要是指地理、气候和环境因素。因自然因素而被影响的某些传染病，如疟疾、斑疹伤寒、鼠疫等病都有严格的地区性和季节性。通过啮齿动物或节肢动物传播的传染病与其繁殖季节，活动能力，粘虫在体内生存、繁殖的数量等关系密切。冬春季呼吸系统传染病多发，夏秋季消化道传染病流行较多。

2. 社会因素的影响

社会因素对传染病的发病、传播流行起到决定性的作用。社会因素包含生活活动和生产活动,如社会制度、经济情况、居住条件、文明程度、医疗设施、预防工作、劳动条件等。新中国成立前,因人们的生活条件和劳动条件极为落后,传染病的发病率极高。新中国成立后人们的生活水平、文明程度不断提高,贯彻计划免疫,大力提倡爱国卫生运动,不但消灭和控制了烈性传染病,而且多种急性传染病的发病率也大幅度下降。但现今时代因人们生活模式、饮食习惯的改变,旅游业的发展和环境污染导致有些传染病(结核病、艾滋病、疟疾等)的发病率呈上升趋势。

三、传染病的发病机理

传染病是由粘虫、疫毒感染而发病。没有传染粘虫、疫毒的感染就不引发传染病。传染病的发病过程非常复杂。粘虫、疫毒通过外部的季节、饮食、起居、突发感染等因素而传入人体内,影响人体内部三根七素的相对平衡,尤其是希拉之热,使希拉锐热本性炽盛而出现发热症状。与此同时七素之一血受累,诱发血、希拉之热导致高热、头疼、口渴、口干舌燥、脸面部发红等症状,引起患病部位、脏腑、器官损伤性病变。人体受感染后是否发病,取决于体内三根七素相对平衡能力,粘虫、疫毒毒性的强弱,体内抗病能力之间相互斗争的结果。这与患病与否有着直接关系外,对患病后病情的轻重程度、疾病的发展及其康复的结果等关系密切。

所谓粘虫、疫毒的毒力是指其感染人体之后,对机体三根平衡造成的侵袭程度。一般情况下,毒力强时发病可能性大,发病后病情重,毒力弱时发病的可能性小,发病后病情轻。除此之外,粘虫、疫毒毒力的大小取决于传入体内的粘虫、疫毒的种类、数量、传播途径及患病部位等。

蒙医学古籍《秘诀方海》中记载:"毒力特别大而没有任何医治机会而死亡的称之为烈性瘟疫。平时身体健康、生活正常人无任何预兆而突然死亡的瘟疫称为突发性黑疫。"《兰塔布》中记载:"称为粘病的瘟疫种类之多,没有任何医治机会,雷劈样致死人的黑瘟疫,有夺人类世界四分之一人口生命的危险。"可看出,黑瘟疫类的疫毒毒力极大,而且传染流行极快。

粘虫、疫毒的强弱与其传染途径关系密切,有些粘虫、疫毒是经呼吸道传入才能发病,而经消化道传入则不能发病。反之有些经消化道传入则发病,经呼吸道传入则不能发病。

粘虫、疫毒传染人体后，因其侵袭部位不同而毒力程度不同，发病后其病情也不同。《兰塔布》中记载："侵于脑则为粘性脑刺痛，侵于咽喉则为粘白喉，侵于胸则为胸刺痛，侵于胃则为粘痧症，侵于肠则为粘肠刺痛，侵于皮肤则为粘丹毒，侵于关节则为肿核，侵于肌内则为粘肌痉挛症，侵于肌肉则为炭疽，侵于肌肉骨骼血管则糜烂称为粘痫。粘降于脊髓则称颈强直症，落于胆则称胆汁窜入脉道、致狂疫、粘性黄疸病、三黑聚集等。侵于命脉和脏腑则称内炭疽，还有结节粘及粘性耳根肿胀、口疮等。因无法命名的诸多疾病能瞬间夺取生命。"

对一种粘虫或疫毒，其产生的毒性与侵入人体的数量有着直接的关系，侵入人体的量多则毒性大，量少则毒性相对小。

蒙医学认为人体是三根、七素、三秽组成的整体。其中三根赫依、希拉、巴达干为一面，七素三秽为另一面，正常情况下保持相互依赖及依存的关系，发病时就变为相互侵害与被侵害的关系。正常情况下精华与糟粕的分解活动依赖于机体三根的正常活动，并且机体三根的活动也依靠精华与糟粕的正常活动来保障其平衡。病态下三根活动失常而影响精华与糟粕及七素三秽的正常分解活动，反之七素三秽的分解失常也影响三根的正常活动。因此三根活动处于长期保持正常状态下，精华与糟粕的分解、滋养过程能够保持持续正常状态，七素才能够按其顺序完成成熟。七素成为滋养人体各器官结构，成为生命力的物质基础，按其顺序充分地成熟及分解，则人体就能精神焕发、体格健壮，作为生命力的三根的正常存在才能得到强有力的保障。这种情况下即便遇到内因外缘也发病可能性很小，反之三根活动处于长期失常，精华与糟粕滋养分解过程受阻，七素不能按顺序完成其成熟，作为人体生命力物质基础的精华，不能按其顺序充分成熟与分解，那么人就无精打采、精神萎靡、气虚体弱，作为生命力的三根正常存在得不到保障，人体的抵抗力减弱，这时外缘侵袭则发病可能相对较大。

从传染病的发病过程看，粘虫、疫毒经过任一种途径感染人体后侵袭降于某一脏腑、器官，影响三根正常活动，引起局部病变的同时，相继进入血液，增盛血希拉之热，引起全身性病变。

传染病总体上为热性病，故按热病的三个阶段、五时期病理过程而发展，而且这种规律较为明显。

（一）病程发展的三个阶段

即未成熟热期，炽盛热期及热寒间期。

1. 未成熟热期

这是传染病最初阶段，发病初期粘虫、疫毒的繁殖侵袭血、希拉热使其增盛，而巴达干、赫依为保持平衡亦随之增生，赫依将疫热吹散于七素，巴达干将热抑制，三者交搏而变成聚合热阶段。这阶段巴达干、赫依与希拉热同时增生而出现寒战、头疼、周身不适、肌肉关节酸痛等症状。

2. 炽盛热期

这是第二阶段。由于粘虫、疫毒作用于希拉热使其继续增生，巴达干、赫依被抑制出现希拉旺盛的单独热症。这期出现高热，汗有臭味，乏力，口舌干燥，口渴，神志模糊等病情危重的症状。

3. 热寒间期

这是第三阶段。由于治疗或病人抗病能力将粘虫、疫毒排出，开始退热并且症状减轻，病情好转的阶段。此阶段由于相遇因素的不同而出现赫依热寒间期、希拉热寒间期、巴达干热寒间期等三个不同的变化，并且症状较复杂而易出现误诊。若不采取正确的诊治则病情发生病变、加重或造成生命危险，因而将此阶段也称"要隘"阶段。

（二）病程发展的五时期

病初3天为巴达干、赫依偏盛期，出现未成熟热症状；第二个3天为希拉偏盛期，出现炽盛热症状；第三个3天为血盛期，出现血希拉热症状；第四个3天为赫依与血相搏期，出现赫依热症状；第五个3天为热寒间期，出现相应症状。

以上是按热病的病理过程来划分的阶段。因疾病的种类、病情的不同而这些阶段的持续时间的长短，症状的轻重有着一定的区别。在此过程中如果治疗不当或其他因素可导致疾病的空虚、隐伏、陈旧、浊变等不同病理变化。

四、传染病的种类

1. 粘虫、疫毒感染引发的十八种粘疫病

疫毒性肝病、粘脑刺痛、粘脊髓疫、粘胸刺痛、粘腮肿、粘白喉、粘丹毒、粘角弓反张、粘腺肿病、粘胃痧病、粘肠刺痛、粘肌痉挛病、粘炭疽、粘奇哈病、粘脓肿、蛋状粘病、粘多头肿、粘阿玛如病。

2. 出现皮疹的传染病

麻疹、猩红热、风疹、水痘、天花、伤寒、聚合疫。

3. 其他传染病

流感、肺聚合疫、禽流感、布鲁氏杆菌病、肺结核、疟疾、百日咳、鼠疫、狂犬病、手足口疫。

4. 性接触而传播的性病

梅毒、艾滋病。

五、传染病特点

指传染病区别于其他疾病的特征。掌握这些特征有利于传染病的诊断、预防、治疗。

(一)临床特征

(1)种类多:疫热时期因其体素,粘虫、疫毒的种类、发病部位等的差异会致不同传染病。例如,十八种粘疫等。

(2)病程有一定规律性:多数传染病病程发展有一定规律和阶段性。即传染病根据病理过程的不同时期分为未成熟热时期、炽盛热时期、热寒间期时期。或发病初3天为巴达干赫依时,第二个3天为希拉时,第三个3天为血时,第四个3天为赫依血相克时,第五个3天为热寒间期时。

(3)发病急,传播快:多数传染病潜伏期短或有时直接发病。其中除突发粘疫和急性粘疫外会经一定潜伏期。但与其他学科疾病相比发病相对急。

（4）易危及生命：传染病多数发病急，发展快，如不及时合理救治有时会迅速危及生命。比如，鼠疫、粘肌痉挛症、狂犬病等。

（5）多数以发热为主要症状：发热是传染病最显著症状，是由于希拉的锐、热秉性偏盛导致。传染病种类、阶段不同使其发热程度、发热形式、发热时间可不同。

（二）基本特征

（1）粘虫、疫毒感染：为瘟疫的主要特征，粘热与疫热均由粘虫、疫毒感染引起。

（2）传染性：为传染性温病主要特征，粘虫、疫毒从患者或携带粘虫者排出体外，经一定传染途径传染于他人是传染性温病的又一个特征。传染病都具有传染性，但因粘虫、疫毒种类及病型的不同使传染力度有差异。例如，鼠疫、麻疹、天花等传染力大，而布鲁氏杆菌病、粘胸刺痛的传染力较轻。

（3）季节性：不少传染病的发病及传播具有季节性。虽春秋季节发病相对较多，但因种类、传染途径的不同有些冬春传播较多，有些夏秋传播较多。比如，冬春季节气候寒冷，起居空气流通较差，室内温度与室外温度相差大，呼吸道表面黏膜受冷热空气的交替刺激易发生呼吸道传染病的流行。夏秋季节不但气候炎热、雨水较多、瓜果蔬菜食入量较多，而且昆虫蚊蝇繁殖的气候有利于传染病通过食物、节肢动物的传播。

（4）地方性：有些传染病的流行与气温条件、地理条件、环境、工种、人们生活习惯有直接关联，常局限在一定的地理范围内发生。例如，布鲁氏杆菌病、炭疽等牧区多发，疟疾在南方地区多发。

（5）免疫性：人类感染传染病后，会产生对该传染病的特异性免疫，不会再次感染。但因传染病种类的不同，人类获得免疫的强度也会有不同。例如，感染过麻疹、天花、粘腮肿等传染病的患者痊愈后不会再度感染，但流行感冒、肠刺痛会出现再度感染等。

第三节 传染病临床症状及治疗

一、传染病临床症状

由于传染病种类不同,其表现症状亦不同,但大部分传染病以发热为主要临床表现,循蒙医温病发展规律,显现"三阶段""五时期"的基本变化过程。

(一)发烧

1. 发烧程度

成年人腋下体温,低热为37.3~37.9℃,中度热为38~38.9℃,高热为39~40.9℃,特高热为41℃以上。

2. 温病三阶段

(1)未成熟热阶段:恶寒、关节酸痛、头疼、身倦疲怠;多梦、谵语;多呵欠、听觉迟钝;精神萎靡、喜温热;傍晚时病情加重;口苦、食欲减退;脉细、速、滑,舌淡、有赫依红疹,尿色赤黄且浑浊。

(2)炽盛热阶段:体沉乏力,汗液腥臭,巩膜黄染,舌苔黄而厚,嘴唇与牙齿结垢,头痛剧烈,口干烦渴,神经衰弱,脉细、速、弦;尿色赤黄,味浓,尿沉厚重。

(3)热寒界期阶段:腰髋骨关节酸痛,易出汗,睡眠浅,头晕耳鸣,干呕,谵语,身体阵阵寒战,体温升高,舌燥发红。

3. 传染病发热类型

因传染病类别不同,其热型亦不尽相同。如肠粘疫、聚合疫、粘胸刺痛等疾病时呈高热(体温39℃以上,24小时内体温变化不超过1℃)且持续时间较长。疟疾时体温达40~41℃,2~6小时后体温下降至正常或低于正常值,呈间歇型。新痹病(布鲁氏杆菌病)体温变化呈波浪形。未成熟热时期,流感等呈不规则热。

（二）根据病程循证

最初3日为巴达干偏盛期，出现头痛，肌肉及关节疼痛，寒战胃寒，多哈欠，身倦，喜温热，偶有呕吐。第二个3日为希拉偏盛期，出现口苦，牙齿与嘴唇结垢，听觉减弱，舌苔黄而厚，瞳孔散大，尿赤，脉象呈弦脉。第三个3日为血盛期出现体温逐渐升高，口舌干燥，汗有臭味，身体发沉。第四个3日是赫依与血交搏期，出现谵语，体力衰弱，颜面发黑，舌干发涩，脉沉。第五个3日为热寒界期，出现腰髋骨关节疼痛，体力衰弱，面色苍白，头晕耳鸣，少觉，易出汗等症状。

（三）根据发病部位循证

1. 侵袭皮肤、毛囊

侵袭皮肤、毛囊则出现斑疹，疱疹，溃疡，乏力，倦怠，汗毛竖立，寒战，头、骨、关节疼并喜热。

（1）斑疹：斑疹是局部皮肤颜色出现变化，针尖至豆粒大小，或者更大斑片，既不高起皮面也不凹陷于皮肤，不可触及，斑疹颜色为红、紫、青等多种颜色，按压时褪色或不褪色。多见于麻疹、聚合性瘟疫、风疹。

（2）丘疹：丘疹是局部皮肤颜色发生改变且隆起于皮肤表面。多见于麻疹、猩红热、粘丹毒等。

（3）斑丘疹：斑丘疹是指丘疹周围合并红色圆圈。多见于风疹、猩红热、水痘等。

（4）皮下出血：皮下出血局部皮肤发红或发暗紫色，用手按压不褪色。根据皮下出血部位大小及出血量可分为瘀点（直径2mm以下）、紫癜（直径3~5mm之间）、瘀斑（直径5mm以上）。触及出血点平行于周围皮肤。如皮下出血量多时局部形成淤积，隆起于皮肤表面，称之为血肿。多见于各种血热、伤热、粘脑刺痛、脊髓粘疫病、鼠疫等。

（5）水疱：内含水液或黄水的皮肤囊性损伤为水疱。其边界清楚，突出于皮肤表面，疱疹内含清黄色液体，愈后不留瘢痕。多见于水痘、粘丹毒、天花初期及各种黄水热、浊热。

（6）脓疱：是指疱疹内含脓液的皮肤损伤。疱内脓液呈深黄色且浑浊。愈后留疤或不留疤。多见于天花、粘炭疽病。

（7）溃疡：是指皮肤溃烂至皮下组织的损伤。愈后留疤痕。多见于黄水热、粘痈、粘炭疽等疾病。

（8）皮疹分布：皮肤表面上的皮疹一般分布于躯干与四肢。因疾病种类的不同，皮疹在躯干与四肢的分布也不同。例如，水痘皮疹分布集中呈现于躯干，天花皮疹躯干分布较少而四肢与面颊部居多。

（9）皮疹的出疹次序：各种疾病的皮疹出疹顺序各不相同。麻疹始见于耳后、颈部，沿着额部、面颊部自上而下，迅速遍布全身，最后累及四肢。偶有始发于胸部靠下和腹部靠上部位，病情加重时皮疹出现于胸部靠上及肩胛部位。

（10）皮疹发展过程：接种天花疫苗时首先皮肤成批次出现斑疹、丘疹、疱疹、脓包，最后结痂、脱痂，遗留痘疤。与天花的皮疹发展过程一致。

（11）皮疹出现时间：多种疾病皮疹出现时间有一定规律性。例如，麻疹皮疹始见于颊黏膜，水痘、风疹患病第一天出疹，猩红热是第二天出现，天花是第三天出现，麻疹是第四天出现，聚合性瘟疫是第五天出现，肠伤寒是第六天出现。出疹特点对于诊断疾病有较高的参考价值。

2. 侵袭血脉

侵袭血脉时呈现情绪低落，口渴，口苦，脉洪，尿赤且浑浊。

3. 侵袭肌肉

侵袭肌肉时表现肿胀，溃痂，脓肿，头闷，身倦体沉，发热且喜凉，神志迟钝。

4. 渗于骨骼

渗于骨骼时呈现鼻梁下陷，软腭穿孔，侵蚀骨头，口干舌燥，牙齿结垢，听力下降，神志迟钝，脉象空。

5. 降于五脏

降于五脏时呈现内脏肿痛，舌干极渴且神志减退，谵语，脉象速、弦，尿色赤黄、气味大。

6. 落于六腑

落于六腑时呈现腑刺痛，食欲减退，腹泻或便秘，舌苔发黄且厚。

（四）结合疾病内因循证

1. 赫依疫

大腿髋部疼痛，头闷头疼，骨关节酸痛，多打哈欠，耳鸣，睡而易醒，两鬓、腮帮、头部疼，汗毛竖立，皮肤紧缩，谵语，消化不良，尿频。有些人会有恶寒战栗，长时间颤抖等症状，称之为"颤抖疫"。有的出现失眠，脉象浮华、滑利等症状，称其为"失眠疫"。赫依疫一般开始渗于骨骼，继而增盛于脏器，最后入于命脉而出。

2. 希拉疫

头痛，口苦，高热，喜凉，腹泻，目及皮肤均黄色，发臭汗，甚至昏迷，极度口渴，口腔黏膜出疹，痰中带血，二便色黄。扩至血液则伤肺且有胸部刺痛咳赤痰、鼻衄等症状，多呈热现象，称之为"血盛型希拉疫"。有时出现高热，头刺痛剧烈，颞颥部及腮部、枕骨脉闪跳，头顶部沉重，称之为"头痛型希拉疫"。希拉疫一般初期降于脉道，继而扩展至血脉，末尾寻路于胃腹。

3. 巴达干疫

神志不清，发热不高（热势渐重），痰涎增多，恶心，身重倦怠，嗜睡，食欲不振，二便、舌、甲床及皮肤等均呈灰白色。有些表现为言语错乱、不思饮食、神志不清等症状，称之为"神昏疫"。有些表现为神志昏迷、二便失禁、口舌塞涩等症状，称之为"暗哑疫情"。巴达干疫多数先降于胃腑，进而侵及肌肉或头部，最后经肾脏而出。

4. 聚合疫

起初降于精微时，如巴达干成分占优势时则表现为未成熟热征象，之后出现不消化症或宝如病征象。如希拉成分占优势时则热征明显且眼睛、尿液发黄。继而进入炽盛热期，出现神志昏迷，重听，梦中呓语，痰呈赤黄色而黏稠，骨髓（髋部）及骨关节疼痛，喉热，声音嘶哑，打喷嚏频繁且流清涕，目赤，肋胁疼痛，烦渴且体温忽高忽低。偶有腹泻，偶有便秘，尿液、汗液有时增多，有时减少，睡眠不稳，有时全身皮肤出现暗红色皮疹。最后因耗体则出现大汗，谵语，脉搏颤抖，干呕，身有冷飕感，面颊及皮肤颜色发青，头风骨髓疼痛。

5. 粘瘟疫

这是指粘性脑刺痛等粘瘟疫热。多数疾病起初出现身有冷飕感，骨关节疼痛，头痛，情绪低落等症状，随即热盛时则出现口苦，发热，烦渴，唇裂，牙齿积垢，头部刺痛，病变部位阵痛且触及疼痛难忍，汗有臭味，肌肉皮肤及双目发赤或发黄。之后热寒界阶段时则剧烈刺痛缓解，病势减轻，此时如不及时进行合理治疗则有可能引起病情反复或出现空虚热、隐伏热、浊热、陈热等，发生不同的病变。

二、传染病的诊断

传染病早诊断是隔离和治疗的关键。传染病诊断要对以下三方面材料进行综合分析。

（一）诊疗资料

传染病诊断的诊疗资料通过详细问诊、望诊、触诊三诊得到。搜集到的资料按照《疾病诊断十个依据》的要求详细循证的基础上作出正确诊断。及时正确诊断传染性疾病不只是合理诊疗的问题，更重要的是为了预防它的传播蔓延。比如，粘肌痉挛症、鼠疫等烈性传染病及时确诊对预防其传播有重要意义。所以掌握传染病的起因和类型等对诊断有着重要价值。发热类型和伴随症状，如腹泻、头痛、眼睛黄染等症状都按照《疾病诊断十个依据》要求详细循证。望诊时对重要特征要详细记录。比如，麻疹病的口腔黏膜病，百日咳的痉挛性咳嗽，粘白喉病的咽喉部灰白假黏膜，伤寒的玫瑰疹。粘肌痉挛症的无痛性腹泻和淘米水样腹泻。

（二）流行病资料

流行病的研究资料对传染病的诊断具有重要的地位。有的传染病发病的年龄、工作种类、季节、地域及生活习俗等方面有着明确的独特性，所以对传染病的流行病研究资料进行收集并做参考是不可缺少的内容。

做流行病学研究的主要方法是观察记录的方法。它与实验方法不同。实验是可以重复的，但是流行病学的研究观察是不能重复的。所以这个过程必须详细，对病程的各阶段、分布等全方面详尽做观察记录，从中发现疾病原因、条件、规律。具体方法：

1. 问诊

向患者及患者家人、邻居、同事和了解患病情况的其他人询问了解患病的起因，发展的情况。

2. 对发生地进行观察

对疾病的发生地进行详细观察。不同疾病的观察重点不同，如消化系统疾病主要对水源的卫生、排泄物的管理、蚊虫进行重点检查。

3. 病因检测

检验可疑的起因、环境物品的污染（水、饮食、日常用品）等，确定当地人员的疾病预防能力和易感人群数量等。

4. 搜集资料

搜集对本地的流行有直接关系的相关所有资料。

5. 流行性疾病检查表

主要内容：

（1）一般情况：姓名、性别、年龄、职业、住址、单位等。

（2）治疗内容：患病日期、症状、实验室检查等。

（3）流行病的研究内容：疫苗接种史、患病前与患者的接触史、有可能被传染的时间和地点、传染源、传播途径及易感人群等。

（4）预防内容：传染源、传播途径、对易感人群等采取的有效措施等。

（5）结果：对该疫情地区的检查结果等。

（三）实验室检验

实验室检验对传染病的诊断有特殊意义。因为实验室检验对有的传染病的起因可作出直接诊断。

1. 常规检查

血液、排泄物等的检验。血常规检验时白细胞计数升高多数为化脓性病，如细菌性脑膜炎、水痘等。但是有的传染病白细胞计数不会改变或减少，如布鲁氏杆菌病、流感等。

尿常规的检验对肾、膀胱疾病的诊断起着很重要的参考依据，大便的检验为消化系统传染病诊断提供很重要的依据。

2. 疾病起因粘虫、疫毒的检测

大多数传染病用显微镜直接对疾病的起因粘虫（细菌）进行检测和确诊，如疟疾患者血液中的疟疾虫等。此外，对疾病的起因粘虫进行繁殖（细菌繁殖）的方法也可以诊断疾病，如粘肠疫病、粘肌痉挛症疾病等。

3. 用其他方法检查

用气管镜、胃镜、肠镜、B超、CT等检查确诊。

三、传染病的治疗

（一）治疗原则

总体上以杀粘虫清疫毒、解热为主，坚持结合疾病的时间段治疗的原则。未成熟热时促其成熟，炽盛热时杀粘虫清疫毒，热寒间期时用温和有营养的饮食平息赫依，用温凉饮食清除余热。

（二）治疗方法

1. 综合治疗

（1）隔离和消毒：根据疾病的传播途径和粘虫、疫毒排出类型以及时间段，分为呼吸道隔离、消化道隔离、接触隔离等几种。同时注意排泄物的消毒处理。

（2）护理：让患者在清洁肃静且通风好、冷热适宜的环境中护理休息。

（3）饮食治疗：给予清凉性、易消化吸收的营养食物的同时多饮开水，适当补充营养和水。忌甜、酸、红白食和热性油腻类食物。

（4）心理治疗：医护人员以亲和的服务态度关心患者，鼓励患者战胜疾病。

2. 结合疾病时段治疗

（1）未成熟热阶段的治疗：未成熟热阶段以四味土木香散、五味苦参汤、七宝汤、苦参七味汤等促成熟，饮食行为方面要凉温适宜。扩散热阶段选用肋柱花六味散、齿缘草五味汤、五味黄连汤多次发汗。如果效果不明显可选用清瘟十二味丸、二十九味藁本散、嘎日迪五味丸等。热偏盛时选用七味冰片散用肋柱花六味散送服。用以上药仍不见好转可以用三子散、蒺藜、荜茇、木棉花蕊加蜂蜜和糖配制服用，可泄泻新旧疫热。或者用泻粘剂或十三味强泻剂泻治。排泻治疗后用凉开水清肠，给予凉性饮食止泻。最后热寒间期选用四味大蒜散、十五味沉香散、沉香安神散镇赫依。

（2）结合病程五个时间段治疗：病初3日为巴达干赫依时间段，给予四味土木香散多次温服，用发汗使巴达干赫依平息的同时不使热偏盛引入成熟之路治疗。第二个3日为希拉时间段，给予肋柱花三味汤和朱岗九味散。头痛等加重时取额脉放血，做水疗。第三个3日为血盛时间段，给予七味冰片散、十味齿缘草散、清瘟十二味丸的同时，血希拉热偏盛时合理选脉放少量血或下泻治疗。第四个3日为赫依血交搏时间段,给以四味蒜灰剂加三味冰片散使其发汗。精神失常,纠缠人,兴趣降低等症状时给予清热二十五味丸用白酒送服或冰片、朱岗以白酒配制饮用,第六椎关节穴少许灸疗,预防产生赫依;或者三味冰片散加豆蔻服用。第五个3日为热寒界时间段,以新鲜肉汤、红糖、跟骨汤确认后,饮食治疗同时清除余热。

3.结合症状治疗

(1)头刺痛:粘瘟疫毒素或热量影响到头脑引起,是粘疫热主要症状。给予十三味秘诀红花丸用十味土木香汤或清热止痛三味汤散送服,或者服用镇刺六味丸、五味对治散。刺痛加重时服用查格得日、胡日查六味丸。额脉、朱拉脉放血,腮脉、后脑勺集成脉门灸疗。

(2)失聪:多见于粘疫热。服用二味木香汤,或乌兰三味汤散加黄油或白酒浸泡取上清液滴耳后用棉花捂耳。木香、萝卜等量用水煮,取上清液滴。第十四椎关节灸疗,三子油剂或五根油剂调制服用。

(3)剧烈刺痛:多见于粘胸刺痛、粘肠刺痛等疾病。刺痛分为赫依刺痛、血刺痛、粘刺痛等。

赫依刺痛给予藁本根、麝香、红花制剂用跟骨汤送服,或者肉豆蔻、白豆蔻、荜茇、石斛、苦参、肉桂、冰糖配制用跟骨汤送服。

血刺痛给予土木香、木香研细末加糖配制用温水送服,结合放血治疗。

粘刺痛服用黑云香清汤。如果赫依、血、粘刺痛合并者服用镇刺六味丸。

(4)多咳:百日咳、流感等主要症状,但多数传染病均可出现不同程度的咳嗽症状。给予天竺黄、甘草加冰糖配制,用山羊或牛奶温热送服;或莲座蓟、天竺黄加冰糖配制,用牛奶送服。也可天竺黄、茵陈、木香、荜茇加冰糖配制服用。

(5)腹泻:粘肠刺痛、粘肌痉挛症、粘胃痧、粘肠疫等疾病的主要症状,但粘热降腑,粘疫毒侵袭胃、小肠、大肠时经常见腹泻症状。下泻物呈烟汁赤黄色,味大,沉于水中为热性腹泻。给予止痢七味散或四味止泻木子汤加上皱皮木瓜,或者服用十一味皱皮木瓜散。血型腹泻时给予焖煅瑞香狼毒、炮制白矾、翠雀共研磨成粉用淘米水送服。焖煅瑞香狼毒灰加等量五味清浊散,每次1药勺量用新挤的温牛奶送服。

(6)呕吐:呕吐可排出胃肠内的毒物,但长时间呕吐会导致脱水、营养不良、体力下降而使病情加重,所以应抓紧时间治疗。粘胃痧、粘肌痉挛症、肠刺痛等主要出现呕吐症状。吐血时可给予紫草茸汁加熊胆、红花与冰糖配制服用。希拉性的呕吐给予大米汤加石斛、蜂蜜调和服用。

（7）多出汗：多见于粘肠疫、布鲁氏杆菌病、疟疾等疾病。给予冬青花、紫菀花汤，山柰加酒配制服用，或黄连、紫檀、草乌（制）加新黄油配制涂抹身体。或者调元大补二十五味汤散加麻黄灰服用。

（8）手足屈曲僵直：是粘、毒侵犯白脉导致。多见于粘脑刺痛、脊髓粘疫等疾病。可用脉泻疗法或天然温泉疗法。服用珍宝丸、扎冲十三味丸等，同时结合针灸、涂抹按摩疗法治疗。

（9）黄染：肝胆疾病时胆汁侵入血脉而黄染。见于疫毒性肝病。给予肋柱花八味散，或者肋柱花八味散加诃子、栀子、红花、五灵脂、手掌参、止泻木子、熊胆等服用。百会、颞、第六椎关节、第十三椎关节穴及内踝关节脉灸疗。

（10）出疹：见于水痘、猩红热、风疹等疾病。给予交替服用七宝汤或五味哈斯日巴尼汤，有促热成熟透疹作用。根据疾病，血希拉偏盛用三子散，巴达干赫依偏盛用四味土木香散送服。

第四节　传染病蒙医预防

传染性疾病提前预防尤为重要，可以预防传染病的发生和传播。预防工作是长期艰苦的任务。

预防传染病有多种方法，基本问题是杜绝传染源，阻断传播途径，减少或防护易感人群。《秘诀方海》中指出"……由于瘟疫多是热性，通过空气等传播，所以首先以预防为主"，并详细、系统记载了预防方法。

蒙医学预防传染病的方法有以下内容：

一、传染根源的管理

《中华人民共和国传染病防治法》规定应做报告的法定传染病分为甲类、乙类、丙类，实行分类管理。

1. 甲类传染病

鼠疫、霍乱、乙类传染性非典型肺炎、人感染病性禽流感、新冠肺炎，发现病例及时通过传染病疫情监测信息系统进行上报。

2. 乙类传染病

传染性非典型肺炎、艾滋病、病毒性肝炎、人感染病性禽流感、细菌性和阿米巴痢疾、伤寒和副伤寒、淋病、梅毒、脊髓灰质炎、麻疹、百日咳、白喉、流行性脑脊髓膜炎、猩红热、流行性出血热、狂犬病、钩端螺旋体病、布鲁氏杆菌病、炭疽、流行性和地方性斑疹伤寒、流行性乙型脑炎、黑热病、疟疾、登革热、肺结核、新生儿破伤风。严格管理，及时通过传染病疫情监测信息系统进行上报。

3. 丙类传染病

血吸虫病、丝虫病、棘球蚴病、麻风病、流行性感冒、流行性腮腺炎、风疹、急性出血性结膜炎，除霍乱、痢疾、伤寒以外的感染性腹泻病。对此类传染病要按国务院卫生行政部门规定的监测管理方法进行管理，及时进行上报。

对传染性疾病患者密切接触的人员据情况进行传染病检测及密切观察的同时，预防性地服药或接种疫苗。

要做好传染性疾病的预防教育和宣传，普及健康体检，在人群中对携带病原的人进行筛查治疗、教育。尤其是餐饮业、服务行业的工作人员做定期健康体检，如果有传染病人员立即进行治疗的同时调离工作岗位。

有些病可通过家禽、牲畜传染，因此要对这些动物进行检查和预防。

二、切断传播的途径

1. 隔离和防护预防

（1）隔离患者预防：是将传染期内的患者或病原携带者置于不能传染他人的地方的方法。患者是多数传染病的首要传染根源，所以隔离患者是切断传播途径的有效预防措施。

（2）防护预防：有两种方法，一是戴口罩、穿工作服、戴手套等。二是涂抹药物。疾病传染时期戴口罩是切断病原体通过呼吸道传播的预防方法。接触患者或接触病畜以及医护人员必须穿工装服、戴手套等是预防病原通过皮肤毛囊传染和饮食传播的预防方法。

涂抹药物：洗浴后将石菖蒲、草乌(制)、麝香三种药物碾碎熬汤涂抹于全身。

(3)戴药预防：是在传染病流行期将药物装药袋佩戴身上的预防方法。可以预防部分传染性疾病，对节肢动物传染的疾病预防效果显著。

用药：十五味麝香剂或黑色药剂、九黑散方剂(四种)等装入布包佩戴身上。

2. 清洁消毒预防

(1)消毒预防：消毒被污染的物品、环境的预防方法。

具体操作方法：患者的痰、唾液、粪便、尿液，患病动物的排泄物和尸体等掩埋或焚烧，患者用过的物品、衣物、被褥等水煮消毒或蒸煮消毒。房屋内外用冰片、石斛、查干泵阿配制的药水喷洒等。

(2)清洁预防：包括饮食、环境、住所、工作室、个人衣物、被褥的清洁等。有些传染病是由于清洁条件差而感染，所以经常清洁可以阻断一些传染途径。

(3)芳香药物烟熏预防：指个人、房屋、物品等用芳香药物烟熏预防的方法，用于部分传染性疾病的预防。

用药：十一味黑云香剂、二十二味麝香剂、单味黑云香等。

三、易感人群的保护

1. 接种疫苗预防

完成计划免疫和传染病流行期进行免疫接种。蒙医学很早以前就开始运用接种疫苗的方法，比起现代西医接种疫苗相对简单，但是当时传染病的预防方面，尤其是对天花的预防起到了很好的作用。

2. 服药预防

饮用具有抗粘虫、疫毒功效的药物制剂的预防方法，广泛使用于各种传染病的预防。

用药：紫菀花磨粉在牛奶中煎煮成浸膏加麝香、石菖蒲、草乌(制)、白蒜炭研末后空腹服用。十味诃子剂、二十味冰片散、嘎日迪五味丸均有预防作用。

第二章 蒙医药防治传染性疾病

第一节 新型冠状病毒肺炎

一、关于新型冠状病毒肺炎

1. 什么是新型冠状病毒

新型冠状病毒是以前从未在人体中发现的冠状病毒新毒株。人感染了冠状病毒后常见体征有呼吸道症状、发热、咳嗽、气促和呼吸困难等。在较严重病例中，感染可导致肺炎、严重急性呼吸综合征、肾衰竭，甚至死亡。如在武汉发现的新型冠状病毒。2020年1月12日，世界卫生组织正式将造成武汉肺炎疫情的新型冠状病毒命名为"2019新型冠状病毒（2019-nCoV）"。

2. 新型冠状病毒肺炎临床表现

患者主要临床表现为发热、乏力，呼吸道症状以干咳为主，并逐渐出现呼吸困难，严重者表现为急性呼吸窘迫综合征、脓毒症休克、难以纠正的代谢性酸中毒和出凝血功能障碍。部分患者起病症状轻微，可无发热。多数患者为中轻症，预后良好，少数患者病情危重，甚至死亡。

二、蒙医对新型冠状病毒肺炎的认识和防治

1. 蒙医对新型冠状病毒肺炎的认识

蒙医药理论认为，新冠肺炎属于"肺疫病"范畴，其病位在肺，由疫毒引起；

"疫病"为易传染，发病迅猛，难治特性的疾病，可载血散布于全身，致各脏器受损，重者死亡。新冠肺炎主要由致病四外缘紊乱所诱发，即接触患病人员、气候反常、饮食不洁、受寒、劳累、环境污染等。2019-nCoV（疫毒）经呼吸道侵入肺脏，致二根相对平衡失调，血、协日偏盛，与巴达干、赫依相搏，使肺受损，继而引发全身脏腑功能受损而发病。

2.蒙医对新型冠状病毒肺炎的预防

体外预防法：《蒙医金匮》中记载，体外用佩戴法和熏疗法可预防疫病。佩戴药方：九黑散、九能散等粉细粉装于布囊，挂于颈部，置于胸前，可预防各种疫病的传染。熏疗方：黑云香十一味散、麝香二十二味散等来熏疗，可预防各种疫病的传染。

服药预防法：《甘露四部》中记载，防疫病分两种：护己和防他两种。护己时，早上起时嚼大蒜或抹在鼻子里可防护一天。防他时，用纳格布-9，空腹口服1粒，可预防疫病的传染。《蒙医金匮》中记载用特防方剂，早晨空腹5~7丸，可预防疫病传染。

3.蒙医对新型冠状病毒肺炎的治疗

《蒙医金匮》和《甘露四部》中记载预防和治疗疫病的药方：治疗方剂以杀粘、清粘热，解毒，凉血药为主，排泄药物（排汗、利尿、下泻药）和镇"赫依"药辅助，和调节体素药（增强脏腑功能的药物）结合；临床用药应结合病变部位和并发症灵活使用。蒙医认为，传染性疫感的前3天属于"巴达干"期，用汤剂出汗（蒜炭、诃子、栀子、苦参、肋柱花、川木通、菊花、石膏、拳参与酒混合给药，药物吸收时排汗）。第4~6天属于"协日"期，给苦参-7汤、查干汤、三子汤，额日顿-7汤促成熟；清热除疫时，给布如纳格-29、布如纳格-32、德瓦-10等，这时忌凉性药物和高营养性食物。第7~13天为疫病的发散期，这时给予凉性药抑制火盛；常用肋柱花、木鳖子（制）、齿缘草、角茴香、拳参、诃子等粉中粉煎汤给药出大汗排毒（依赫-7汤、德瓦-3、德瓦-10、额日顿澈力么、额日赫木-12、清瘟十二味丸、嘎见迪-5）。根据蒙医传统理论，用于治疗疫病方剂按功效分为清疫、清热解毒、改善脏腑功能等方剂。

三、诊疗方案

（一）现代医学诊疗方案

现代医学诊疗方案主要参照执行以下方案：

新型冠状病毒肺炎诊疗方案

（试行第八版）

新型冠状病毒肺炎(新冠肺炎，COVID-19)为新发急性呼吸道传染病，目前已成为全球性重大的公共卫生事件。通过积极防控和救治，我国境内疫情基本得到控制，仅在个别地区出现局部暴发和少数境外输入病例。由于全球疫情仍在蔓延，且有可能较长时期存在，新冠肺炎在我国传播和扩散的风险也将持续存在。为进一步加强对该病的早发现、早报告、早隔离和早治疗，提高治愈率，降低病亡率，在总结我国新冠肺炎诊疗经验和参考世界卫生组织及其他国家诊疗指南基础上，我们对《新型冠状病毒肺炎诊疗方案（试行第七版）》进行修订，形成《新型冠状病毒肺炎诊疗方案（试行第八版）》。

一、病原学特点

新型冠状病毒（2019-nCoV）属于β属的冠状病毒，有包膜，颗粒呈圆形或椭圆形，直径60~140nm。具有5个必需基因，分别针对核蛋白（N）、病毒包膜（E）、基质蛋白（M）和刺突蛋白（S）4种结构蛋白及RNA依赖性的RNA聚合酶（RdRp）。核蛋白（N）包裹RNA基因组构成核衣壳，外面围绕着病毒包膜（E），病毒包膜包埋有基质蛋白（M）和刺突蛋白（S）等蛋白。刺突蛋白通过结合血管紧张素转化酶2（ACE-2）进入细胞。体外分离培养时，新型冠状病毒96个小时左右即可在人呼吸道上皮细胞内发现，而在VeroE6和Huh-7细胞系中分离培养约需4~6天。

冠状病毒对紫外线和热敏感，56℃30分钟、乙醚、75%乙醇、含氯消毒剂、过氧乙酸和氯仿等脂溶剂均可有效灭活病毒，氯己定不能有效灭活病毒。

二、流行病学特点

（一）传染源

传染源主要是新型冠状病毒感染的患者和无症状感染者，在潜伏期即有传染性，发病后5天内传染性较强。

（二）传播途径

经呼吸道飞沫和密切接触传播是主要的传播途径。接触病毒污染的物品也可造成感染。

在相对封闭的环境中长时间暴露于高浓度气溶胶情况下存在经气溶胶传播的可能。

由于在粪便、尿液中可分离到新型冠状病毒，应注意其对环境污染造成接触传播或气溶胶传播。

（三）易感人群

人群普遍易感。感染后或接种新型冠状病毒疫苗后可获得一定的免疫力，但持续时间尚不明确。

三、病理改变

以下为主要器官病理学改变和新型冠状病毒检测结果（不包括基础疾病病变）。

（一）肺脏

肺脏呈不同程度的实变。实变区主要呈现弥漫性肺泡损伤和渗出性肺泡炎。不同区域肺病变复杂多样，新旧交错。

肺泡腔内见浆液、纤维蛋白性渗出物及透明膜形成；渗出细胞主要为单核和巨噬细胞，可见多核巨细胞。Ⅱ型肺泡上皮细胞增生，部分细胞脱落。Ⅱ型肺泡上皮细胞和巨噬细胞内偶见包涵体。肺泡隔可见充血、水肿，单核和淋巴细胞浸润。少数肺泡过度充气、肺泡隔断裂或囊腔形成。肺内各级支气管黏膜部分上皮脱落，腔内可见渗出物和黏液。小支气管和细支气管易见黏液栓形成。可见肺血管炎、血栓形成（混合血栓、透明血栓）和血栓栓塞。肺组织易见灶性出血，可见出血性梗死、细菌和（或）真菌感染。病程较长的病例，可见肺泡腔渗出物机化（肉质变）和肺间质纤维化。

电镜下支气管黏膜上皮和Ⅱ型肺泡上皮细胞胞质内可见冠状病毒颗粒。免疫组化染色显示部分支气管黏膜上皮、肺泡上皮细胞和巨噬细胞呈新型冠状病毒抗原免疫染色和核酸检测阳性。

（二）脾脏、肺门淋巴结和骨髓

脾脏缩小。白髓萎缩，淋巴细胞数量减少、部分细胞坏死；红髓充血、灶性出血，脾脏内巨噬细胞增生并可见吞噬现象；可见脾脏贫血性梗死。淋巴结淋巴细胞数量较少，可见坏死。免疫组化染色显示脾脏和淋巴结内CD4+T和CD8+T细胞均减少。淋巴结组织可呈新型冠状病毒核酸检测阳性，巨噬细胞新型冠状病毒抗原免疫染色阳性。骨髓造血细胞或增生或数量减少，粒红比例增高；偶见噬血现象。

（三）心脏和血管

部分心肌细胞可见变性、坏死，间质充血、水肿，可见少数单核细胞、淋巴细胞和（或）中性粒细胞浸润。偶见新型冠状病毒核酸检测阳性。

全身主要部位小血管可见内皮细胞脱落、内膜或全层炎症；可见血管内混合血栓形成、血栓栓塞及相应部位的梗死。主要脏器微血管可见透明血栓形成。

（四）肝脏和胆囊

肝细胞变性、灶性坏死伴中性粒细胞浸润；肝血窦充血，汇管区见淋巴细胞和单核细胞浸润，微血栓形成。胆囊高度充盈。肝脏和胆囊可见新型冠状病毒核酸检测阳性。

（五）肾脏

肾小球毛细血管充血，偶见节段性纤维素样坏死；球囊腔内见蛋白性渗出物。近端小管上皮变性，部分坏死、脱落，远端小管易见管型。肾间质充血，可见微血栓形成。肾组织偶见新型冠状病毒核酸检测阳性。

（六）其他器官

脑组织充血、水肿，部分神经元变性、缺血性改变和脱失，偶见噬节现象；可见血管周围间隙单核细胞和淋巴细胞浸润。肾上腺见灶性坏死。食管、胃和肠黏膜上皮不同程度变性、坏死、脱落，固有层和黏膜下单核细胞、淋巴细胞浸润。肾上腺可见皮质细胞变性，灶性出血和坏死。睾丸见不同程度的生精细胞数量减少，Sertoli细胞和Leydig细胞变性。

鼻咽和胃肠黏膜及睾丸和唾液腺等器官可检测到新型冠状病毒。

四、临床特点

（一）临床表现

潜伏期1～14天，多为3～7天。

以发热、干咳、乏力为主要表现。部分患者以嗅觉、味觉减退或丧失等为首发症状，少数患者伴有鼻塞、流涕、咽痛、结膜炎、肌痛和腹泻等症状。重症患者多在发病一周后出现呼吸困难和（或）低氧血症，严重者可快速进展为急性呼吸窘迫综合征、脓毒症休克、难以纠正的代谢性酸中毒和出凝血功能障碍及多器官功能衰竭等。极少数患者还可有中枢神经系统受累及肢端缺血性坏死等表现。值得注意的是重型、危重型患者病程中可为中低热，甚至无明显发热。

轻型患者可表现为低热、轻微乏力、嗅觉及味觉障碍等，无肺炎表现。少数患者在感染新型冠状病毒后可无明显临床症状。

多数患者预后良好，少数患者病情危重，多见于老年人、有慢性基础疾病者、晚期妊娠和围生期女性、肥胖人群。

儿童病例症状相对较轻,部分儿童及新生儿病例症状可不典型,表现为呕吐、腹泻等消化道症状或仅表现为反应差、呼吸急促。极少数儿童可有多系统炎症综合征(MIS-C),出现类似川崎病或不典型川崎病表现、中毒性休克综合征或巨噬细胞活化综合征等,多发生于恢复期。主要表现为发热伴皮疹、非化脓性结膜炎、黏膜炎症、低血压或休克、凝血障碍、急性消化道症状等。一旦发生,病情可在短期内急剧恶化。

(二)实验室检查

1.一般检查

发病早期外周血白细胞总数正常或减少,可见淋巴细胞计数减少,部分患者可出现肝酶、乳酸脱氢酶、肌酶、肌红蛋白、肌钙蛋白和铁蛋白增高。多数患者C反应蛋白(CRP)和血沉升高,降钙素原正常。重型、危重型患者可见D-二聚体升高、外周血淋巴细胞进行性减少,炎症因子升高。

2.病原学及血清学检查

(1)病原学检查:采用RT-PCR和(或)NGS方法在鼻咽拭子、痰和其他下呼吸道分泌物、血液、粪便、尿液等标本中可检测出新型冠状病毒核酸。检测下呼吸道标本(痰或气道抽取物)更加准确。

核酸检测会受到病程、标本采集、检测过程、检测试剂等因素的影响,为提高检测阳性率,应规范采集标本,标本采集后尽快送检。

(2)血清学检查:新型冠状病毒特异性IgM抗体、IgG抗体阳性,发病1周内阳性率均较低。

由于试剂本身阳性判断值原因,或者体内存在干扰物质(类风湿因子、嗜异性抗体、补体、溶菌酶等),或者标本原因(标本溶血、标本被细菌污染、标本贮存时间过长、标本凝固不全等),抗体检测可能会出现假阳性。一般不单独以血清学检测作为诊断依据,需结合流行病学史、临床表现和基础疾病等情况进行综合判断。

对以下患者可通过抗体检测进行诊断:①临床怀疑新冠肺炎且核酸检测阴性的患者;②病情处于恢复期且核酸检测阴性的患者。

(三)胸部影像学

早期呈现多发小斑片影及间质改变,以肺外带明显。进而发展为双肺多发磨玻璃影、浸润影，严重者可出现肺实变，胸腔积液少见。MIS-C时，心功能不全患者可见心影增大和肺水肿。

五、诊断标准

（一）疑似病例

结合下述流行病学史和临床表现综合分析，有流行病学史中的任何1条，且符合临床表现中任意2条。

无明确流行病学史的，符合临床表现中任意2条，同时新型冠状病毒特异性IgM抗体阳性；或符合临床表现中的3条。

1. 流行病学史

（1）发病前14天内有病例报告社区的旅行史或居住史；

（2）发病前14天内与新型冠状病毒感染的患者或无症状感染者有接触史；

（3）发病前14天内曾接触过来自有病例报告社区的发热或有呼吸道症状的患者；

（4）聚集性发病（2周内在小范围如家庭、办公室、学校班级等场所，出现2例及以上发热和/或呼吸道症状的病例）。

2. 临床表现

（1）发热和（或）呼吸道症状等新冠肺炎相关临床表现；

（2）具有上述新冠肺炎影像学特征；

（3）发病早期白细胞总数正常或降低，淋巴细胞计数正常或减少。

（二）确诊病例

疑似病例同时具备以下病原学或血清学证据之一者：

（1）实时荧光RT-PCR检测新型冠状病毒核酸阳性；

（2）病毒基因测序，与已知的新型冠状病毒高度同源；

（3）新型冠状病毒特异性IgM抗体和IgG抗体阳性；

（4）新型冠状病毒特异性IgG抗体由阴性转为阳性或恢复期IgG抗体滴度较急性期呈4倍及以上升高。

六、临床分型

（一）轻型

临床症状轻微，影像学未见肺炎表现。

（二）普通型

具有发热、呼吸道症状等，影像学可见肺炎表现。

（三）重型

成人符合下列任何一条：

（1）出现气促，RR≥30次/分；

（2）静息状态下，吸空气时指氧饱和度≤93%；

（3）动脉血氧分压（PaO$_2$）/吸氧浓度（FiO$_2$）≤300mmHg（1mmHg=0.133kPa）；

高海拔（海拔超过1000米）地区应根据以下公式对PaO$_2$/FiO$_2$进行校正：PaO$_2$/FiO$_2$×［760/大气压（mmHg）］。

（4）临床症状进行性加重，肺部影像学显示24～48小时内病灶明显进展＞50%者。

儿童符合下列任何一条：

（1）持续高热超过3天；

（2）出现气促（＜2月龄，RR≥60次/分；2～12月龄，RR≥50次/分；1～5岁，RR≥40次/分；＞5岁，RR≥30次/分），除外发热和哭闹的影响；

（3）静息状态下，吸空气时指氧饱和度≤93%；

（4）辅助呼吸（鼻翼扇动、三凹征）；

（5）出现嗜睡、惊厥；

（6）拒食或喂养困难，有脱水征。

（四）危重型

符合以下情况之一者：

（1）出现呼吸衰竭，且需要机械通气；

（2）出现休克；

（3）合并其他器官功能衰竭需ICU监护治疗。

七、重型/危重型高危人群

（1）大于65岁老年人；

（2）有心脑血管疾病（含高血压）、慢性肺部疾病（慢性阻塞性肺疾病、中度至重度哮喘）、糖尿病、慢性肝脏、肾脏疾病、肿瘤等基础疾病者；

（3）免疫功能缺陷（如艾滋病患者、长期使用皮质类固醇或其他免疫抑制药物导致免疫功能减退状态）；

（4）肥胖（体质指数≥30）；

（5）晚期妊娠和围生期女性；

（6）重度吸烟者。

八、重型/危重型早期预警指标

（一）成人

有以下指标变化应警惕病情恶化：

（1）低氧血症或呼吸窘迫进行性加重；

（2）组织氧合指标恶化或乳酸进行性升高；

（3）外周血淋巴细胞计数进行性降低或外周血炎症标记物如IL-6、CRP、铁蛋白等进行性上升；

（4）D-二聚体等凝血功能相关指标明显升高；

（5）胸部影像学显示肺部病变明显进展。

（二）儿童

（1）呼吸频率增快；

（2）精神反应差、嗜睡；

（3）乳酸进行性升高；

（4）CRP、PCT、铁蛋白等炎症标记物明显升高；

（5）影像学显示双侧或多肺叶浸润、胸腔积液或短期内病变快速进展；

（6）有基础疾病（先天性心脏病、支气管肺发育不良、呼吸道畸形、异常血红蛋白、重度营养不良等）、有免疫缺陷或低下（长期使用免疫抑制剂）和新生儿。

九、鉴别诊断

（1）新型冠状病毒肺炎轻型表现需与其他病毒引起的上呼吸道感染相鉴别。

（2）新型冠状病毒肺炎主要与流感病毒、腺病毒、呼吸道合胞病毒等其他已知病毒性肺炎及肺炎支原体感染鉴别，尤其是对疑似病例要尽可能采取包括快速抗原检测和多重PCR核酸检测等方法，对常见呼吸道病原体进行检测。

（3）还要与非感染性疾病，如血管炎、皮肌炎和机化性肺炎等鉴别。

（4）儿童患者出现皮疹、黏膜损害时，需与川崎病鉴别。

十、病例的发现与报告

各级各类医疗机构的医务人员发现符合病例定义的疑似病例后，应当立即进行单人单间隔离治疗，院内专家会诊或主诊医师会诊，仍考虑疑似病例，在2小时内进行网络直报，并采集标本进行新型冠状病毒核酸检测，同时在确保转运安全前提下立即将疑似病例转运至定点医院。与新型冠状病毒感染者有密切接触者，即便常见呼吸道病原检测阳性，也建议及时进行新型冠状病毒病原学检测。疑似病例连续两次新型冠状病毒核酸检测阴性（采样时间至少间隔24小时）且发病7天后新型冠状病毒特异性IgM抗体和IgG抗体仍为阴性可排除疑似病例诊断。

对于确诊病例应在发现后2小时内进行网络直报。

十一、治疗

（一）根据病情确定治疗场所

（1）疑似及确诊病例应在具备有效隔离条件和防护条件的定点医院隔离治疗，疑似病例应单人单间隔离治疗，确诊病例可多人收治在同一病室。

（2）危重型病例应当尽早收入ICU治疗。

（二）一般治疗

（1）卧床休息，加强支持治疗，保证充分能量摄入；注意水、电解质平衡，维持内环境稳定；密切监测生命体征、指氧饱和度等。

（2）根据病情监测血常规、尿常规、CRP、生化指标（肝酶、心肌酶、肾功能等）、凝血功能、动脉血气分析、胸部影像学等。有条件者可行细胞因子检测。

（3）及时给予有效氧疗措施，包括鼻导管、面罩给氧和经鼻高流量氧疗。有条件可采用氢氧混合吸入气（H_2/O_2：66.6%/33.3%）治疗。

（4）抗菌药物治疗：避免盲目或不恰当使用抗菌药物，尤其是联合使用广谱抗菌药物。

（三）抗病毒治疗

在抗病毒药物应急性临床试用过程中，相继开展了多项临床试验，虽然仍未发现经严格"随机、双盲、安慰剂对照研究"证明有效的抗病毒药物，但某些药物经临床观察研究显示可能具有一定的治疗作用。目前较为一致的意见认为，具有潜在抗病毒作用的药物应在病程早期使用，建议重点应用于有重症高危因素及有重症倾向的患者。

不推荐单独使用洛匹那韦/利托那韦和利巴韦林,不推荐使用羟氯喹或联合使用阿奇霉素。以下药物可继续试用,在临床应用中进一步评价疗效。

(1)α-干扰素:成人每次500万U或相当剂量,加入灭菌注射用水2ml,每日2次,雾化吸入,疗程不超过10天;

(2)利巴韦林:建议与干扰素(剂量同上)或洛匹那韦/利托那韦(成人200mg/50mg/粒,每次2粒,每日2次)联合应用,成人500mg/次,每日2至3次静脉输注,疗程不超过10天;

(3)磷酸氯喹:用于18岁~65岁成人。体重大于50kg者,每次500mg,每日2次,疗程7天;体重小于50kg者,第1、2天每次500mg,每日2次,第3~7天每次500mg,每日1次;

(4)阿比多尔:成人200mg,每日3次,疗程不超过10天。

要注意上述药物的不良反应、禁忌证以及与其他药物的相互作用等问题。不建议同时应用3种以上抗病毒药物,出现不可耐受的毒副作用时应停止使用相关药物。对孕产妇患者的治疗应考虑妊娠周数,尽可能选择对胎儿影响较小的药物,以及考虑是否终止妊娠后再进行治疗,并知情告知。

(四)免疫治疗

(1)康复者恢复期血浆:适用于病情进展较快、重型和危重型患者。用法用量参考《新冠肺炎康复者恢复期血浆临床治疗方案(试行第二版)》。

(2)静注COVID-19人免疫球蛋白:可应急用于病情进展较快的普通型和重型患者。推荐剂量为普通型20ml、重型40ml,静脉输注,根据患者病情改善情况,可隔日再次输注,总次数不超过5次。

(3)托珠单抗:对于双肺广泛病变者及重型患者,且实验室检测IL-6水平升高者,可试用。具体用法:首次剂量4~8mg/kg,推荐剂量400mg,0.9%生理盐水稀释至100ml,输注时间大于1小时;首次用药疗效不佳者,可在首剂应用12小时后追加应用一次(剂量同前),累计给药次数最多为2次,单次最大剂量不超过800mg。注意过敏反应,有结核等活动性感染者禁用。

(五)糖皮质激素治疗

对于氧合指标进行性恶化、影像学进展迅速、机体炎症反应过度激活状态的患者,酌情短期内(一般建议3~5日,不超过10日)使用糖皮质激素,建议剂量相当于甲泼尼龙0.5~1mg/kg/日，应当注意较大剂量糖皮质激素由于免疫抑制作用，可能会延缓对病毒的清除。

（六）重型、危重型病例的治疗

1. 治疗原则

在上述治疗的基础上，积极防治并发症，治疗基础疾病，预防继发感染，及时进行器官功能支持。

2. 呼吸支持

（1）鼻导管或面罩吸氧：PaO_2/FiO_2低于300mmHg的重型患者均应立即给予氧疗。接受鼻导管或面罩吸氧后，短时间（1~2小时）密切观察，若呼吸窘迫和（或）低氧血症无改善，应使用经鼻高流量氧疗（HFNC）或无创通气（NIV）。

（2）经鼻高流量氧疗或无创通气：PaO_2/FiO_2低于200mmHg应给予经鼻高流量氧疗（HFNC）或无创通气（NIV）。接受HFNC或NIV的患者，无禁忌证的情况下，建议同时实施俯卧位通气，即清醒俯卧位通气，俯卧位治疗时间应大于12小时。

部分患者使用HFNC或NIV治疗的失败风险高，需要密切观察患者的症状和体征。若短时间（1~2小时）治疗后病情无改善，特别是接受俯卧位治疗后，低氧血症仍无改善，或呼吸频数、潮气量过大或吸气努力过强等，往往提示HFNC或NIV治疗疗效不佳，应及时进行有创机械通气治疗。

（3）有创机械通气：一般情况下，PaO_2/FiO_2低于150mmHg，应考虑气管插管，实施有创机械通气。但鉴于重症新型冠状病毒肺炎患者低氧血症的临床表现不典型，不应单纯把PaO_2/FiO_2是否达标作为气管插管和有创机械通气的指征，而应结合患者的临床表现和器官功能情况实时进行评估。值得注意的是，延误气管插管，带来的危害可能更大。

早期恰当的有创机械通气治疗是危重型患者重要的治疗手段。实施肺保护性机械通气策略。对于中重度急性呼吸窘迫综合征患者，或有创机械通气FiO_2高于50%时，可采用肺复张治疗。并根据肺复张的反应性，决定是否反复实施肺复张手法。应注意部分新冠肺炎患者肺可复张性较差，应避免过高的PEEP导致气压伤。

（4）气道管理：加强气道湿化，建议采用主动加热湿化器，有条件的使用环路加热导丝保证湿化效果；建议使用密闭式吸痰，必要时气管镜吸痰；积极进行气道廓清治疗，如振动排痰、高频胸廓振荡、体位引流等；在氧合及血流动力学稳定的情况下，尽早开展被动及主动活动,促进痰液引流及肺康复。

(5)体外膜肺氧合(ECMO):ECMO启动时机。在最优的机械通气条件下(FiO_2≥80%,潮气量为6ml/kg理想体重,PEEP≥5cmH_2O,且无禁忌证),且保护性通气和俯卧位通气效果不佳,并符合以下之一,应尽早考虑评估实施ECMO:① PaO_2/FiO_2<50mmHg超过3小时;② PaO_2/FiO_2<80mmHg超过6小时;③ 动脉血pH<7.25且PaCO_2>60mmHg超过6小时,且呼吸频率>35次/分;④ 呼吸频率>35次/分时,动脉血pH<7.2且平台压>30cmH_2O;⑤ 合并心源性休克或者心脏骤停。

符合ECMO指征,且无禁忌证的危重型患者,应尽早启动ECMO治疗,延误时机,导致患者预后不良。

ECMO模式选择。仅需呼吸支持时选用静脉-静脉方式ECMO(VV-ECMO),是最为常用的方式;需呼吸和循环同时支持则选用静脉-动脉方式ECMO(VA-ECMO);VA-ECMO出现头臂部缺氧时可采用VAV-ECMO模式。实施ECMO后,严格实施肺保护性肺通气策略。推荐初始设置:潮气量<4~6ml/每千克理想体重,平台压≤25cmH_2O,驱动压<15cmH_2O,PEEP 5~15cmH_2O,呼吸频率4~10次/分,FiO_2<50%。对于氧合功能难以维持或吸气努力强、双肺重力依赖区实变明显、或需积极气道分泌物引流的患者,可联合俯卧位通气。

儿童心肺代偿能力较成人弱,对缺氧更为敏感,需要应用比成人更积极的氧疗和通气支持策略,指征应适当放宽;不推荐常规应用肺复张。

3. 循环支持

危重型患者可合并休克,应在充分液体复苏的基础上,合理使用血管活性药物,密切监测患者血压、心率和尿量的变化,以及乳酸和碱剩余。必要时进行血流动力学监测,指导输液和血管活性药物使用,改善组织灌注。

4. 抗凝治疗

重型或危重型患者合并血栓栓塞风险较高。对无抗凝禁忌证者,同时D-二聚体明显增高者,建议预防性使用抗凝药物。发生血栓栓塞事件时,按照相应指南进行抗凝治疗。

5. 急性肾损伤和肾替代治疗

危重型患者可合并急性肾损伤,应积极寻找病因,如低灌注和药物等因素。在积极纠正病因的同时,注意维持水、电解质、酸碱平衡。连续性肾替代治疗(CRRT)的指征包括：①高钾血症；②严重酸中毒；③利尿剂无效的肺水肿或水负荷过多。

6. 血液净化治疗

血液净化系统包括血浆置换、吸附、灌流、血液/血浆滤过等，能清除炎症因子，阻断"细胞因子风暴"，从而减轻炎症反应对机体的损伤，可用于重型、危重型患者细胞因子风暴早中期的救治。

7. 儿童多系统炎症综合征

治疗原则是多学科合作，尽早抗炎、纠正休克和出凝血功能障碍、脏器功能支持，必要时抗感染治疗。有典型或不典型川崎病表现者，与川崎病经典治疗方案相似。以静脉用丙种球蛋白（IVIG）、糖皮质激素及口服阿司匹林等治疗为主。

8. 其他治疗措施可考虑使用血必净治疗

可使用肠道微生态调节剂，维持肠道微生态平衡，预防继发细菌感染；儿童重型、危重型病例可酌情考虑使用IVIG。

妊娠合并重型或危重型患者应积极终止妊娠，剖宫产为首选。

患者常存在焦虑恐惧情绪，应当加强心理疏导，必要时辅以药物治疗。

（七）中医治疗

本病属于中医"疫"病范畴，病因为感受"疫戾"之气，各地可根据病情、当地气候特点以及不同体质等情况，参照下列方案进行辨证论治。涉及超药典剂量，应当在医师指导下使用。

1. 医学观察期

临床表现1：乏力伴胃肠不适

推荐中成药：藿香正气胶囊（丸、水、口服液）

临床表现2：乏力伴发热

推荐中成药：金花清感颗粒、连花清瘟胶囊（颗粒）、疏风解毒胶囊（颗粒）

2. 临床治疗期（确诊病例）

1）清肺排毒汤

适用范围：结合多地医生临床观察，适用于轻型、普通型、重型患者，在危重型患者救治中可结合患者实际情况合理使用。

基础方剂：麻黄9g，炙甘草6g，杏仁9g，生石膏15～30g（先煎），桂枝9g，泽泻9g，猪苓9g，白术9g，茯苓15g，柴胡16g，黄芩6g，姜半夏9g，生姜9g，紫菀9g，冬花9g，射干9g, 细辛6g, 山药12g, 枳实6g, 陈皮6g, 藿香9g。

服法: 传统中药饮片, 水煎服。每天一服, 早晚各一次 (饭后40分钟), 温服, 三服一个疗程。

如有条件, 每次服完药可加服大米汤半碗, 舌干津液亏虚者可多服至一碗。(注: 如患者不发热则生石膏的用量要小, 发热或壮热可加大生石膏用量)。若症状好转而未痊愈则服用第二个疗程, 若患者有特殊情况或其他基础病, 第二疗程可以根据实际情况修改处方, 症状消失则停药。

处方来源: 国家卫生健康委办公厅国家中医药管理局办公室《关于推荐在中西医结合救治新型冠状病毒感染的肺炎中使用"清肺排毒汤"的通知》(国中医药办医政函〔2020〕22号)。

2) 轻型

(1) 寒湿郁肺证:

临床表现: 发热, 乏力, 周身酸痛, 咳嗽, 咯痰, 胸紧憋气, 纳呆, 恶心, 呕吐, 大便黏腻不爽。舌质淡胖齿痕或淡红, 苔白厚腐腻或白腻, 脉濡或滑。

推荐处方: 寒湿疫方。

基础方剂: 生麻黄6g, 生石膏15g, 杏仁9g, 羌活15g, 葶苈子15g, 贯众9g, 地龙15g, 徐长卿15g, 藿香15g, 佩兰9g, 苍术15g, 云苓45g, 生白术30g, 焦三仙各9g, 厚朴15g, 焦槟榔9g, 煨草果9g, 生姜15g。

服法: 每日1剂, 水煎600ml, 分3次服用, 早中晚各1次, 饭前服用。

(2) 湿热蕴肺证:

临床表现: 低热或不发热, 微恶寒, 乏力, 头身困重, 肌肉酸痛, 干咳痰少, 咽痛, 口干不欲多饮, 或伴有胸闷脘痞, 无汗或汗出不畅, 或见呕恶纳呆, 便溏或大便黏滞不爽。舌淡红, 苔白厚腻或薄黄, 脉滑数或濡。

推荐处方: 槟榔10g, 草果10g, 厚朴10g, 知母10g, 黄芩10g, 柴胡10g, 赤芍10g, 连翘15g, 青蒿10g(后下), 苍术10g, 大青叶10g, 生甘草5g。

服法: 每日1剂, 水煎400ml, 分2次服用, 早晚各1次。

3) 普通型

(1) 湿毒郁肺证:

临床表现: 发热, 咳嗽痰少, 或有黄痰, 憋闷气促, 腹胀, 便秘不畅。舌质暗红, 舌体胖,苔黄腻或黄燥,脉滑数或弦滑。

推荐处方:宣肺败毒方。

基础方剂:生麻黄6g,苦杏仁15g,生石膏30g,生薏苡仁30g,茅苍术10g,广藿香15g,青蒿草12g,虎杖20g,马鞭草30g,丁芦根30g,葶苈子15g,化橘红15g,生甘草10g。

服法:每日1剂,水煎400ml,分2次服用,早晚各1次。

（2）寒湿阻肺证:

临床表现:低热,身热不扬,或未热,干咳,少痰,倦怠乏力,胸闷,脘痞,或呕恶,便溏。舌质淡或淡红,苔白或白腻,脉濡。

推荐处方:苍术15g,陈皮10g,厚朴10g,藿香10g,草果6g,生麻黄6g,羌活10g,生姜10g,槟榔10g。

服法:每日1剂,水煎400ml,分2次服用,早晚各1次。

4）重型

（1）疫毒闭肺证:

临床表现:发热面红,咳嗽,痰黄黏少,或痰中带血,喘憋气促,疲乏倦怠,口干苦黏,恶心不食,大便不畅,小便短赤。舌红,苔黄腻,脉滑数。

推荐处方:化湿败毒方。

基础方剂:生麻黄6g,杏仁9g,生石膏15g,甘草3g,藿香10g（后下）,厚朴10g,苍术15g,草果10g,法半夏9g,茯苓15g,生大黄5g（后下）,生黄芪10g,葶苈子10g,赤芍10g。

服法:每日1～2剂,水煎服,每次100～200ml,一日2～4次,口服或鼻饲。

（2）气营两燔证:

临床表现:大热烦渴,喘憋气促,谵语神昏,视物错瞀,或发斑疹,或吐血、衄血,或四肢抽搐。舌绛少苔或无苔,脉沉细数,或浮大而数。

推荐处方:生石膏30～60g（先煎）,知母30g,生地30～60g,水牛角30g（先煎）,赤芍30g,玄参30g,连翘15g,丹皮15g,黄连6g,竹叶12g,葶苈子15g,生甘草6g。

服法:每日1剂,水煎服,先煎石膏、水牛角后下诸药,每次100～200ml,每日2～4次,口服或鼻饲。

推荐中成药:喜炎平注射液、血必净注射液、热毒宁注射液、痰热清注射液、醒脑静注射液。功效相近的药物根据个体情况可选择一种,也可根据临床症状联合使用两种。中药注射剂可与中药汤剂联合使用。

5）危重型

内闭外脱证：

临床表现：呼吸困难、动辄气喘或需要机械通气，伴神昏，烦躁，汗出肢冷，舌质紫暗，苔厚腻或燥，脉浮大无根。

推荐处方：人参15g，黑顺片10g（先煎），山茱萸15g，送服苏合香丸或安宫牛黄丸。

出现机械通气伴腹胀便秘或大便不畅者，可用生大黄5～10g。出现人机不同步情况，在镇静和肌松剂使用的情况下，可用生大黄5～10g和芒硝5～10g。

推荐中成药：血必净注射液、热毒宁注射液、痰热清注射液、醒脑静注射液、参附注射液、生脉注射液、参麦注射液。功效相近的药物根据个体情况可选择一种，也可根据临床症状联合使用两种。中药注射剂可与中药汤剂联合使用。

注：重型和危重型中药注射剂推荐用法

中药注射剂的使用遵照药品说明书从小剂量开始、逐步辨证调整的原则，推荐用法如下：

病毒感染或合并轻度细菌感染：0.9%氯化钠注射液250ml加喜炎平注射液100mg bid，或0.9%氯化钠注射液250ml加热毒宁注射液20ml，或0.9%氯化钠注射液250ml加痰热清注射液40ml bid。

高热伴意识障碍：0.9%氯化钠注射液250ml加醒脑静注射液20ml bid。

全身炎症反应综合征或/和多脏器功能衰竭：0.9%氯化钠注射液250ml加血必净注射液100ml bid。

免疫抑制：葡萄糖注射液250ml加参麦注射液100ml或生脉注射液20～60ml bid。

6）恢复期

（1）肺脾气虚证：

临床表现：气短，倦怠乏力，纳差呕恶，痞满，大便无力，便溏不爽。舌淡胖，苔白腻。

推荐处方：法半夏9g，陈皮10g，党参15g，炙黄芪30g，炒白术10g，茯苓15g，藿香10g，砂仁6g（后下），甘草6g。

服法：每日1剂，水煎400ml，分2次服用，早晚各1次。

（2）气阴两虚证：

临床表现：乏力，气短，口干，口渴，心悸，汗多，纳差，低热或不热，干咳少痰。舌干少津，脉细或虚无力。

推荐处方：南北沙参各10g，麦冬15g，西洋参6g，五味子6g，生石膏15g，淡竹叶10g，桑叶10g，芦根15g，丹参15g，生甘草6g。

服法：每日1剂，水煎400ml，分2次服用，早晚各1次。

（八）早期康复

重视患者早期康复介入，针对新冠肺炎患者呼吸功能、躯体功能以及心理障碍，积极开展康复训练和干预，尽最大可能恢复体能、体质和免疫能力。

十二、护理

根据患者病情，明确护理重点并做好基础护理。重症患者密切观察患者生命体征和意识状态，重点监测血氧饱和度。危重症患者24小时持续心电监测，每小时测量患者的心率、呼吸频率、血压、SpO_2，每4小时测量并记录体温。合理、正确使用静脉通路，并保持各类管路通畅，妥善固定。卧床患者定时变更体位，预防压力性损伤。按护理规范做好无创机械通气、有创机械通气、人工气道、俯卧位通气、镇静镇痛、体外膜肺氧合诊疗的护理。特别注意患者口腔护理和液体出入量管理，有创机械通气患者防止误吸。清醒患者及时评估心理状况，做好心理护理。

十三、出院标准及出院后注意事项

（一）出院标准

（1）体温恢复正常3天以上；

（2）呼吸道症状明显好转；

（3）肺部影像学显示急性渗出性病变明显改善；

（4）连续两次呼吸道标本核酸检测阴性（采样时间至少间隔24小时）。

满足以上条件者可出院。

对于满足上述第1、2、3条标准的患者，核酸仍持续阳性超过4周者，建议通过抗体检测、病毒培养分离等方法对患者传染性进行综合评估后，判断是否出院。

（二）出院后注意事项

（1）定点医院要做好与患者居住地基层医疗机构间的联系，共享病历资料，及时将出院患者信息推送至患者辖区或居住地基层医疗卫生机构。

（2）建议出院后继续进行14天隔离管理和健康状况监测，佩戴口罩，有条件的居住在通风良好的单人房间，减少与家人的近距离密切接触，分餐饮食，做好手卫生，避免外出活动。

（3）建议在出院后第2周、第4周到医院随访、复诊。

十四、转运原则

按照国家卫生健康委印发的《新型冠状病毒感染的肺炎病例转运工作方案（试行）》执行。

十五、医疗机构内感染预防与控制

严格按照国家卫生健康委印发的《医疗机构内新型冠状病毒感染预防与控制技术指南（第一版）》《新型冠状病毒感染的肺炎防护中常见医用防护用品使用范围指引（试行）》的要求执行。

十六、预防

保持良好的个人及环境卫生，均衡营养、适量运动、充足休息，避免过度疲劳。提高健康素养，养成"一米线"、勤洗手、戴口罩、公筷制等卫生习惯和生活方式，打喷嚏或咳嗽时应掩住口鼻。保持室内通风良好，科学做好个人防护，出现呼吸道症状时应及时到发热门诊就医。近期去过高风险地区或与确诊、疑似病例有接触史的，应主动进行新型冠状病毒核酸检测。

（二）蒙医诊疗方案

蒙医诊疗方案主要参照执行以下方案：

新型冠状病毒肺炎蒙医预防和诊疗方案

（试行第三版）

新型冠状病毒（COVID-19）肺炎，据其疾病特点及传染性归属蒙医"粘疫"范畴，鉴其主要病位在肺，故蒙医学可谓之"肺粘疫病"。本病是由"粘虫"引起的疫病。各地可根据病情、当地气候特征以及不同体质等情况参照下列方案进行辨证论治。

【病因与病缘】

粘毒感染为本病主要致病原因。蒙医认为该病主要由致病四缘紊乱所诱发，即接触患病人员, 感受疫毒, 气候反常, 饮食不节, 受寒、劳累, 环境污染等。

【病机】

依据蒙医学"疫病"发展过程, 分为未成熟热期, 炽热期, 山川界期等。因巴达干的重、寒、粘、腻、钝等秉性之缘故, 使疾病蓄积在被侵袭部位, 因赫依轻、苊、糙等秉性, 与"粘"、血、希拉合并, 形成未成熟热, 表现出恶寒喜温、周身酸痛、头痛、乏力、低热、干咳、呼吸困难等典型症候。因希拉热、锐等秉性, 希拉热脱离巴达干、赫依, 与血相搏, 转变成强热之势的炽热期, 此时恶寒消失、周身酸痛减轻、发热、咳嗽、呼吸困难逐渐加重, 病变之三根由其窜行轨迹, 累及心、肝、肾、脑等多脏器, 发生复杂的病理改变。经消"粘"、清热治疗后, 热势减弱, 病程进入山川界期, 此时四施合理得以治愈。若医治不当, 赫依偏盛导致热症扩散、可出现多种脏器受损之并发症。

【症候分型】

根据病程及症状分为以下三期。

1. 未成熟热期(轻型)

周身不适, 心烦气躁, 恶寒喜温, 咳嗽, 乏力倦怠, 头痛, 肌肉酸痛, 腹胀纳呆, 呕吐, 腹泻, 鼻塞流涕, 低热或无发热。脉: 细、数、滑。舌: 淡红、苔白。尿: 赤黄、浑浊。

2. 炽热期

(1)普通型:

可出现发热, 干咳, 乏力, 鼻塞, 流涕, 纳差, 腹泻, 头痛, 肌肉酸痛等症状。脉: 洪、数、滑。舌: 苔黄白。尿: 赤黄、气味浓。

(2)重症型:

除上述症状外, 可出现气短喘憋、脏腑功能受损或衰竭、出血、谵妄、神昏等症状。脉: 紧、弦、数、滑。舌: 苔黄腻。尿: 赤黄、气味浓。

3. 山川界期(恢复期)

咳嗽, 气短, 乏力, 纳呆, 口苦, 烦渴, 汗多, 低热或无发热, 寐少。根据不同体质出现相应脉、舌、尿之象。

【症状】

以发热、乏力、干咳为主要表现。少数患者伴有鼻塞、流涕、咽痛、肌痛、呕吐、腹泻等症状。重症型病例多在一周后出现气促喘憋, 严重者进展为肺衰、出血、神昏等症状。注意重症型患者病程中可为中低热或无明显发热。

轻型患者仅表现为低热、轻微乏力等，无肺热表现。

多数患者预后良好，少数病例病情危重，甚至危及生命。老年人和有慢性基础疾病者预后较差。儿童病例症状相对较轻。

【辅助检查】

遵照国家卫健委印发《新型冠状病毒肺炎诊疗方案（试行第六版）》要求，完善相关检查。

【诊断】

肺粘疫病。

【预防】

运用蒙医学防疫四法，进行预防。

1. 蒙药佩戴预防法

药物：九黑散、黑丸散、九能散等。

用法：选适宜药物，装于布囊中挂于颈部，置于胸前。

2. 蒙药药熏疗法

药物：选用黑云香十一味散或黑云香。

用法：选上述药物熏疗身体、住所、物件等。

3. 服药预防

药物：选用查干汤、额尔敦-7汤、沙参止咳汤散、呼和嘎日迪-9、巴特日七味丸等方剂。

用法：遵医嘱服用。

4. 其他预防法

据国家卫健委印发《新型冠状病毒肺炎防控方案（第五版）》施行。

【治疗】

1. 治则

以杀"粘"、清疫热、止咳、润肺、化痰、平喘为主，结合病位、病性、病症轻重进行辨证施治。

2. 方药

总方药：根据病症可选用清瘟十二味丸、呼和-9味、二十九味薰本丸、巴特日七味丸、嘎日迪-5、清肺十八味丸、查干汤、沙日汤、阿嘎日-8、哈日嘎布日-10味丸、清浊五味丸、阿那日-4、苏龙嘎-4汤、沏其日甘-5、吉斯音-乌纳斯-25、伊和汤、清热八味散、道古勒-额伯斯-7汤、朝伦-雄胡-5、三臣丸、胡勒森竹岗-8等方剂。

（1）未成熟热期（轻型）：

早：阿那日-4

午：清瘟十二味丸

晚：巴特尔七味丸

药引：查干汤或额尔敦-7味汤

（2）炽热期：

普通型：

早：清瘟十二味丸

中：清肺十八味丸

晚：二十九味薰本丸

药引：阿嘎日-8

重症型：

早：清瘟十二味丸

中：清热八味散或清热二十五味丸

晚：二十九味薰本丸

药引：道古勒-额伯斯-7汤

辨证施药：

腹泻：巴特日七味丸以苏龙嘎-4汤送服

消化不良：阿那日-4

腹胀：敖勒盖-13

咳嗽：乌朱目-7

痰多：沏其日甘-5

气喘：阿嘎日-8

出血：止血八味散

神昏：安神补心六味丸、赞丹-3汤，额尔敦-乌日勒。

上述药物疗效不显时，视病症可行粘泻剂——藜芦十二味丸。

（3）山川界期（恢复期）：

早：冬青十六味

中：吉斯音-乌纳斯-25

晚：阿嘎日-35

辨证施药：

心悸寐差：阿嘎日-8、阿嘎日-15 散、顺气补心十一味

消化不良：四味光明盐、阿那日-4味散、阿木日-6、消食十味丸、阿拉坦五味丸、壮西-21。

扶正排毒：伊赫汤、补肾健胃二十一味等。疫热残滞：清温消肿九味丸。

备注：亦可选用上述蒙药制剂的其他剂型。

特色疗法：根据病症可选灸疗、策格（酸马奶）疗法等进行辨证施治。

【护理】

（1）应行隔离调护。

（2）宜在幽静温暖居室中卧床休息，保持清洁、通风。

（3）宜进易消化、富有营养之食物。

（4）避免受寒、劳累。

（5）保持心态平和、乐观。

第二节　疫毒性肝病

疫毒感染侵袭肝脏而引起，以肝损伤为主的传染病。临床表现以发热、疲乏、食欲减退、肝大、肝功能异常为主，部分患者双目及全身发黄。与病毒性肝炎相似。

【内因外缘】

内因为本病疫毒。外缘为食用不洁之饮食，过食酒、肉类、热性及油腻之品；使用未经消毒之注射器械，输入不洁之血液，过度劳累，震伤等所致的体素相搏和体力损耗，均可诱发本病。

【病机】

(1)传染源:本病患者和疫毒携带者。

(2)传播途径:多为消化道,血、体液传播。

(3)易感群:多见于50岁以下人群,6月至15岁青少年多见消化道传染,20~40岁青壮年多见血液和体液传染,50岁以上人群传染率下降。

(4)流行特点:多见于秋末、冬初,具有地域性。

(5)病理:疫毒感染入体,降至肝胆,进而行于全身脉道,上窜颅脑侵占巴达干之位,下行肾脏侵占水之位,降至心肺侵占赫依之位,降至胃肠侵占希拉之位,向外扩散至肉皮侵占体力与神采之位,最后因希拉位置被赫依侵占而赫依失于命脉则治愈甚难。

【临床分型】

可分为急性肝疫病与慢性肝疫病、黄疸型肝疫病、非黄疸型肝疫病、重型肝疫及胆淤积于脉道型肝疫病。

【临床表现】

(1)急性肝病:出现肝区疼痛、高烧、寒战、食欲不振、呕吐,部分患者出现眼、全身黄染的症状。发病急,病程快,病情重,通常指3月内肝疫。急性肝疫易治,3~6月可康复。

(2)慢性肝病:急性肝疫时饮食起居治疗不当而导致或忽略病症轻、症状不清至病情延续半年以上称之为慢性肝疫。

(3)黄染型肝病:主要粘、血、希拉侵肝,而导致伤肝,胆汁通过脉道散于全身。表现为眼、皮肤发黄,全身疲乏无力,皮肤瘙痒,高烧、寒战、食欲不振、呕吐,上腹部不适,腹胀,如同感冒症状。

(4)非黄染型肝病:希拉热发于肝,不以眼、皮肤发黄为症状的肝疫病。发病和肝损伤不明显,通过体检由肝肿或肝功能异常而诊断。病程不等,多于3~6月内康复。部分患者发展为慢性。

(5)重型肝病:急性发病时迅速出现黄疸,无时机成熟即急骤加重,全身皮肤呈黄绿色,尿呈浓茶色。高热,腹胀,身体发臭,肝脏变小,疼痛,压痛,面色无华,迅速出现极度体弱危重情况。慢性则症状虽同急性期,但病程慢,极度乏力,肝肾功能衰竭或转为肝硬化。

(6)胆淤积于脉道型肝病:血希拉热发于肝,肝内清浊分离功能下降,胆汁淤积窜于脉道而导致。皮肤黄染较重，持续时间长，皮肤瘙痒，出现肝肿大，疼痛，大便颜色变浅，其他症状较轻。

【实验室检查】

血常规检查、尿常规检查、肝功能检查、血清学检查、甲型肝炎病毒RNA检测、乙型肝炎病毒血清学检测、乙型肝炎病毒DNA、基因型和变异检测、肝组织学检查等。

【并发症】

肝性腹水，肝性脑病，消化道出血，肝肺综合征、肝肾综合征等。

【诊断】

（1）与患者密切接触史，输血、不洁针刺等器械使用史，或者手术史等。

（2）疲倦，食欲减退，恶心，厌油，腹胀。

（3）肝区不适，肝脾大和触痛。

（4）结合血常规，肝功，血、尿胆红素检查，血清蛋白质检查，病原学检测等辅助检查。

【鉴别诊断】

药物性肝病：是指由于药物或其代谢产物引起的肝脏损害，以往没有肝炎史的健康者在使用某种药物后发生程度不同的肝脏损害，病毒血清学检测阴性。临床上可表现为各种急慢性肝病，轻者停药后可自行恢复。

酒精性肝病：主要临床特征是恶心、呕吐、黄疸、肝脏肿大和压痛，可并发肝衰竭和上消化道出血等，通常有长期大量饮酒史。

【治疗】

（1）治疗原则：急性期清热为主，黄染性以退黄施治，然后除疫毒，改善肝功能。最后以镇赫依，除疾病遗留为原则。慢性主要以改善肝功能，清除疫毒为原则。

（2）治疗方法：首先封锁由脉道窜行，猩猩胆、熊胆、麝香、查干泵阿、狗舌草、五灵脂、黄姜水中浸泡服用或苦参汤、四味土木香散、七宝汤服用几次，然后在项凹、囟门、第六和十三椎关节穴、内踝脉多次灸疗。另外手脚大拇指和无名指指甲缝用铁片灸疗。若无缓解，在二食指指甲缝用铁灸疗，可封锁由脉道窜行。药剂镇粘势时，将草乌芽、金色诃子、北乌头（制）、牛黄、麝香、兔心调制服用。另草乌芽、北乌头（制）、诃子等酌情加量调制成黄豆大小丸剂服用。或水银（制）、查干泵阿、诃子、麝香、黑云香、硫黄（制）研丸剂用酒泡棘豆汤同时选用二十九味藁本散、冰片二十三味散、清瘟利胆十三味丸等内服。以上治疗未缓解，强泻治疗，药用草乌（制）4钱，石菖蒲、藜芦各3钱，石膏、红花、麝香、牛黄各1钱，黑云香2钱，瑞香狼毒（制）、酸模、兔心各2钱，狼毒（制）、诃了各5钱调制服用。若腹泻物为黄色、味大、水样则病尾已除。治愈表现为眼黄消失。疾病扩散至全身，将棘豆浸泡于牛奶服用收敛，之后藜芦、狼毒（制）、金腰子、水柏枝、瑞香狼毒（制）、黄柏浸膏调制丸剂服用。清除热势，加用清瘟十二味丸和清热八味散加齿缘草五味散。最后将牛黄、红花、止泻木、黄连、地丁、黄柏、查干泵阿、秦艽花、五灵脂、大黄、梅桂花研细末，每日服用4次，可除余热。五灵脂、獐牙菜、木鳖子（制）、止泻木等制成汤剂或凉水送服可除余热。

结合部位治疗：降至头部清热止痛三味汤散加金腰子、蓝刺头、草乌芽、干姜服用，或熊胆、查干泵阿、炉甘石（煅）、木鳖子（制）、黑云香、麝香、万年灰调制服用对血希拉头痛和亚玛病有较好效果，囟门穴、颈突穴灸疗。降至胃，将黑冰片、黄连、寒苞棘豆、齿缘草、杜仲、五种药煅灰调和后用开水送服可除疫热，尤其对聚合疫、粘疫降至胃疗效佳。降至肠道，将草乌芽、狗舌草、银朱、云香、熊胆、麝香、止泻木、查干泵阿、苦苣苔等研末，用开水送服可除粘疫降至肠道。

【预防】

疫毒性肝病的预防要从多方面入手，疫苗注射是最主要的预防方式。此外，平时注意个人卫生、注意饮食安全，乙型肝炎表面抗原阳性的孕妇避免羊膜腔穿刺等都是重要的预防方式。对于高危人群可以行病毒检测做早期筛查。

【护理】

疫毒性肝病患者的护理以注意休息和按时服药为主，注意急性期患者卧床休息，避免过度运动以及对于患者注意心理疏导。定期复查实验室和影像学检查，了解患者恢复情况。

【预后】

经过及时有效的治疗，疫毒性肝病一般可以治愈。

第三节　粘脑刺痛病

由粘虫疫毒感染引起的以脑、白脉损伤为主，高热、脑刺痛、呕吐、颈项僵直、意识障碍等症状为特征的急性传染病。包括各种脑炎、脑膜炎。

【内因外缘】

内因为本病疫毒或粘虫。外缘为被污染的空气或接触患者，蚊虫叮咬，气候突变，受寒，体质弱，抗病能力下降等。

【病机】

(1)传染源：本病患者和粘、毒携带者或动物为主要传染源。

(2)传播途径：主要经呼吸道及蚊虫叮咬传播。吸入被污染的空气通过口鼻等呼吸道感染侵袭脑、脊髓或蚊虫叮咬被感染的家禽、家畜或野生禽类，再叮咬人而感染患病。

(3)易感群：人群普遍易感，青少年多于成年人。

(4)流行特点：一年四季均可发病，呼吸道传染冬春季多见。蚊虫传播多见于夏秋季。

(5)病理：粘虫和疫毒经呼吸道或皮肤入体，侵入血，诱发血希拉热，并降于脑、脊髓，伤及脑、脊髓、白脉。如粘、毒影响心、主脉，病情更加严重甚至危及生命。

【临床分型】

按病程和临床表现可分为初热期、粘虫疫毒侵血期、粘虫疫毒侵脑期、末期（恢复期）、后遗症期等五个阶段。

【临床表现】

(1)初热期：主要表现为咳嗽、打喷嚏、咽喉发红疼痛、涕痰增多等呼吸道症状，有的患者无上述症状而出现粘虫疫毒侵血期的症状。

(2)粘、毒侵血期：突发恶寒战栗、高热、高热至39～40℃。头痛及全身痛、颜面两眼赤、恶心呕吐、皮肤黏膜出现红色瘀点或鼻衄。粘毒热发于血，体素，侵犯全身。

（3）粘、毒侵脑期：持续高热、头痛欲裂、频繁呕吐、呕吐呈喷射状、颈项强直、畏光、烦躁不安、意识模糊、昏迷及抽搐。如粘、毒影响心、主脉出现心慌气短，嘴角发青，面色发白，盗汗，抽搐。如不及时治疗可引起惊厥、失语，严重可突发危及生命。

（4）恢复期：体温下降，症状减轻至正常。但重型患者有意识障碍、失语、耳聋、吞咽困难、肢体瘫痪等症状，为脑、脊髓、白脉后遗症。

（5）后遗症期：恢复期症状半年以上仍不能康复，称为后遗症。出现言语不清，吞咽困难，四肢麻木，神志不清等。如积极治疗可不同程度康复。

【实验室检查】

血常规：白细胞及淋巴细胞增高，中性粒细胞均明显增高。

超敏C反应蛋白：一般脑膜炎患者均可见Hs–CRP升高。

病毒抗体检测：病毒性脑膜炎患者可发现病毒抗体阳性。

腰椎穿刺：通过腰椎穿刺监测脑脊液压力、白细胞、蛋白、糖等可鉴别不同的脑膜炎类型及严重程度。

结核菌素试验：一些结核活动性或严重的结核性脑膜炎患者可阳性。

【并发症】

因无法清痰或佩戴呼吸机而引起支气管炎、肺炎。可能出现的并发症包括脑积水、耳聋、视力障碍、面神经瘫痪及脑梗死。

【诊断】

（1）当地本病流行或有与患者密切接触史。

（2）起病急，突发畏寒、高热、寒战、骨关节疼痛。

（3）剧烈头痛、反复喷射性呕吐、颈项强直、意识障碍及抽搐。

（4）病因的鉴别有赖于血常规、脑脊液检查。

【治疗】

（1）治疗原则：治宜以杀粘、解毒、清热，同时恢复脑脊骨髓损伤，疏通白脉为原则。

（2）治疗方法：药物治疗初期宜投清热止痛三味汤散或五味天灵盖汤多次煎服，同时投十三味秘诀红花丸、清瘟十二味丸、嘎日迪五味丸等杀粘方，用上述汤送服。或内服十三味草乌散或点燃此药烟熏,用五味红花鼻药点鼻,或泡囊草膏加牛黄、红花内服。火灸囟门穴,并在前额脉、颞颥脉、枕骨脉行针刺微量放血。后期可投珍宝丸、扎冲十三味丸等方内服,以增强白脉功能,祛除后遗粘毒。因为本病发病急骤,病势严重,故应与现代医学的急救措施相结合进行治疗。

【预防】

(1)保持个人卫生,保持新鲜空气,避免被蚊虫叮咬。

(2)严禁少儿踏足疫区,外出佩戴口罩。

【护理】

(1)保持居室内空气新鲜清洁,注意口腔卫生,频繁漱口。让重症患者充分休息,避免受热、受寒。

(2)饮食起居多饮开水,宜用营养丰富的易消化食品,忌辛酸味食物。

【预后】

初期积极治疗,一般都能治愈。

第四节　脊髓粘疫

疫毒感染引起脊髓、白脉受损,以咽喉不适、肢体疼痛为症状的急性消化道传染病,现代医学称"脊髓灰质炎"。

【内因外缘】

内因为本病疫毒。外缘为接触病患或携带者污染的水、食物、日常用品、衣物等感染。

【病机】

(1)传染源:本病患者和疫毒携带者。

(2)传播途径:多为消化道传播。水源污染可大面积传播。

(3)易感群:人群普遍易感,1~5岁儿童多患,4月龄内幼儿患病少见。

(4)流行特点:一年四季均可发病,春冬季多见。

(5)病理:疫毒感染入血,诱发血希拉热,发热、头痛,继而疫毒侵袭脊髓、白

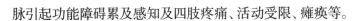

脉引起功能障碍累及感知及四肢疼痛、活动受限、瘫痪等。

【临床分型】

分初期、瘫痪期、恢复期、后遗症期。

【临床表现】

（1）初期：发热至38~39℃，全身不适、咽痛、头痛、纳差、呕吐、腹泻等，继而再次发热、烦躁、关节疼痛、感觉变得过度敏锐、颈背僵直、病变部位以下感觉及活动受限。

（2）瘫痪期：肌力减弱或突然瘫痪。四肢、颈，腹部、腰肌不同程度瘫痪。

（3）恢复期：瘫痪1~2周后瘫痪症状开始恢复，轻者3~6月，重者12~18月恢复。

（4）后遗症期：部分重病患者恢复后出现肌肉萎缩、肢体畸形等后遗症。

【实验室检查】

（1）血常规：通常白细胞正常，前期较高，主要中性粒细胞增多。

（2）脑脊液检查：前期脑脊液一般正常，瘫痪前期脑脊液压力增高，白细胞轻度增加，蛋白轻度增加，细胞数多于瘫痪后3周时恢复正常，蛋白质可在4~6周时恢复正常，呈现蛋白-细胞数分离现象，糖、氯化物和脑脊液培养一般正常。

【并发症】

主要并发症为呼吸道疾病，因神经系统受损而出现呼吸道肌肉萎缩，而并发肺部感染。

【诊断】

（1）与患者或携带者密切接触史，食用被污染的食物史。

（2）根据发热、咽痛、烦躁、肌肉酸痛、活动受限、瘫痪等症状诊断。

（3）粪便、尿液中病毒呈阳性。

【鉴别诊断】

瘫痪型脊髓灰质炎处于瘫痪前期时，需与其他病毒性脑炎、结核性脑膜炎等鉴别，其中，结核性脑膜炎可有脑膜刺激征，但脊髓灰质炎脑脊液检查符合无菌性脑膜炎，粪便中可查到脊髓灰质炎病毒。瘫痪期时，还需要与吉兰-巴雷综合征、横贯性脊髓炎以及外伤性瘫痪等进行鉴别，必要时可借助相关检查。其中，吉兰-巴雷综合征最难鉴别，但其具有对称性瘫痪、感觉障碍和锥体束征等特点，可用于鉴别。

【治疗】

（1）治疗原则：以清除疫毒、清热、保护白脉为原则。

（2）治疗方法：初期选用四味土木香散、七宝汤、苦参七味汤促热成熟，清热选用乌兰十三味汤散、清热二十五味丸，除疫毒选用二十九味藁本散、清瘟十二味丸、巴特尔七味丸、嘎日迪五味丸，治白脉选用珍宝丸、扎冲十三味丸等。

【预防】

（1）隔离患者40天，第1周主要防止呼吸道和消化道传播。

（2）严格消毒处理患者粪便及尿液。

（3）严禁少儿踏足疫区，避免受累、受寒，接种疫苗。

【护理】

需静卧，饮食起居多饮开水，宜用营养丰富的易消化食品，忌辛酸味食物和干锅味，肌肉及四肢疼痛时可热敷。

【预后】

早诊断早医治，一般都能痊愈。

第五节　粘胸刺痛病

疫毒感染侵袭胸部，以胸部刺痛为特征的急性传染病。又称短刺痛，与流行性胸膜痛相似。

【内因外缘】

内因为本病疫毒。外缘为接触病患，空气污染，气候突变、受寒、劳累、风寒等。

【病机】

（1）传染源：本病患者和疫毒携带者。

（2）传播途径：呼吸道传播为主。

（3）易感群：人群普遍易感，青少年多见。

（4）流行特点：多见于冬春季。

（5）病理：接触病患，被疫毒污染的空气，经呼吸道感染，入侵人体，降于胸部，引起血希拉相搏，诱发疫热，致发热、气急、胸部刺痛，疫热侵于血而病情加重。

【临床分型】

可分为赫依性刺痛、血性刺痛和粘性刺痛三种类型。

【临床表现】

（1）赫依性刺痛：游走性不定位刺痛，食欲减退，头痛，吐泡沫，晨、下午赫依时段疼痛加重，中午和午夜疼痛稍减。脉芤、细、数，有停顿。

（2）血性刺痛：全身发热，口渴、眼红，舌苔中间变黄，嘴苦，牙齿着垢，疼痛固定，脉象粗壮，洪、细、弦。

（3）粘性刺痛：全身不适，疼痛重，头痛，寒战，烦躁，恶寒，惊厥明显，口、牙疼痛同赫依刺痛，但刺痛较固定。甘、酸性食物诱发病痛，脉象颤抖而变化多。

【诊断】

（1）胸部阵发性游走性刺痛，呼吸短促，口唇发紫。

（2）胸背疼痛，颜面无华，随咳嗽及活动疼痛加剧。

（3）脉象短、实，舌呈淡黄，尿赤黄，味大。

【鉴别诊断】

与结核性胸膜炎鉴别诊断：

（1）本病急性发病，常先有发热、咽痛等上呼吸道症状，而结核性胸膜炎起病多缓慢，常有午后低热。

（2）本病病程有自限性，常于起病时胸痛最重，数周自愈，而结核性胸膜炎则需抗菌治疗，否则病情迁延。

【治疗】

（1）治疗原则：病初促热成熟，然后清除疫毒，镇痛，最后除余热为原则。

（2）治疗方法：给予苦参七味汤促其成熟、收敛和分离。或给予四味土木香散加茜草、诃子、猩猩肉、铁杆蒿逐味加量调制汤可使赫依症归位，然后给予镇刺六味丸，清瘟十二味丸用七宝汤送服。

疗术包括三路引除和灸治四种。汗孔引除：冰片加白酒调制内服可出汗。内腑引除：藜芦、狼毒（制）、酸模草、瑞香狼毒（制）、棘豆等调制黄豆粒大小丸剂根据体素口服可将粘毒引除。恶寒减轻，呼吸稍变慢时可放血。若痰带泡沫取颈细脉放血，痰带血取左肘外脉放血，痰烟渍样取右肘外脉放血。赫依刺痛在疼痛部位灸疗并同时在其他赫依穴位灸疗。

分型治疗：赫依性刺痛用加味巴特尔九味或五味对治散加肉豆蔻用白酒送服。可给予沉香安神散、沉香十九味散镇赫依制剂取黑白际穴，后背刺痛明显时取第六、七椎关节穴及疼痛部位灸疗。刺痛部位亦可涂油敷料。粘性刺痛给予上述药物出汗即可。血刺痛给予五味对治散加黄连、瞿麦、乌兰三味汤散送服，并取最近血脉放血。疫热窜于脉道用棘豆7钱，黑云香1钱调制加少许油服用。

断病尾：疑有粘遗漏给予檀香、牛黄、石膏、红花、五灵脂、棘豆、麝香、云香调制服用。缬草、石菖蒲、麝香调和后涂抹于刺痛处。或冰片、石膏、麝香、两种云香、木香诃子调制服用可除粘刺痛后遗。如咳嗽、胸部刺痛合并血病时加白油调制服用。迁延扩散时，斑蝥（制）、白硇砂、巴豆（制）、藜芦、硼砂、银朱、水银（制）、狼毒（制）、猩猩肉调制丸剂水送服可由脉道、肠道泻除。如此治疗后热势稍减，脉象减缓，痰色改变，刺痛减轻时给予檀香、三凉药、獐牙菜、瞿麦加糖调制服用，多咳嗽时加甘草，痰不利加沙棘服用。无刺痛，痰清，食欲可，身心轻松，神志清晰则已到寒热界期，可给予新鲜营养饮食。如果治疗无错误不必用针刺和下泻，平息治疗即可。如需外治依照五种清疗法则，鉴别是否适应，做好前期装备及断尾。

【预防】

内服或随身携带十五味麝香散和九黑散。

【护理】

宜在凉爽而通风良好，舒适而清洁的居室隔离治疗。给凉性而易于消化的饮食，忌锐、热性而油腻之品及乳制品。

【预后】

患者如无严重并发症，一般都能痊愈。

第六节　粘腮肿

疫毒感染侵袭腮腺，以腮腺肿痛为主要症状的急性呼吸道传染病，又名"耳脉粘病""腮脖肿""耳下腺肿"等。儿童多见，现代医学称"病毒性腮腺炎"。

【内因外缘】

内因为本病疫毒。外缘为被污染的空气或接触患者，气候突变、受寒、体质弱、抗病能力下降等。

【病机】

（1）传染源：本病患者和疫毒携带者。

（2）传播途径：多为呼吸道传播，黏膜感染也可致病。

（3）易感群：人群普遍易感，5~9岁儿童多患。

（4）流行特点：一年四季均可发病，但冬春季多见。感染后可获得永久免疫力。

（5）病理：与患者接触时，带有病粘的飞沫和唾液等污染到饮食器具和玩具，再经呼吸道传染，粘邪入血，诱发血希拉热，伤及黄水，以致黄水偏盛积聚于腮腺所致。

【临床分型】

分赫依偏盛型、巴达干偏盛型、热偏盛型三种。

【临床表现】

发病初期，表现为低热、发冷、食欲不振、呕吐、疲乏无力、肌肉酸痛、头痛等。多数患儿缺乏全身症状，耳下肿胀却成为早期表现。开始单侧腮腺肿大，1~2日后，对侧亦大，双侧腮腺同时肿大亦多见。肿块以耳垂为中心，向外扩大，以致下颌后凹饱满、肿胀部位皮肤发亮，触及有疼痛，张口、咀嚼，特别是吃酸性食物时疼痛加重。若病情加重，发生嘴嚼和吞咽困难，肿胀和疼痛2~3天达高峰，续4~5天逐渐消退。此时，有些患儿口腔黏膜腮腺管口红肿。全程约1~2周。脉象弦，尿赤红。

赫依偏盛型肿块时大时小，巴达干偏盛型疼痛轻，热偏盛型发热和症状较重。

【实验室检查】

（1）血、尿淀粉酶轻度增高。

（2）血清和唾液抗体检测多为阳性。

【并发症】

重症患者并发脑炎、睾丸炎、胰腺炎、肾炎、心肌炎等。

【诊断】

（1）到疫区旅行或在2~3周前有与患者密切接触史，冬春季多发。

（2）发热，头痛，乏力，食欲不振，耳根处疼痛。

（3）单侧或双侧腮腺肿大，以耳垂为中心，触压疼痛，不化脓，口腔黏膜腮腺管口红肿。

（4）颌下、舌下淋巴结肿大，偶有睾丸肿大、并发脑炎等。

【鉴别诊断】

（1）与化脓性腮腺炎鉴别，主要一侧性腮腺肿大，挤压腮腺可有脓液自腮腺管流出。

（2）与急性淋巴腺肿鉴别，发病部位不同，急性淋巴腺肿耳前肿大且边缘清楚，接触腺体结明显，按之滑动。多数耳脓症等疾病显此症状。但粘腺肿是流行性感染，以耳垂为中心向外肿大，边缘不清楚、不化脓，因此不难诊断。

【治疗】

（1）治疗原则：治宜以杀粘、清热、消肿为原则，内外治疗相结合。

（2）治疗方法：内外治疗相结合为宜。药物治疗投嘎日迪五味丸加水银（制）、多叶棘豆、云香、文冠木等用黄酒送服，或给以孟根乌苏十八味丸、云香十五味丸等方，长期服用。外治同时交替服用巴特尔七味丸和猛红丸，或口服嘎日迪五味丸和清瘟十二味丸。病情严重，苦参七味汤送服清瘟十二味丸和二十九味藁本散。

外治用醋或鸡蛋白搅拌九味瑞香狼毒散外涂，也可多叶棘豆、盐、草乌芽等量粉剂，用腐烂之山羊脑调配敷于患部，或将白矾、雄黄（制）等量，用凡士林油调配涂敷。溃破流脓后，将硝石、草乌（制）、银朱渣、熊胆等量调剂的药膏放进溃破处。令患者充分休息，宜用富于营养之饮食，对患者排出之脓液要进行彻底消毒。盛热时牙脉可用放血疗法，咽喉发热可服用巴特尔七味丸或清感九味丸辅清咽六味散服用。如粘毒上浮至脑需进行粘脑刺痛治疗，如睾丸浮肿可服用蒺藜子十三味散。

如上述治疗不易见效,给予抑粘红丸、泻粘剂进行泻疗。如无效可用嘎日迪五味丸附加酸模、瑞香狼毒(制)、中尼大戟、棘豆等制的峻泻剂。

【预防】

隔离患者至腮腺肿完全消退。腮肿流行期,口服齿缘草叶或根煎汤,每日二次,以预防感染。

【护理】

(1)保持居室内空气新鲜清洁,注意口腔卫生,频繁漱口。让重症患者充分休息,避免受热、受寒。

(2)饮食起居多饮开水,宜用营养丰富的易消化食品,忌辛酸味食物和干锅味。

【预后】

腮腺炎患者如无严重并发症,一般都能痊愈。

第七节　粘白喉

是由粘白喉粘虫引起的急性呼吸道传染病。临床上以咽、喉部有灰白色假膜、声音嘶哑及胸闷气短等症状为特征,全身症状严重。是蒙医"突发五病"之一,现代医学称"白喉病"。

【内因外缘】

由本病粘虫感染引起,外缘为被污染的空气、器皿、衣物、玩具等由呼吸道和口腔黏膜感染。

【病机】

(1)传染源:本病患者和粘虫携带者。

(2)传播途径:主要经呼吸道飞沫传播,也可经食物、玩具及物品传播。偶尔可经破损的皮肤传播。

(3)易感群:人群普遍易感,儿童多见,病后可获持久免疫力。

(4)流行特点:各地均有发病,以散发为主,以冬春季多发。

(5)病理:通过带有本病的粘虫的飞沫和唾液等污染到空气、食物、玩具及物品感染，侵袭咽部，粘虫可通过血脉到全身诱发粘血希拉热，全身中毒和累及五脏六腑，累及咽喉、心血管、脑、神经等。

【临床分型】

可分子白喉、雌白喉、雄白喉、粘白喉。

【临床表现】

巴达干赫依偏盛时潜伏期1~7天，血希拉偏盛时潜伏期2~3天。发病初期，表现为寒战、乏力、发热、头疼及关节痛、食欲减退、恶心呕吐等症状伴咽喉、扁桃体肿大，咽喉部有灰白色假膜，假膜边缘清楚，不易剥离，强行剥离则基底裸面出血，1个星期后出现新的假膜。咽痛，吞咽困难等，脉象弦，舌苔淡黄。

病情严重时咽、扁桃体肿大，假膜广泛而厚，可扩大至腭弓、腭垂及咽后壁。假膜颜色灰黄，伴口臭，声音嘶哑，呼吸急促，面色苍白，口唇发绀。颈部因软组织水肿而"牛颈"。意识模糊，轻度咳嗽，乏力等症状。

累及鼻腔时表现为鼻塞、流血性鼻涕，鼻孔周皮肤受累发红、糜烂、结痂，鼻前庭可有假膜。

（1）子白喉：灰白色假膜广泛、薄而无连续，全身症状轻。

（2）雌白喉：灰白色假膜范围小而薄，中心发红，发热、头痛等全身症状轻。

（3）雄白喉：灰白色假膜范围广而厚，发热，头痛，口渴，有口臭，颈部淋巴结肿大伴呼吸急促，说话及吞咽困难。

（4）粘白喉：假膜中间发黑，周围发白，假膜范围广而厚，发热，全身关节疼痛。如果累及心脏则出现心悸，胸闷，疼痛发射到后背，面色苍白，口唇发绀，舌中间发黑，严重时心功能减退，甚至有死亡。如果累及脑出现头痛，呕吐，颈强直，神志不清等症状。

【实验室检查】

（1）血常规：白细胞增多，粘白喉尿蛋白增多，累及脑脊髓液的蛋白增多。

（2）细菌学检查：荚膜与黏膜交界处标本涂片可见排列不规则的两端着色较深的棒状杆菌。

【并发症】

中毒性心肌炎，周围神经麻痹，支气管炎，其他化脓性感染等。

【诊断】

（1）粘白喉流行地区，与确诊粘白喉病人有直接或间接接触史。

（2）发热，咽痛，鼻塞，声音嘶哑，鼻、咽、喉部有不易剥离的灰白色假膜，剥离时易出血。

（3）白喉棒状杆菌分离培养阳性并证明能产生外毒素。

【鉴别诊断】

粘白喉与急性扁桃体炎相鉴别，扁桃体炎出现发热，头痛，全身关节疼痛等症状，总体来说症状较轻，扁桃体红肿化脓，脓块易擦掉等。

【治疗】

（1）治疗原则：治以杀粘、清血希拉热为主对症治疗。

（2）治疗方法：起初反复服用三子散、青蒿汤，同时给予巴特尔七味丸用以上汤药送服。病势大者给予白云香、铁杆蒿汤或给予七味黑云香汤、清感九味丸用云香、铁杆蒿汤送服。可选用嘎日迪五味丸、巴特尔七味丸、清瘟十二味丸、二十五味麝香散、十一味草乌芽散等。咽喉部吹外用溃疡散、三花粉等。也可选四味白硇砂散、四味硼砂散、三味硇砂散等药物涂在咽喉浮肿部位。累及心脏给予三味冰片散、肉豆蔻五味丸等。累及脑给予五味天灵盖汤、十三味秘诀红花丸剂等。三味狼毒散用水浸泡后滴入鼻腔。

【预防】

（1）隔离治疗患者控制传染源。

（2）切断传播途径，严格处理患者排泄物，消毒患者用品等。

（3）提高机体免疫力。对学龄前儿童预防接种百、白、破三联疫苗，流行期间服用药物及用硼砂水漱口等。

【护理】

安静、空气清洁的地方休养，减少活动量，勤换衣物，注意口腔卫生等。

宜进食粥类等稀食，禁忌辛辣食物。

【预后】

粘白喉预后好坏与病人年龄、病型、有无并发症和治疗的早晚有关。

第八节　粘丹毒

粘虫侵袭皮肤的全身性传染病，又称为"火轮病"。临床以起病急，局部出现界限清楚之片状红疹，颜色鲜红，有烧灼样痛等症状为特征，现代医学类"丹毒"。

【内因外缘】

内因为本病粘虫感染，外缘为皮肤受伤，接触被污染的动物、物品、土壤等。

【病机】

（1）传染源：被粘丹毒感染的动物是主要传染源。

（2）传播途径：经皮肤黏膜破损感染。

（3）易感群：人群普遍易感，但牧民、兽医、肉类加工人员多见。

（4）流行特点：各地均有粘丹毒传播，一年四季均可发病，以夏秋季多发。

（5）病理：接触粘虫污染的物品，粘虫经皮肤破损入体内，导致皮肤黏膜的血、协日乌苏受损，发生协日乌苏热致病。皮肤为赫依循径，所以本病通常伴赫依。

【临床表现】

发病初期出现全身关节疼痛，头痛，寒战等感冒症状。继而出现发热，食欲减退，恶心等。患者一般会有局部皮肤呈鲜红色，稍突出皮肤表面，与周围皮肤界限清楚，用手指轻压红色即可消退。有的出现水疱，烧灼样疼痛。此病多累及颜面及小腿部位，7~10天后颜色消退，症状消失。脉象弦，舌苔淡黄、边缘发红，尿色淡红。

【实验室检查】

（1）血常规：白细胞增多，嗜中性细胞增高。

（2）检查皮肤水疱有病原体。

【并发症】

（1）包括淋巴管炎、蜂窝组织炎及败血症等。

（2）儿童患者在病后可以引起肾病。

【诊断】

（1）部位：上下肢、头面部等。

（2）有皮肤黏膜损伤史。

（3）局部皮肤呈鲜红色，稍突出皮肤表面，与周围皮肤界限清楚，用手指轻压红色即可消退。

【鉴别诊断】

（1）接触性皮炎：有接触史，皮肤局限于接触部位，局部痒而不痛，发病部位浅，无全身症状。

（2）粘炭疽：病位较深，损害中央红肿显著，多化脓，结黑色痂，留疤痕。

【治疗】

（1）治疗原则：以杀粘燥协日乌苏为主结合病情治疗。

（2）治疗方法：服用嘎日迪五味丸、孟根乌苏十八味丸等用温水送服。再把硇砂、白芥子、石菖蒲等研末用牛奶充分搅拌涂于病处晒太阳。给予十一味牛黄散用凉开水冲服和九味外用散用水搅拌涂抹于伤口处。口服四味草乌叶散或在伤口处涂四味草乌叶散和红檀香粉末，有利于伤口好转。

【预防】

（1）注意伤口的卫生，不宜与畜毛等触碰，应穿戴防护衣物。

（2）注意个人卫生，勤洗澡，勤换衣物等。

【护理】

饮食宜清淡易消化，发热期间多喝热水，忌辛酸食物和身心过度劳累。避免白天多睡，室内应保持安静、温度适宜。

【预后】

本病为自限性疾病，如不感染可自行痊愈。

第九节　粘角弓反张病

由黑粘虫感染，侵袭脑、脊髓和血脉的急性传染病。临床特点以发病迅速、发热、全身肌肉痉挛、颈强直、头后仰等为特征,发病急且危险系数高。发作时应尽快配合内外治疗,否则会出现生命危险,与破伤风相似。

【内因外缘】

内因为本病粘虫。外缘主要为外伤,也因体质差,久居被污染的环境,不卫生的生活习惯,过度的体力劳动和精神刺激等。

【病机】

(1)传染源:被本病粘虫污染的物品、土壤为传染源。

(2)传播途径:主要通过较深的伤口,如被生锈的钉子刺伤等感染。

(3)易感群:人群普遍易感,受伤后未及时处理伤口者易患。

(4)病理:黑粘虫感染较深的伤口后,粘虫通过血流侵入脑、脊髓和白脉导致此病的发生。

【临床分型】

分轻型、重型两种。

【临床表现】

发病初期,表现为全身不适、乏力、焦躁不安、畏光、吞咽困难、皮肤感觉敏感、颈项僵硬,继而突然出现肌肉紧张、抽搐痉挛,颈项强直、头后仰。

重型粘角弓反张病发作迅速、高热、严重痉挛、出现苦笑面容、昏迷并易致咽喉痉挛窒息,又称急性黑粘疫病。

轻型患者出现冷战、头痛、关节疼痛、乏力、意识模糊等粘热症状,且尿液呈茶红色或血尿。

本病黑粘虫侵袭位置为脊髓,所以全身反射都处于亢进状态,全身肌肉痉挛、颈项强直、头部后仰。此病虽分为轻型和重型,如不及时治疗均会出现生命危险。受伤部位的肌肉和伤侧肢体会出现僵硬或痉挛。

【诊断】

(1)有外伤史。

(2)在临床上根据疾病的发生迅速、症状严重、颈强直、头后仰、痉挛、苦笑面容等症状诊断。

【鉴别诊断】

(1)粘脊髓疫鉴别:粘脊髓病主要由疫毒侵袭脊髓,而粘角弓反张病是由黑粘虫侵袭脑脊髓。粘脊髓病症状相对较轻,大多有冷战、发热、头部刺痛、呕吐等特点。而粘角弓反张病情严重、发展迅速,多数患者还没出现冷战、发热等症状时就出现颈强直、头后仰、苦笑面容,常不出现呕吐症状。

(2)与狂犬病鉴别:狂犬病是被狗和猫等咬伤感染。主要临床症状为咽肌痉挛和恐水。

【治疗】

(1)治疗原则:以杀粘解痉为主,结合病情及时内外治疗为原则。

(2)治疗方法:发病时立即取舌下血脉,放血治疗。重型患者应及时配以阴山乌头(制)、麝香、黑云香服用,每日三次。或服用烈性嘎日迪五味丸加铁杆蒿、藁本、天鹅肉,用酒送服。巴特尔十二味丸,如病情特别严重时可给以小红药丸。轻型患者应先给以铁杆蒿七味汤数次。可在颈后窝和第六、七椎节穴艾灸。病情严重时在眉心处放血治疗,可减轻病情。

【预防】

受外伤者应立即处理伤口,并注射破伤风抗毒素疫苗。

【护理】

(1)室内应保持安静、温度适宜、遮光,宜饮食清淡易消化的食物,忌辛酸食物和身心过度劳累。

(2)治疗期间也可用嘎日迪五味丸,一日一次,一次5粒,破晓前服用。

【预后】

及时注射破伤风抗毒素者预后良好。

第十节　粘腺病

疫毒感染人体侵袭腺体,以发热,咽痛,脖颈、腋窝、腹股沟等地的腺体肿大,肝脾肿大为主要特征的急性传染病,与传染性单核细胞增多症相似。

【内因外缘】

内因为本病疫毒感染,外缘主要因和患者密切接触,通过唾液传播致病。营养不良,久居污染环境,受寒,食用腐烂食物,过度的体力劳动也为易感外缘。

【病机】

(1)传染源:患者和隐性感染者为主要传染源。

(2)传播途径:患者和隐性感染者的唾液等进入口腔或呼吸道,经消化道、血液进行感染。

(3)易感群:人群普遍易感,多见于儿童。

(4)流行特点:各地普遍流行,流行无明显季节性,以冬春季节为多。多见于儿童,愈后获永久免疫。

(5)病理:疫毒感染于咽喉部继而进入血流,通过血、协日乌苏侵袭机体腺体而致病,出现寒战,发烧,咽部、关节肿痛等症状。

【临床表现】

发病初期,表现寒战,咽痛,头痛,全身不适,关节酸痛。加重者体温持续升高,腋窝、腹股沟等腺体肿大,扁桃体红肿,肝脾肿大。脉搏呈细、数,尿呈红黄色,味儿重。

赫依偏盛时,肿胀部呈灰白色,病情时重时轻。

热偏盛时,肿胀部呈红色,灼痛、刺痛。

巴达干偏盛时,肿胀部呈淡白色,疼痛少或无,触诊发冷及软。

并发症:可发生肾脏病。

【诊断】

(1)有与患病者接触史。

(2)有寒战,头咽部等疼痛,颈、腋窝、腹股沟等处发生结节性肿大。

(3)检查:血常规有白细胞增多,主要以淋巴细胞增长为主。

【鉴别诊断】

主要与鼠疮鉴别。鼠疮主要发生于耳后,颈部,粘腺病好发于颈部,腋窝,腹股沟部。鼠疮为化脓性肿,粘腺病不化脓。鼠疮病表现发热少,乏力,食欲不振,消瘦等症状明显。粘腺病多发热为主,其他症状少。

【治疗】

(1)治疗原则:以解毒清热为主,结合病情治疗。

(2)治疗方法:初期应嘎日迪五味丸加水银(制)、文冠木、白云香、多叶棘豆,用酒服用。如果颈部腺体肿,可给予古日古木十三味丸加嘎日迪五味丸。腹股沟腺体肿给予嘎日迪五味丸加诃子十味散和益智温肾十味丸服用,协日乌苏偏盛给予孟根乌苏十四味丸等。

【护理与预防】

(1)室内应保持安静、温度适宜、遮光,宜饮食清淡易消化的食物,忌辛酸食物和身心过度劳累。

(2)隔离治疗,消毒患者衣物、床单等。注意个人卫生。

【预后】

一般可自行缓解。预后较好,有时可复发。

第十一节　粘胃痧病

粘虫感染侵袭胃腑的一种消化道急性传染病。临床上以胃痛、呕吐腹泻为主要症状。此病在蒙医学古书上记载为"突发五种病"之一。现代医学的急性胃肠炎、细菌性食物中毒,即按本病诊治。

【内因外缘】

内因为本病粘虫。外缘为被污染的食物、饮水等,经口而传染。主要在天气暖和的5—10月期间食用腐烂的食物,未煮熟的肉类,未洗净的蔬菜、瓜果或不恰当储存的食物引起此病。

【病机】

(1)传染源:本病患者及动物。

(2)传播途径:消化道传播。

(3)易感群:人群普遍易感,可反复被传染。

(4)流行特点:夏秋季多见。与因天气较热导致食物易腐烂、粘虫易繁殖、苍蝇及污物污染食物有直接关系。食用被污染的食物也可被传染致病。

(5)病理:食用患者或动物污染的饮食而粘虫降于胃肠道,导致消化功能紊乱、精华分离受影响致病。主要损伤胃肠道致内膜积血、浮肿、坏死等。因而营养吸收不佳导致在胃肠道堆积大量的未消化物,刺激胃肠道导致呕吐腹泻。粘毒入血蔓延全身出现严重的中毒症状。有些病人的脑白脉被粘毒侵袭致肌肉功能降低或瘫痪。

【临床分型】

重型、中度型、轻型三种。

【临床表现】

发病初期,虽表现为发热、发冷、头痛、疲乏无力等症状,但胃痛、呕吐腹泻也属于此病主要症状。在临床上因疾病轻重,出现的症状也有一定的区别。

重型粘胃痧病临床表现为起病急骤,剧烈呕吐腹泻伴胃绞痛,发热、口干、呼吸急速、手脚发青、神经衰弱。初期黄色稀便,后期水样或绞肉样稀便。因腹泻次数较多及呕吐腹泻导致出现乏力、脸色暗淡、眼花、耳鸣、皮肤粗糙、口唇干裂等症状。严重的既往食用过变质肉类,起病急骤及主要以脑白脉症状为主,如头痛、眼花、视力模糊、降血压、肌肉松弛等,此时药物、疗术无作用可导致危及生命。

中度型临床表现为胃痛、呕吐腹泻及腹部压痛阳性,听力下降、视力下降、口干、食欲减退等。如不及时治疗导致病情加重。

轻型临床表现为食欲减退、感似胃胀、腹泻,腹泻及胃痛时重时缓和,大多数不会出现呕吐症状,有些几日内可自行缓解。

【实验室检查】

(1)血常规白细胞增高。

(2)疑似食物或病人分泌物抗体检测多为阳性。

【并发症】

(1)因呕吐腹泻而失水过多,导致急性肾功能不全。

(2)出现肺热,老年多见,不及时或不正当医治可危及生命。

(3)老年者容易累及脑神经,如出现脑梗等。

(4)既往有心血管病史者或老年者多伴心绞痛。

(5)如出现肠道坏死,致死率可达90%。

(6)重型粘胃痧病治疗不恰当可致昏迷,甚至危及生命。

【诊断】

大多数既往有食用未熟、污染的、不洁食物史。是否聚餐而且短时间内群体发病。临床上以胃部疼痛、恶心、呕吐、腹泻、胃部压痛阳性等症状可诊断或直接实验室检查诊断。

【鉴别诊断】

（1）与粘肠刺痛鉴别。粘肠刺痛是由于粘降于肠道，而粘胃痧病是由于粘降于胃。粘肠刺痛，发冷发热，下腹部疼痛，呕吐症状少，腹泻初期为稀便，后期量少、带脓血及里急后重等特点。但粘胃痧病，发冷和发热不明显及上腹部剧烈疼痛、剧烈呕吐，无脓血便和里急后重等症状。

（2）与粘肌痉挛症鉴别。虽然呕吐腹泻症状相似，但粘肌肉刺痛表现胃痛轻微，肌肉痉挛为主，病情严重及危害较重的特点。

【治疗】

（1）治疗原则：治疗宜杀粘解毒、止痛为原则，结合病情对症治疗相结合。

（2）治疗方法：药物治疗和外治治疗相结合为宜。首选口服四味黑冰片汤，也可胃痧十三味嘎日迪丸或十味木香散任选口服，也可把海盐加炉子土或嘎日迪五味丸加泡囊草（制）任选口服。

重型患者体质允许情况下可口服十三味强泻剂。

中度型可口服巴特尔七味丸、六味安消散。呕吐可口服止吐六味散、六味茴香散、壮西六味散任选加石斛汤服用。

外治疗术：可在尺窝、腘窝用手掌或硬物搓至皮下积血后针刺放血治疗。

【预防】

（1）隔离治疗患者及患者分泌物应适当消毒处理。

（2）保持环境、居室卫生，防止食物被污染，灭蝇虫等。在日常生活中应多注意卫生，饭前便后勤洗手。

（3）杜绝食用冷藏日久的熟肉、汤，杜绝暴饮暴食。

【护理】

（1）起居：在清洁、安静及适温环境中护理。

（2）饮食：易消化软食，多次少量。

【预后】

粘胃痧病患者一般都能痊愈。如有累及脑白脉者可危及生命。

第十二节　粘肠刺痛

由粘虫侵袭肠道，以发热、腹痛、脓血黏液性腹泻、里急后重等为特征的消化道急性传染病。此病起病急，病情重，病程约为1周。但也有少数患者因自身体弱、没有及时治疗等原因病程延长或长期不愈而发展成慢性肠刺痛。现代医学的"细菌性痢疾"属于粘肠刺痛的范畴。

【内因外缘】

内因为多种粘虫侵袭肠道所致。外缘为食用或接触病人与粘虫携带者排泄物所污染的饮食、生活用品或苍蝇、蟑螂等污染的食物，或未洗净的蔬菜瓜果、未煮熟的肉类等。

【病机】

（1）传染源：本病患者和粘虫携带者，尤其以无症状慢性患者、粘虫携带者为主。

（2）传播途径：通过污染手、饮食、水源、生活用品等经消化道传播。

（3）易感群：人群普遍易感，儿童多患，次为青年。易复感染或复发。

（4）流行特点：本病季节性较强，夏秋季易患。

（5）病理：粘虫降于肠道，与希拉相混，诱发血、希拉热，导致消化功能紊乱而损伤肠道致病。粘虫降于肠道后肠壁损伤而产生溃疡致使小、大肠消化吸收功能受累而汇集大量积液出现腹泻，肠道受损而出现腹痛，里急后重，脓血便。

【临床分型】

蒙医古籍记载粘肠刺痛一般分为脏泻与腑泻2种，按病势也可分为重型与轻型2种，又按症状可分为腹刺痛型、腹绞痛型、肠鸣型、腹胀型4种，或分为脏泻5种、腑泻6种、聚合型1种等12种。总之脏泻型病情较重，腑泻型病情较轻。综上临床上分为脏泻重型粘肠刺痛、腑泻轻型粘肠刺痛和慢性粘肠刺痛3种。

【临床表现】

脏泻重型粘肠刺痛起病急骤，发热恶寒，头及关节疼痛，伴恶心呕吐，肠绞痛而腹泻，最初次数少量多，尚有粪便排出，乃至肠内容物排空后，排出物呈稀黏状或胶状黏液，以后则转为带血脓黏液便，腹痛剧烈，便次增多，每天可达数十次，量少，有时只排出数滴带脓血黏液。随后病人极度衰竭，头晕目眩、两眼下陷、面色青灰、四肢寒冷，皮肤失泽而失去弹性。脉象虽为细数弦，但随着病情加重脉象下弱并时而颤抖。尿橙黄、有杂质、气味大。舌淡红、黄苔。病情危重时出现谵妄、呼吸困难、抽搐、晕厥、嘴唇发紫等症状。儿童患此型粘肠刺痛较多，在腹泻前可出现高烧、昏睡、惊厥等症状。因此诊断较为困难、不及时救治可危及生命。

腑泻轻型粘肠刺痛全身性症状较轻，刺痛轻，低热、脉象与尿热象较少。腹泻物淡黄、带有脓黏液便，不带脓血。腹泻次数少，每日不超过3~5次，量较多。有些患者有恶心、反胃、呕吐等症状，但较轻。多数患者1周即可康复，少数患者在急性期因治疗不彻底，可转为慢性粘肠刺痛。

慢性粘肠刺痛：病程超过2个月即为慢性粘肠刺痛。当饮食不当时，可出现排臭气、间歇或经常性腹泻，便中带有黏液或脓血，患者出现食欲不振、消瘦、长期腹痛腹泻、乏力等症状。蒙医经典著作《蒙医药选编》中称为"朱尔干病"。

【实验室检查】

(1)血常规：白细胞总数和中性粒细胞升高。慢性患者可有血红蛋白低等贫血表现。

(2)大便常规：典型者外观为鲜红黏冻状的稀便。镜检可见大量脓细胞(每高倍镜视野白细胞或脓细胞≥15个)和红细胞，并有巨噬细胞。

(3)细菌培养：粪便培养志贺菌阳性可确诊。

【并发症】

(1)重型粘肠刺痛在急性期因治疗不彻底可出现面色苍白，四肢发凉，心率加快，血压下降，晕厥及心、肾功能低下，甚至累及其他器官危及生命。

(2)粘毒累及中枢系统可引起剧吐、脑水肿、头痛、呼吸困难等症状，甚至危及生命。亦可出现耳聋、舌强语塞、肢体活动受限等症状。

(3)粘毒入血可引起高烧、肾中毒等。

(4)粘毒累及关节可引起关节热性黄水病。

【诊断】

有食用不洁蔬菜瓜果或未煮熟肉类史。夏秋季突然起病，伴有发热、腹痛、大便带血脓黏液、里急后重等症状即可初步判断为粘肠刺痛。症状不明显者以实验室检查为辅。

【鉴别诊断】

与希拉型腹泻鉴别：希拉型腹泻虽有发热、腹泻等症状，但因希拉起病，病程慢，疼痛较轻且无季节性。腹泻物为橙黄色、气味大，不带有脓血黏液，无里急后重症状。

【治疗】

1. 治疗原则

脏泻重型粘肠刺痛宜采取护腑之精、清粘希拉热为主，保护肠道、施治除病、止肝性腹泻、恢复便色、切断水源等7种方法步骤治疗。

腑泻轻型粘肠刺痛宜采取固锁脉窍、除粘希拉热，后止泻为原则治疗。

2. 治疗方法

治疗此病时蒙医古籍中虽未明确提及使用引熟汤，但先给土木香、当药二味汤或给四味止泻木子汤以促其成熟，疗程会缩短。

治疗脏泻重型粘肠刺痛：

（1）护腑之精：给四味止泻木子汤加兔脑或加1钱胡麻、2钱兔脑2~3次/每日服用。或者将胡麻、芝麻、熊胆等等量配制用凉开水送服，或给予1勺胡麻泡水加未变质的羊脑2份、熊胆1份配制散剂服用。

（2）清粘希拉热：早晚给四味止泻木子汤加兔脑或熊胆、胡麻、芝麻。正午和午夜结合病情选用五灵脂十三味丸、德都红花七味丸、止痢七味散、嘎日迪五味丸等用四味止泻木子汤或四味当药汤送服，以清血、希拉之热并杀粘。或者给五味诃子汤或四味当药汤。

（3）保护肠道：可给四味葡萄汤。腹泻疼痛剧烈者，给诃子单味汤或巴特尔七味丸，用四味止泻木子汤送服。

（4）施治除病：根据病情选用巴特尔十五味汤、五灵脂十三味丸、黑云香十一味散、粘肠刺痛秘方、卷丝苦苣苔六味散等用四味止泻木子汤送服。如便中带血给予止痢七味散或红花七味丸。如粘性大，在止痢七味散加阴山乌头（制）、黑云香、兔脑、牛黄、漏芦花、铁杆蒿、胡黄连用凉开水送服或给予止痢七味散和嘎日迪五味丸。腹泻疼痛剧烈者给诃子独味汤。口渴剧烈者给十五味止泻木汤。

（5）止肝性腹泻：上述治疗可清热、致使病势减轻。此时给予止痢七味散或给德都红花七味散加黑马钱子(制)、熊胆、兔脑、木香服用。

(6)恢复便色：便色为红色，加翠雀花、紫草茸。便色为黄色，加阴山乌头(制)、熊胆。便中有黏液，加贯众、胡黄连。便中带脓，加沙生槐子、猩猩胆。服用时都需拌冰糖。

(7)切断水源：经上述治疗后烧退、病势减轻、脉迟、尿清且尿温低、疼痛缓解、腹泻物气味变小、腹泻次数减少、肠鸣、腹泻物浮于水面时说明病情已进入康复期，是除余邪之时机。此时将巴特尔七味丸用炒大米汤煎煮四味止泻木子汤送服，以止泻。或给予止痢七味散加五味子、葫芦、茯苓、橡子服用。或给予止泻木子剂。行止泻治疗时不可直接止泻，否则余邪未除而复发。使用上述方剂如未好转，可给予十三味强泻剂或泻粘剂予以泻疗，后行凉开水清肠。清肠后需对症给滋养胃火的药物。

治疗腑泻轻型粘肠刺痛：

(1)固锁脉窍：给予止痢七味散或将角茴香、黄连、漏芦花等量配制用凉开水送服。

(2)除粘希拉热：给予五灵脂十三味丸、巴特尔七味丸等。

(3)止泻：病程后期热退、腹泻次数减少，此时将黄柏花1份、漏芦花3份用牛奶送服可除余邪。或给予千里光、酸模、旋覆花、麝香、熊胆、丹参、五灵脂、查干泵阿配制的散剂。便色为红色，加翠雀花。便色为黄色，加阴山乌头(制)。便中有浊液，加沙生槐子。便色像紫草茸浸出液，加贯众。便中带黏液，加白豆蔻。上述治疗可除肠道溃疡、热退、腹泻次数减少、腹泻间隔时间变长。遗热消退后上述药加冰糖用放凉的熟牛奶送服，此法可根除余邪、止泻、滋补身体。

(4)疗术方面：小肠热性大时，将芒果核、肉豆蔻、木瓜、文冠木膏各1份，大麻半份磨成粉加入凉水中搅拌成糊状，并将其敷在肚脐上。此方法可治各类小肠热性疾病。热性大、腹胀、疼痛剧烈时在腹部行水敷疗法或在内踝脉行放血治疗。肠鸣、腹泻物中带气泡时在腰第七、第十六、第十七脊椎穴和回肠穴、盲肠穴中选择最为适宜的穴位进行灸疗。如肛门外翻，等止泻后用温牛奶清洗复位或先用牛奶清洗再用磨成细面的藏北白盐敷在肛门复位。

治疗慢性粘肠刺痛：根据病情，在病发时给予粘病泻剂以除余邪。或者给予达格宝十五味散或将五味清浊散拌在大米内服用。嘱咐患者食用半流质或流质易消化的食物,重视饮食禁忌,忌油腻食品半月。如过度腹泻、腑热衰退、凉性大时,给石榴四味散、石榴八味散。最后让患者饮用放凉的熟牛奶,可除余邪、止泻且滋补身体。

【预防】

(1)注意饮食和饮水的卫生。避免食用发霉、变质、生冷的食物。饭前便后及时洗手,养成良好的卫生习惯。

(2)重点监测饮食业、保育及水厂工作的卫生情况。加强饮食、饮水的卫生管理和粪便、污水处理厂的管理。

(3)及时发现患者和粘虫携带者,并进行有效隔离和彻底治疗。及时对患者与粘虫携带者的生活用具和排泄物进行消毒处理。

(4)药物预防:本病流行期间宜吃生蒜或将七雄丸用四味止泻木汤送服,每日一次,以防传染。或者在本病流行期间将麝香、黑云香、菖蒲、冬结石、草乌(制)等配制成散,再将其在水中搅拌成糊状敷在身上或包在布中随身携带。

【护理】

(1)饮食方面:初期宜给添加新鲜黄油的凝乳或大米稀粥等易于消化的流质或半流质饮食,早晚多饮开水。随着病情好转渐渐食用较稠的饮食,到后期可食用牛羊肉、饮用鲜肉熬的汤以滋养身体。忌食肥肉,多糖、油腻食品,酒、瓜果、菜汤等锐、热及重性而油腻甜腻饮食,尤其在初期,严禁酸乳和甜食。

(2)起居方面:保持居室内空气新鲜清洁,注意保暖,让患者充分休息。避免受热、受寒、劳累、过度睡眠等。

【预后】

急性粘肠刺痛经过治疗1周即可康复。少数患者在急性期因治疗不彻底,可转为慢性粘肠刺痛。如病情较重且累及中枢系统预后差,甚至危及生命。慢性粘肠刺痛较难根治,病情容易反复。

第十三节　粘肌痉挛病

由粘虫感染引起,以上吐下泻并肌筋痉挛为特征的烈性传染病,即现代医学

"霍乱"。主要通过被污染的水源、食物及生活接触而传播。本病特点为起病急、病情危重、预后差,因此蒙医学称之为"突发五种病"之一。

【内因外缘】

内因为本病粘虫。外缘为被污染的水源、食物(比如被污染的海产品)和生活中接触患者,或者被带有粘虫的蚊虫叮咬等。

【病机】

(1)传染源:本病患者和疫毒携带者。尤其是轻型患者,有症状的感染者及恢复期患者。

(2)传播途径:多为消化道传播,接触物品等感染也可致病。

(3)易感群:人群普遍易感。

(4)流行特点:热带地区发病,夏秋季多见。

(5)病理:与患者和粘虫携带者接触,饮食带有本病粘虫的水源、食物等,经消化道感染,引起全身中毒症状,诱发严重上吐下泻、肌肉痉挛,最终严重脱水影响心功能,出现肾衰竭等。

【临床分型】

依病人之体质及粘虫毒力的强弱,可分重型、中型、轻型、热盛、寒盛等五种。

【临床表现】

本病多起病急骤,少数发病前有头晕、疲乏无力、腹胀、腹泻等症状。以急骤的剧烈腹泻为起病,腹泻持续几小时甚至2~3天。最初腹泻为粪质,呈微黄色泥浆状,继呈无色水样,一日数次至数十次,量多,多为先泻后吐症状。呕吐物初为胃内容物,后为水样物。病情重致肌筋痉挛剧痛,言语低沉,面色失华,皮肤黏膜干燥,神志不清,脉细而沉,尿量减少,呈浓、浑浊样。

重型者大都以急骤的剧烈腹泻和呕吐起病,肌筋痛如断裂,双眼下陷,两颊内凹,暗哑,皮肤寒冷,频频谵语等,脉搏细小以至不能摸到,各处肌肉痉挛,尤以腓肠肌及腹肌为甚,故名肌筋痉挛症。可因极度失水、昏迷而死亡。

轻型者症状轻微,治疗亦易。

热盛者发热,头痛甚剧,胃痛如刀割,奇渴,口唇干燥,呕吐物有臭味,脉洪、数或沉、数,尿显热象。

寒盛者恶寒,四肢清冷如石,胃痛似痧症,吐利清水,不甚秽臭,口唇及指甲发紫,脉沉、紧或沉伏,尿有寒象。

【实验室检查】

(1)血常规白细胞、红细胞数升高,呈免疫紊乱状态。

(2)尿常规可见尿蛋白、红细胞及白细胞。

(3)检测呕吐物及粪便能发现本病病菌。

【并发症】

(1)急性肾功能衰竭:因极度失水,肾功能不全,甚至出现肾衰竭而危及生命。

(2)急性肺水肿:因极度失水,影响肺循环而致。

(3)昏迷:因极度失水,四肢厥冷,血压降低,不及时治疗可能出现脑缺血,精神恍惚,嗜睡甚至出现昏迷。

【诊断】

(1)到疫区旅行,与患者密切接触史,或食入被本病粘虫污染的饮食。

(2)突发急骤的剧烈腹泻或呕吐,肌筋痉挛,面色失华等。

【鉴别诊断】

(1)粘胃疹症:本病系由粘虫侵于胃腑而引起的一种急性传染病。虽然都多以上腹部不适,疼痛,食欲减退,恶心,呕吐、腹泻为主要症状,但无肌痉挛症状,无明显地区之分,无广泛流行特点。

(2)粘性肠刺痛:本病系由粘虫引起的急性肠道传染病,以发热恶寒、头及关节酸痛、恶心呕吐、肠绞痛而腹泻为主要症状,大便起初呈稀糊状或水样,以后转为带血脓黏液便,里急后重显著。

【治疗】

(1)治疗原则:治宜以杀粘、止吐泻、解肌肉痉挛为原则。

(2)治疗方法:内外治疗相结合为宜。药物首先投以黑云香、铁杆蒿二味汤连服数剂,同时给予巴特尔十三味散(制草乌、诃子、水菖蒲、藁本、铁杆蒿、公鸡冠血、蛇脂、猪鼻、黑云香、石花、马驸蝉、赤床鸭胆或鱼肌肉、麝香,共研细末)内服,或五灵脂七味散(制草乌、水菖蒲、麝香、阿魏、熊胆、牛黄、五灵脂,共研细末,依次加量调服)内服。外治,病势严重者,灸上下肢四穴,病轻者只灸患侧一穴即可。灸脐下一寸处,同时内服止泻子四味汤3g加五味子、茯苓、珠芽蓼各1g以止泻。如药后下泻仍不止者,以十三味强泄剂疏利之,然后给予易于消化之热性食物。此外,可在手足心及脊柱等处用药物涂擦按摩,将肌筋痉挛之腿肌和臀肌以绷带包扎。

【预防】

(1)及时隔离患者,症状消失6天后方可结束隔离。及时消杀处理患者的排泄物及用品。

(2)注意环境卫生,保持居室内空气新鲜清洁,注意被粘虫污染的水源及食物,及时消杀蚊虫等,注意个人卫生。

(3)发病期可选服预防剂等。

【护理】

(1)起居:让患者充分休息,避免剧烈活动、受寒、劳累及汗后感受寒邪。

(2)饮食:多饮开水,宜用营养丰富的易消化食品,忌甜味、凉性、不易消化的食物及辛酸味食物。

【预后】

近年来,卫生及医疗水平提高后本病预后可,但年迈、小儿及孕妇预后差。

第十四节　粘炭疽病

由炭疽病粘虫感染引起的一种急性传染病。炭疽原为马、牛、羊、骆驼等食草动物传染病。人体被粘炭疽传染后粘虫入侵人体表皮及内脏而分为外炭疽和内炭疽。粘炭疽被蒙医古籍列为"突发五种病"之一。

【内因外缘】

粘虫感染是粘炭疽病发主要内因。外缘为患有粘炭疽病的动物皮毛、肉类及奶食品或患者的痰、泪、便等分泌物以及被污染的尘埃、空气。炭疽病目前人传人的病例极少。

【病机】

(1)传染源:患病的马、牛、羊、骆驼、鹿等食草动物及猪、狗等家畜均可成为传染源。

（2）传染途径：传染途径为消化道、呼吸道及皮肤等。食用被污染的食物，吸入被污染的空气、尘埃感染，以及直接接触病畜及病畜的肉类、皮毛经伤口感染。

（3）易感群：人群普遍易感，牧民、兽医、皮毛加工人员等人群较为易感。

（4）流行特点：炭疽病流行于各地，我国西部地区每年6—9月份发病率较高，并且青壮年人群易发病。近五年我国患病人数为40～1000例，主要集中在贵州、新疆、甘肃、四川、广西、云南等西部地区。

（5）病理：炭疽之粘虫进入人体后首先在局部繁殖，产生毒素而致皮肉、脏腑损伤。当机体抵抗力降低时，粘虫即迅速沿血管向全身扩散，形成败血症和继发性脑膜炎。

【临床分型】

1. 外炭疽

（1）依病人五元属性分为：土炭疽、水炭疽、火炭疽、赫依炭疽等四种。

（2）依疾病本质分为：黑炭疽、白炭疽、混合炭疽等三种。

（3）依疾病性质分为：猛炭疽、极猛炭疽、扁炭疽、无头炭疽四种。

2. 内炭疽

分主脉肺炭疽、肝炭疽、肾炭疽、肠炭疽四种。

【临床表现】

症状为发热，恶寒，头痛，胸部不适或刺痛，疲乏无力，全身骨骼关节疫痛，发汗，烦渴，语声发颤，口苦等。脉象举之则数，按之则紧，偶有闪跳。颈、目、腮边、舌脉曲张跳动，尿呈浓茶色而底部浑浊，蒸气大而历时较长，不易散失，尿渣纷纷聚集。

外炭疽初为蚤咬样小疹，继而逐渐扩大成为疱疹。约一周破溃成溃疡，疮面呈污黑色，中心凹陷流黄水，疮边缘有小疱，周围坚硬，有的压之不痛而有痒感，有的肿处触之无感觉或痛不可忍。在将愈合时，创口形成黑痂，约经十余天愈合成疤。猛炭疽起病猛烈，发展迅速，肿势亦很快扩大，疼痛剧烈，脉及尿均呈热象。皮损多见颜面、手及颈部等露出部分，如肿处疼痛消失，则证明病势严重；极猛炭疽之症状与猛炭疽相似，而向体内侵窜，辗转播散则难治；扁炭疽之肿块凹凸不平，高低不一，传染性大；无头炭疽肿块柔软而波动，或坚硬而不移，后形成水疱流黄水，疼痛不甚，脉、尿和体征热象不明显。

内炭疽系指粘虫侵于内脏为病而言,多累及肺和肠道。发病数日前有心神不安,烦闷,易怒,声音嘶哑,有时呕吐、腹泻等症状,炭粘无论降于何处,多伴有咽喉阻塞感。侵袭于脉,则皮肤失泽,双目瞪视,言语謇涩,口张不合,颈发僵,有时发热多汗,如泻黑色带血便,则可于六七天内死亡;肝炭疽表现头痛,口角歪斜,发热恶寒,肝及横膈部剧痛如刀割,目赤,大汗,呻吟不已,肝脉高突而数,如鼻出血不止,体力丧失则有死亡的危险;肾炭疽肾部疼痛如痧症,身体不能前曲后仰,手足不能伸直和弯曲,有时恶寒,皮肤出现小疹,双目向上斜视,呃逆频作,小便淋沥,如在肾部固定性剧痛,则可在三四天内死亡;肠炭疽多在脐下部疼痛,腹部出现凹凸不平的皮疹,口干而渴,小便淋沥,如持续性泻血便则九天内死亡。

【实验室检查】

(1)血常规白细胞数升高。中性粒细胞数量明显下降。

(2)取病人水疱内容物、病灶渗出物、分泌物、痰液、呕吐物、粪便、血液及脑脊液等做涂片,可发现病原菌。

(3)血清检验主要用于病理回顾诊断或传染分布情况等。

【诊断】

患者如为与牛、马、羊等有频繁接触的农牧民,工作与带芽孢尘埃环境中的皮毛接触,皮革加工厂的工人等,对本病诊断有重要参考价值。皮肤炭疽具一定特征性,一般不难作出诊断。

【鉴别诊断】

(1)皮肤炭疽应与粘丹毒鉴别。粘丹毒一般没有化脓和结黑痂等症状。

(2)肺炭疽应与粘胸刺痛鉴别,粘胸刺痛局限于胸部肌肉疼痛明显,不累及肺脏。

(3)肠炭疽应与粘肠刺痛鉴别:肠炭疽没有脓血便和里急后重症状。

【治疗】

(1)治疗原则:治疗以杀粘燥协日乌苏、消肿为原则。

(2)治疗方法:药物首先投以镇炭三味散(麝香0.5g,黑云香1.5g,水菖蒲1g)内服,本方有镇炭疽、杀粘作用。在肿处取制马钱子、五灵脂、草乌叶、银朱,共研细末,油调敷于患部。热势盛者宜嘎日迪九味散(即嘎日迪五味丸加黑云香1g,多叶棘豆1g,制水银0.5g,制硫黄0.5g)加冰片0.5g,牛黄0.2g,用黑云香汤送服。热尚不退则可投清瘟十二味丸内服数次。退热后给予孟根乌苏十八味丸内服。猛炭疽投以金丸，引用大葱根酒煎服。不效则可用姜黄四味丸等峻泻方泻之。内炭疽宜投以胜炭汤（东莨菪1.5g，铁杆蒿1.5g）加微量麝香，多次煎服。继投嘎日迪五味丸亦用上述汤药送服，在刺痛部位可取缬草、水菖蒲、麝香，共研细末，油调敷之。肝炭疽投上述汤剂数次后，再投嘎日迪五味丸加红花1g，牛黄0.2g煎服，肝区可敷上述敷剂。肾炭疽投以胜炭汤加山奈0.5g，荜茇0.5g煎服数次，肾区敷以上述敷剂。腑炭疽投以胜炭汤内服数次后再投沙棘二十九味散用铁杆蒿汤送服，病痛部位亦敷以上述敷剂。最后，为清除粘毒，根治病邪可投以十三味峻泻方泻之。

【预防】

（1）隔离至患者皮损完全愈合且症状、体征完全消失。及时消杀处理患者的分泌物及用品。

（2）隔离病兽，不食病兽肉及奶，火化死兽、埋深地、喷洒漂白粉。

（3）牧民、农民、兽医、皮毛加工工人等穿工作服、戴口罩手套，肥皂水洗手。

（4）可选口服预防剂、佩戴预防剂。

【护理】

奶食品和肉类以及酸性、甜味及腐败变质食物，均须禁忌，宜用面粉与菜合成的稀粥、大米粥、小米粥等易于消化之饮食，避免涉水和暴怒。

【预后】

炭疽预后与其治疗是否及时有关。外炭疽死亡率5%～1%，肺炭疽死亡率高于80%，肠炭疽死亡率25%～75%。

第十五节　麻　疹

由疫毒感染引起的儿童常见急性呼吸道传染病，其传染性很强，多见于6个月—5岁的婴幼儿，通过呼吸道分泌物飞沫传播。临床上以发热、咽喉疼痛、眼结膜红肿及皮肤出现红色斑丘疹和颊黏膜上有麻疹黏膜斑为特征。

【内因外缘】

内因为本病疫毒。外缘为接触患儿，呼吸被污染的空气，气候突变、受寒、暴晒，不卫生环境中长久生活，抗病能力下降等。

【病机】

(1)传染源：急性患者为主要传染源。

(2)传播途径：多为呼吸道传播，被污染的餐具也可传。

(3)易感群：儿童或对此病无免疫力人群。感染后可获得永久免疫力。

(4)流行特点：传播性极强，20世纪60年代国家实施计划免疫后，麻疹发病率和病死率已明显降低，麻疹大流行基本上得到控制。冬春季多见。患者多数为6个月—5岁儿童。青壮年患病率有上升趋势。

(5)病理：疫毒通过呼吸道感染，发生局部病变而咽喉疼痛，疫毒入血，诱发血希拉热出现高热，伤及体素而出现皮疹重病可累及肺、脑病变。

【临床分型】

分赫依前期、起疹期、恢复期等。

【临床表现】

赫依前期：表现为热烧、咳嗽、喷嚏、食欲不振、反胃、眼睑红肿、流泪、惧光等，偶有上吐下泻症状。2~3日后口腔、嘴角出现针眼大小白色疹，周围出现红圈。偶有前2日颈、胸前区出现少数疹后迅速消失。脉象数，舌赤、白色厚苔，尿黄而混浊。

起疹期：发病后4日全身起疹。先耳后、颈、额等，渐渐扩散至面部、躯干、四肢、手掌、脚底，2~3日内遍及全身。期初小而浅红色，大小不同，逐凸起，压而褪色，渐变大且深红色，部分融合。疹间可见正常皮肤。起疹时高热，颈部结节，肝、脾微肿，部分为抽搐症状。脉象细、弦，舌黄苔，尿发黄，味大。

恢复期：出疹结束后退烧，症状逐渐减轻，按出疹顺序消失，病情痊愈，病程为10~14日。皮疹消失后脱屑且留浅褐色斑，1~2周后消失。脉象细、虚，舌苔变薄，尿正常。

【实验室检查】

(1)血常规中白细胞减少，淋巴细胞升高。

(2)眼鼻喉分泌物或血尿中可培养出病毒。

【并发症】

咽炎、肺炎、心肌炎、脑膜炎等。

【诊断】

根据此病流行，接触患者，没有接种疫苗等史，5岁以下儿童，春冬季出现麻疹典型症状等可诊断。

【鉴别诊断】

（1）与猩红热鉴别：咽痛，扁桃体肿胀红肿且舌苔白厚，病初高热，起疹时退热，发病后24小时内遍布全身，皮疹小、血红色、密且皮肤发红，面部不起疹，起疹2日后消疹。

（2）与风疹鉴别：出现轻度流感症状，颈、耳后腺体肿大，低热，发病后1~2日内起疹，1日内遍布全身。皮疹为浅红色，大小不一，躯干密集，四肢疏散。皮疹2~3日后消失，不留斑且无脱屑。

【治疗】

（1）治疗原则：催热成熟，清热透疹，对症治疗为原则。

（2）治疗方法：初期药物用七宝汤，催热势成熟，透疹外出。若血希拉偏盛可用三子散，若巴达干赫依偏盛可用四味土木香散。待热势成熟，用巴特尔七味丸、二十九味藁本丸、巴特尔十三味散等。除疫毒用蒙药扎冲十三味丸，合并黄水用蒙药孟根乌素四味散。额尔敦五味散或二十九味藁本散用七宝汤送服，有透发皮疹之效。眼红、流泪可水煎麝香或三子散熏于眼部。咽喉部红肿、灼热、呼气困难可清咽六味散、巴特尔十三味散、玉竹十五味散用沙参止咳汤散送服。如热邪内侵于肺，以清热解毒，用三臣丸、二十九味藁本散、沙参止咳汤散。若毒邪内侵小肠，腹泻，可用蒙药巴特尔七味丸、四味止泻子汤。

【预防】

（1）隔离至出疹后5日。

（2）流行期避免儿童前往公共场所且保持住所阳光及新鲜空气充足。

（3）病情流行期乌兰–13加香青兰，日两次煎服，可选择其他药物预防及佩戴预防。

（4）接种疫苗。

【护理】

保证多饮水，以易消化、营养丰富饮食为主，保持室内适宜的温度、湿度，注意空气流通、新鲜，勤换内衣裤，保持清洁、松软、干燥，注意漱口，随时清除眼睛、鼻腔和口腔分泌物。忌辛辣刺激、不易消化饮食，避免劳累、暴晒及强光刺激、着凉等。

【预后】

一般都能痊愈，营养差、幼儿、体弱者易发并发症。

第十六节　猩红热

由粘虫引起以突然高热、咽喉疼痛、扁桃体红肿、身发红疹为特征的一种急性传染病。

【内因外缘】

病因主要由粘虫感染所致，接触患者时粘虫从口鼻而侵袭呼吸道，累及血与黄水，致使功能失调而发病。

【病机】

（1）传染源：患者和带粘虫者为主要传染源。

（2）传染途径：喷嚏、咳嗽等通过飞沫传播。

（3）易感群：人群普遍易感，发病多于小儿，尤以5～15岁居多。

（4）流行特点：本病一年四季都有发生，尤以冬春季发病为多。成人或6个月以下小儿发病居少。

（5）病理：粘虫从口鼻而入体内后上攻咽喉而发病，出现咽喉疼痛、扁桃体红肿等病变，粘虫侵害血液，引起血希拉热盛，毒邪弥漫全身致发热，进一步通过血液蔓延之皮肌，与黄水混合后出现皮疹。

【临床分型】

根据发病特征临床上分为普通型、轻型、重型3种，而其中普通型据病程分早期、出疹期和恢复期等3个阶段。

【临床表现】

（1）早期：初起突然发热，伴畏寒、吐和头痛，咽喉红肿疼痛，扁桃体化脓，颌下淋巴腺肿大，亦可能发生惊厥。

（2）出疹期：起病后第2天，可见由头颈到躯干、四肢的皮肤普遍发红的基础上，出现小点状红色丘疹，色如涂丹，斑疹有时融合成片，以颈、肘、膝的弯曲面和大腿内侧为甚，压之可褪色，患儿烦躁口渴欲饮，口围苍白，舌呈绛而起刺，苔落白，脉洪、数。

（3）恢复期：皮疹大约持续7天消退，体温下降，状减轻。接着皮肤可大块地脱落，疾病也逐渐痊愈。

有些患者症状很轻微，不易诊断。另外也有极少数患者病势异常严重，表现为高热、剧吐和谵妄。

【实验室检查】

血常规检查：白细胞总数、中性粒细胞均增高。

【并发症】

包括化脓性中耳炎、化脓性颈部淋巴结炎、关节炎、中毒性心肌炎、中毒性心包炎、急性肾小球肾炎等。

【诊断】

主要冬春季与猩红热患者密切接触史。临床上具发热、咽峡及扁桃体红肿、全身弥漫性鲜红色样皮疹、舌乳头红肿、舌覆白苔等特征性表现可初步诊断，进一步可根据出疹特征明确诊断。

【鉴别诊断】

临床上与麻疹鉴别诊断。

【治疗】

（1）治疗原则：治以清热、燥黄水为原则。

（2）治疗方法：

早期药物宜三子散、乌兰三味汤散加黄柏、金银花等份煎汤反复服用。

出疹期药物用清瘟十二味丸与巴特尔七味丸早晚交替内服，中午投玉簪清咽十五味散，用白糖水送服。

恢复期药物继续服用清瘟十二味丸和玉簪清咽十五味散，晚临睡前给孟根乌苏十八味丸，用青蒿单味汤送服。

【预防】

(1)早期隔离,同时严密观察与猩红热患者密切接触者,若出现发热、咽痛等症状,须及时送往医院进行诊断和治疗。

(2)在高发季节,应服用预防药物。

【护理】

(1)调整起居:保持室内适宜的温度,注意空气流通、新鲜,避免着凉、出汗受风、劳累等。

(2)饮食护理:注意清淡易消化饮食,发热出疹时多饮开水,恢复期多给予营养丰富食物,适当参加身体活动,忌口辛辣刺激性、生冷、变质食物。

【预后】

本病预后较好。婴幼儿、营养不良者、体质弱者、合并其他疾病者预后差。

第十七节　风　疹

由疫毒感染引起以出淡红色皮疹为主要特征的一种儿童急性传染病,其临床症状以低热或中度发热,伴咳嗽,打喷嚏,全身迅速出淡红色皮疹,耳后、后颈部和枕部淋巴结轻度肿大为主,本病症轻,治愈较快。

【内因外缘】

内因主要由于疫毒感染所致,接触风疹患儿、吸入飞沫等途径而感染,骤然着凉、出汗受风、营养不良、易感季摄入过多热性食物、身体虚弱患者易患此病。

【病机】

(1)传染源:患者和带疫毒者是主要传染源。

(2)传播途径:患者打喷嚏等通过飞沫传播。

(3)易感群:人群普遍易感,婴幼儿多发,尤以1~5岁居多。

(4)流行特点:本病一年四季都有发生,尤以冬春季发病为多。

(5)病理:疫毒从呼吸道侵袭机体,与希拉和血相搏,诱发血希拉热,毒热耗致精气并郁于肌表面发于皮疹所致。

【临床表现】

初期症状为发热、流涕、咳嗽、咽痛、食欲不振等症状伴耳后、后颈部和枕部淋巴结轻度肿大。起病后第1~2天后出现皮疹,皮疹始于面部,迅速向耳后颈部、躯干和四肢发展,24小时内波及全身,皮疹呈淡红色,大小不一,也可融合成片,皮疹多在躯干部,四肢分布较少或无疹,有瘙痒感。出疹后,1~2天内迅速消退,退疹后不留痕迹或脱屑。

【并发症】

风疹症状较轻,并发症少,少数患者可出现化脓性中耳炎、关节炎、咽炎等并发症。

【诊断】

根据风疹高发地区、风疹患者密切接触史等基础上结合患儿年龄、发病季节、出疹情况特征性表现等可诊断。

【鉴别诊断】

详见麻疹鉴别诊断。

【治疗】

(1)治疗原则:促使热症成熟,清热、燥黄水,因势利导,促使皮疹出透为原则。

(2)治疗方法:早期药物宜选三子散、七宝汤、苦参七味汤煎汤反复服用可催热势成熟,透疹。咽喉肿痛可用青蒿单味汤送服,清咽六味散每日两次;反复咳嗽可服用沙参止咳汤散;高热发烧服用清瘟十二味丸、巴特尔七味丸;皮疹瘙痒可用文冠木四味汤散,杀粘虫用嘎日迪五味丸。

【预防】

病人应隔离至出疹后5天,孕妇如患风疹可能会传染给婴儿或造成畸形儿,特别是妊娠早期的孕妇在风疹流行期间应尽量避免接触风疹患者。

【护理】

(1)调整起居:保持房间干净整洁,通风良好,忌辛辣刺激性、多油食物,避免着凉、出汗受风等。

(2)饮食护理:注意清淡易消化饮食,发热出疹时多饮开水,出汗利于透疹。

第十八节　水　痘

由疫毒所致呼吸道传染病。发病后迅速起皮疹，经过疱疹、结痂等演变过程，具有新旧不同疹类同时并存等特点。又名"水疱疹"。

【内因外缘】

感染此病的疫毒是引起此病的主要原因。接触患病儿童，不洁气味环境，疫毒侵入人体，骤然着凉、出汗受风、大量饮用凉水均为患此病的外缘。

【病机】

（1）传染源：患者为唯一传染源。

（2）传播途径：患者咳嗽时的飞沫污染空气后由呼吸道传染其他人或污染的用具进行传播。

（3）易感群：人群均可感染水痘，但儿童居多。一次感染后可获终身免疫。

（4）流行特点：幼儿园、小学等公众场所易传播且2～8岁儿童多见，但6个月以下的婴儿较少见。一年四季均可发病，多发于冬春季节。

（5）病理：疫毒从呼吸道侵入机体并入血，引起血希拉热致发热、头疼等症状，进而损害黄水，毒邪外散至肌肤，出现皮疹、疱疹等症状。

【临床分型】

分类根据病情发展情况分为轻型和重型等两种。

【临床表现】

此病发病较急，伴有发热、头痛、咽喉痛、四肢骨关节肌肉酸痛等症，可有恶心、呕吐、腹痛等症。成人症状明显，婴幼儿则不明显。发病后发热几小时或1～2天后出皮疹，初见于胸部、头部，后逐渐扩散至面部、四肢，且胸部皮疹密集，面部、四肢皮疹散在。发病初期出现红色斑疹，数小时后变成丘疹，再经数小时后变成疱疹，周围有红晕且剧痒。水疱呈椭圆形，大小不等，直径3～5mm，浅表易破，水疱内液体先是清澈后稍变混浊。疱疹数天后从中心干燥结痂，一般1～2周内脱落，未有感染不留疤痕。三四天内出新疹，因此会在同一部位新旧水疱同时存在。

病情轻者，则皮疹少，全身症状轻微，低热甚至不发热；偏黄水盛者可出现剧痒并且伴有黄水渗出等症；偏血希拉盛时可能发烧且伴有疹红肿等症；合并粘虫时病情较重，高热且持续时间长并伴骨关节酸痛，睡眠不实，神志不清，疹易化脓等症状。偶有患者因热内侵肺，伴黄痰咳嗽。其中婴幼儿及成人感染此病后病情较重。

脉象细、速，时而下沉颤跳，尿色赤黄、多蒸气、尿沉物多而集结。

【实验室检查】

（1）血常规检查中白细胞计数正常或稍增加。

（2）病毒检测呈阳性。

【并发症】

（1）皮疹继发粘虫感染：引起化脓、丹毒、粘肿。

（2）肺热：水痘肺热在免疫力低下的成人中多见。轻度患者症状不明显，重症患者出现咳嗽、咳血、胸痛、呼吸困难等症状。

（3）脑刺痛：出疹后一星期内发病，发病率低于1%，严重者影响脑、神经系统。

【诊断】

冬春季节与水痘患者密切接触史，发病后迅速起疹，由斑丘疹变为水疱疹，同部位新旧皮疹同时存在，尤其以全身症状轻等特点诊断此病。症状不明显时可结合实验室检查明确诊断。

【治疗】

（1）治疗原则：促使热症成熟、燥黄水、结合病情治疗为原则。

（2）治疗方法：起初反复口服七宝汤、苦参七味汤使患者出汗或者根据体质偏巴达干赫依时口服用四味土木香散，偏血希拉盛时服用三子散；出疹时服用清瘟消肿九味丸、二十九味藁本丸、巴特尔七味丸等可杀粘、宜清热、促疹出透；如黄水偏盛，与上述药交替服用文冠木四味汤散或者使之成药引加服于上述药；如血协日为主时与上述药交替服用三子散或者使之成药引加服于上述药；如结合粘时选择口服嘎日迪五味丸或清瘟十二味丸，用黑云香单味汤冲服；如热内侵肺，用肺热普清散和沙参止咳汤散。

【预防】

（1）隔离患者：出水痘患者隔离至皮疹全部结痂为止，控制感染源，防止病毒外传。

（2）清洁与香囊预防：将患者的用具、衣服、被褥等用品，用热水烫、煮、蒸，或者在烈阳下暴晒、黑云香烟熏消毒,可截断传染途径,防止传染。

(3)口服预防:发病时期每日2~3次服用齿缘草叶子汤可以预防感染此病。

【护理】

(1)日常调节:保持室内空气新鲜,静养,常换内衣,注意卫生,修剪指甲,避免抓破水疱。

(2)注意营养:发热时期应多喝热水,给予稀软凉性易消化饮食。

【预后】

此病预后良好,一般痂脱落后不留瘢痕,如合并感染则额头及脸颊会留椭圆瘢痕,如合并肺热、脑刺痛等疾病预后差。

第十九节　天　花

天花是由黑疫毒传染后引起的一种烈性传染病,临床上主要表现为寒战、高热、关节疼痛,皮肤成批依次出现斑疹、丘疹、疱疹、脓疱,最后结痂、脱痂,遗留痘疤。天花来势凶猛,发展迅速。

【内因外缘】

疫毒为其内因。飞沫吸入或直接接触患者是主要外缘。

【病机】

(1)传染源:患天花病人,尤其是皮疹期传染性较强。

(2)传播途径:患者咳嗽、唾液等经空气飞沫传播,也可经接触出皮疹患者的物品间接传染。

(3)易感群:人群普遍感染。感染后获终身性免疫。

(4)流行特点:温暖地区易感染且夏季、秋季盛行。

(5)病理:疫毒侵入机体后侵入血,引起血、希拉热,热能燃烧体素,毒性扩散至全身,向体外损害皮肉,与黄水结合引起全身性皮疹。

【临床分型】

总体分为黑天花和白天花。白天花又分为冰雹样、锡顶型、密集型等3种;黑天花分为山丘型、蜱螨型、铆钉样等3种。其外还分为三黑合并型、红点天花、扁黑头天花、狡黠天花、散发性天花等5种。

【临床表现】

（1）病初：寒战、高热，头痛、关节痛，全身倦怠，恶心，呕吐，便秘，易醒，面部潮红，皮肤刺痒等。

（2）出疹期：发病3~5天后出现皮疹，体温继续上升。皮疹初期出现在病人的额部、面颊，迅速发展到颈、臂、躯干，最后出现在腿部。皮疹为红色斑疹、丘疹、疱疹、脓疱疹等变化，发痒或疼。皮疹为面部、四肢为密，躯干为稀少。肝脾肿大，神志不清，畏光，流泪，大小便时疼痛等。脉呈细、数、洪，舌苔黄、厚，尿红黄、味大。

（3）结痂期：患病10~12天开始体温下降，全身症状缓慢消退，脓疱疹形成后逐渐干缩结成黄绿色的厚痂，约3~4周后痂皮开始脱落，部分患者遗留下瘢痕，俗称"麻斑"。

【实验室检查】

天花病毒已消亡。但临床上用"PCR方法"检验出天花病毒基因。

【并发症】

多数面部留疤痕，心理负担重。也有损害眼睛，造成失明。

诊断与鉴别诊断

病症	病史	全身症状	皮疹分布	皮疹发展	形状	疤痕	病程及最终结果
天花	未接种天花疫苗或接触患天花病人	中毒症状重，高热，腰背疼痛	头、面、四肢多	斑疹—丘疹—疱疹—脓疱—结痂	皮疹密，多数圆形，中间凹，触诊硬，大小均匀	留疤痕	病程长，最终结果不好
水痘	与接种天花疫苗无关，与接触患水痘患者有关	全身症状轻，低热或不发热	躯干多	斑疹—丘疹—疱疹—结痂	皮疹散在，多数椭圆形，中间凹少见，触诊软，大小不一	不留疤痕	病程较短，最终结果好

【治疗】

（1）治疗原则：发病初期催熟未成熟热，发汗，盛热期祛除疫毒热使皮疹外发，最后热寒间期镇赫依，补体能同时祛除皮疹瘢痕，根除治疗。

（2）治疗方法：病初期根据病情予七宝汤、四味土木香散、三子散。给予苦参七味汤打开皮肤毛孔发汗。血希拉偏盛时服用拳参十四味汤，疫毒盛者给予九味黑云香汤使其皮疹外发。给汤剂时候使居住场所温暖，多加外衣，避免受风影响发汗。如果发汗不理想可用绵羊粪在酒里煮后蒸汽熏。这时期给予少量青稞粥、羊奶等具有轻、凉性质的饮食，忌富有营养和发苦、咸等饮食。如果病毒向内渗透可予黄豆汤或黄豆粥。第4～6天盛行时期给予杀粘剂嘎日迪五味丸或清瘟十二味丸加云香，黄水偏盛时加水银（制）、硫黄（制）、文冠木，也可予二十九味藁本丸、巴特尔四味散、草乌芽三味散。祛热时期予紫菀花、葶苈子、山蓼制成汤剂或玄参单剂。皮疹发出后向体内浸润或皮疹结痂后再次出现皮疹时用青稞大小草乌芽与白糖制成制剂或草乌芽三味散用白糖或好酒送服。皮疹发出来后一般会脱离危险。7日后8～10日是脓热向体外发的时期。治疗时燥黄水和清热治疗。服用天花石制剂和天花补制剂，黄水增多身体发痒剧烈时予森登四味汤散，脓性疱疹多时予孟根乌苏十四味丸，孟根乌苏十八味丸等制剂。10～14日时脓性疱疹发干，热消退。热寒间期时放宽饮食禁忌，可食用牛奶、羊腿汤、新骨头、新肉等。赫依偏盛时服用沉香安神散，除余热镇赫依热服用赫依热古日古木七味散。

【预防】

（1）皮疹结痂脱落前严格隔离，与患者接触者居家观察。患者衣物、被褥、用具严格消毒，患者排出物及时消毒处理。

（2）药物预防：流行时期取泡囊草（制）、牛黄、麝香、阿魏、水菖蒲、诃子、草乌（制）、蒜碾成末制成绿豆大小粒剂，根据药物剂量、年龄调节。服用7日，每日早晨服用1次。可预防疾病传染。麝香、雄黄（制）、水菖蒲、蒜、檀香、草乌（制）、羊血、黄油与麝香水和一起外涂疱疹处也能预防传染。

（3）接种牛痘疫苗。

【护理】

（1）调理起居：寂静、空气流通好、冷热相宜的地方护理，远离敲鼓、雷电、炮声、喧闹、瀑布的地方和忌被风吹，淋雨，暴晒，阴凉处久居，体乏、多言、心累等。

（2）注意饮食：给予轻、凉、易消化的饮食，忌饮酒和凉水。

【预后】

天花是世界上唯一被彻底清除的传染病。应按规定按时接种疫苗。

第二十节　流行性感冒

流行性感冒（以下简称流感）是流感疫毒引起的一种急性呼吸道传染病。具有起病急、传播快、流行广泛等特征。临床上主要以发热、寒战、头痛、关节痛等症状和呼吸道症状为主。发病持续3~4天。

【内因外缘】

内因为本病疫毒。外缘为流感病毒主要通过打喷嚏和咳嗽等飞沫传播，经口腔、鼻腔、眼睛等黏膜直接或间接接触感染。气候变化、接触被病毒污染的物品也可通过上述途径感染。在特定场所，如人群密集且密闭或通风不良的房间内，也可能通过气溶胶的形式传播。

【病机】

（1）传染源：患者和隐性感染者是主要传染源。

（2）传播途径：主要通过患者打喷嚏和咳嗽等飞沫传播，污染的碗筷、玩具等也可传播。

（3）易感群：普遍易感，免疫力非常低。

（4）流行特点：一年四季均可发病，但冬春季多见。无年龄、性别差距普遍流行，但对婴幼儿感染较少。流感主要通过空气传播，传染性较强，流感起病急，浑身不适，蔓延迅速，短时内多人传染。

（5）病理：疫毒经口鼻入体内后，再经呼吸道、口腔等侵入体内，诱发血、希拉热，致使三根相搏而发病。

【临床分型】

以流感病毒发病程度来决定分为轻型和重型两种。

【临床表现】

发病突然，发病初期寒战、头痛、肌痛和全身不适，全身骨节疼痛，干咳或咳少量黏液痰，常伴有打喷嚏、鼻塞、流涕、身重倦怠、喜温、乏力、口苦，不思饮食，有的患者恶心或呕吐、体温常不规则、傍晚升高等。症状加重，则梦中多呓语等。脉象细、数而滑;尿呈赤黄色而浓、混浊;舌苔灰白,有赫依性红疹。

热盛期畏寒消失,呈现高热、多汗而有汗臭味、口干舌燥、口渴、咽喉疼痛、音哑、眼结膜充血,有的鼻腔内生疹、频咳、咳赤黄痰,全身乏力、大关节疼痛较明显,中午、夜间疼痛加剧等,脉象细、弦,尿液呈赤黄色、气味大,舌苔白而厚。

末期全身症状缓解,体温下降,随而显现头晕、失眠、干呕、口渴、游走性疼痛等症状。脉象数、芤,尿呈赤黄色且气泡大,舌赤红且干涩。

重型表现为全身疼痛剧烈、病程长,高热且不易降温,有的胸痛、憋气,口唇发绀、久咳、咯血痰,甚至谵妄、神志不清,儿童可出现抽搐或危及生命。感染既往有肺疾患者可合并肺部感染。

轻型流感低热、全身疼痛较轻、持续时间较短。

【实验室检查】

(1)血常规:外周血白细胞降低。

(2)尿常规从第二周开始会出现少量蛋白或沉淀。

【并发症】

患者可出现鼻炎、喉炎、急性肺炎、心肌炎等并发症。

【诊断】

发病突然及短时内多人患病并广泛流行等特征和临床有发热、寒战、咳嗽、打喷嚏、流清涕、鼻塞、咽喉痛,尤其头和大关节痛等症状,根据症状不难诊断。

【鉴别诊断】

该病临床表现与其他呼吸道传染病前期表现很相似,所以广泛流行期务必与其他呼吸道疾病进行鉴别诊断。

(1)与普通感冒鉴别诊断:普通感冒的咳嗽、打喷嚏、流清涕、鼻塞、咽喉痛等呼吸道症状较明显,头痛、关节疼痛等全身症状不明显或无,不发热或低热。尤其发病缓、病情轻、过程短、好转快,基本没有传染性。

(2)与粘脑刺痛鉴别诊断:该病初期与流感相同,但粘脑刺痛发病季节性较强,青少年多发,发病急、病情重,主要表现为高热、头痛剧烈、颈强直、晕厥,出现皮下出血和口鼻处疱疹。

【治疗】

(1)治疗原则:治以除疫热,调节体素,根据病情对症治疗。

（2）治疗方法：初期可多次温服或早服四味土木香散，晚服二十九味藁本丸用苦参七味汤送服。

【预防】

（1）讲卫生、培养良好的生活习惯，生活环境温湿度合适，开窗通风，衣物被褥经常清洗晒太阳。

（2）发病期减少聚集性活动，不去人多的地方，外出戴口罩。

（3）隔离患者，消杀环境，用侧柏叶四味散烟熏或用六种好药喷洒消毒环境。

（4）药物预防：捣碎紫菀花，用奶浸泡，药汁再加捣碎的麝香、水菖蒲、草乌（制）、白蒜空腹服用。贯众汤或嘎日迪五味丸用四味土木香散送服，也能起到预防和治疗作用。把生蒜汁滴入鼻腔或吃生蒜也有预防作用。

（5）经常锻炼身体，提高抗寒抗病能力。

（6）接种疫苗防疫。

【护理】

（1）保持居室内空气新鲜清洁，注意口腔卫生，频繁漱口。让重症患者充分休息，避免受热、受寒。

（2）饮食起居多饮开水，宜用营养丰富的易消化食品，忌辛酸味食物。

第二十一节　非典型肺炎

重症急性呼吸综合征（SARS）为一种由SARS冠状病毒（SARS-CoV）引起的急性呼吸道传染病，世界卫生组织（WHO）将其命名为重症急性呼吸综合征。属蒙医疫毒性肺热范畴。

【内因外缘】

内因为SARS冠状病毒。外缘为SARS冠状病毒主要通过被病毒污染的空气、物品、分泌物等途径感染。在特定场所，如人群密集且密闭或通风不良的房间内，也可能通过气溶胶的形式传播。

【病机】

（1）传染源：非典型肺炎的主要传染源是急性期患者本身携带大量的病毒，而且该种病毒主要是通过近距离飞沫的方式传播，不过在潜伏期一般不会传播，痊愈后患者没有传染性。

（2）传播途径：是一种急性呼吸道传染病，主要通过近距离飞沫传播、血液传播和间接接触传播，在密闭的空间、人流密度较大的情况下，可引发聚集性病毒传播。

（3）易感群：人群普遍易感，老年人（尤其患有基础疾病的）、儿童和婴幼儿也有发病。

（4）流行特点：2002年11月开始，我国广东等地陆续出现该病病例，逐渐波及其他省市。其后全球共有32个国家和地区发现了SARS病例。次年后几乎没有疫情发生，自2005年后未再有病例报告。

（5）病理：病毒通过呼吸道损害肺部，从而扩散到血液，引起希拉热，三根失调，人体抵抗力和免疫力降低导致。

【临床表现】

潜伏期1～16天，常见为3～5天。起病急，传染性强，以发热为首发症状，可有畏寒，体温常超过38℃，呈不规则热或弛张热、稽留热等，热程多为1～2周；伴有头痛、肌肉酸痛、全身乏力和腹泻。起病3～7天后出现干咳、少痰，偶有血丝痰，肺部体征不明显。病情于10～14天达到高峰，发热、乏力等感染中毒症状加重，并出现频繁咳嗽，气促和呼吸困难，略有活动则气喘、心悸，被迫卧床休息。这个时期易发生呼吸道的继发感染。病程进入2～3周后，发热渐退，其他症状与体征减轻乃至消失。肺部炎症改变的吸收和恢复则较为缓慢，体温正常后仍需2周左右才能完全吸收恢复正常。轻型患者临床症状持续时间短。重症患者病情重，易出现呼吸窘迫综合征。儿童患者的病情似较成人轻。有少数患者不以发热为首发症状，尤其是有近期手术史或有基础疾病的患者。

【实验室检查】

（1）血常规：病程初期到中期白细胞计数通常正常或下降，淋巴细胞则常见减少，部分病例血小板亦减少。

（2）血清学检测：国内已建立间接荧光抗体法（IFA）和酶联免疫吸附试验

（ELISA）来检测血清中SARS病毒特异性抗体。IgG型抗体在起病后第1周检出率低或检不出，第2周末检出率80%以上，第3周末95%以上，且效价持续升高，在病后第3个月仍保持很高的滴度。

（3）影像学检查：绝大部分患者在起病早期即有胸部X线检查异常，多呈斑片状或网状改变。起病初期常呈单灶病变，短期内病灶迅速增多，常累及双肺或单肺多叶。部分患者进展迅速，呈大片状阴影。双肺周边区域累及较为常见。对于胸片无病变而临床又怀疑为本病的患者，1~2天内要复查胸部X线检查。胸部CT检查以玻璃样改变最多见。肺部阴影吸收、消散较慢；阴影改变与临床症状体征有时可不一致。

【并发症】

重症患者并发肺部感染、继发性肺纤维化、肝功能损伤、骨质疏松、股骨头坏死等。

【诊断】

有流行病学史、疑似病例接触史，接触过确诊患者物品、分泌物等。

（1）发病前14天内去过疫情区或接触过确诊病例。发病急，发热可达高于38℃，可合并寒战、头痛、关节及肌肉痛、乏力、腹泻等症状，多数干咳、少量痰、偶尔痰中带血丝。胸闷、呼吸加快、呼吸困难、憋气，可出现小水泡音。

（2）实验室检查血清白细胞正常或降低，多数淋巴细胞降低。

（3）胸部X线检查肺部毛玻璃密度影像和肺实变影像，有的磨玻璃影像内可见小叶间隔及小叶内间质增厚，表现为胸膜下的细线影网状结构。

（4）抗菌药物无明显作用。

【鉴别诊断】

临床上要注意排除上呼吸道感染、流行性感冒、细菌性或真菌性肺炎、肺结核、肺心病、肺功能减弱、间质性肺疾病、肺血管炎等呼吸系统疾患。

【治疗】

（1）治疗原则：在隔离的条件下，以除流感病毒原则，去热、止咳、补益肺脏等内外治疗相结合。

（2）治疗方法：在适当隔离的条件下用药物治疗。

初期：可选四味土木香散、七宝汤、苦参七味汤等。

中期：可选清瘟十二味丸、二十九味藁本散、嘎日迪五味丸、齿缘草五味散、肺热古日古木七味散、清肺十三味散、八味檀香散、五味沙棘散、石膏二十五味散，患儿可选三臣丸、肺热普清散等。

晚期：沉香安神散、清热二十五味丸等药视病情症状适当选用。

2003年部分蒙医专家也适当应用了沙棘十三味散、肋柱花七味汤、牛黄八味散等药物。

【预防】

1. 控制传染源

（1）做到早发现、早隔离、早治疗。

（2）隔离治疗患者：对临床诊断病例和疑似诊断病例应在指定的医院按呼吸道传染病分别进行隔离观察和治疗。

（3）隔离观察密切接触者：对医学观察病例和密切接触者，如条件许可应在指定地点接受隔离观察，为期14天。在家中接受隔离观察时应注意通风，避免与家人密切接触，并由卫生防疫部门进行医学观察，每天测量体温，如符合确诊或疑似患者，应立即转至医院治疗。

2. 切断传播途径

（1）社区综合性预防：减少大型群众性集会或活动，保持公共场所通风换气、空气流通；排除住宅建筑污水排放系统淤阻隐患。

（2）保持良好的个人卫生习惯：不随地吐痰，避免在人前打喷嚏、咳嗽、清洁鼻腔，且事后应洗手；确保住所或活动场所通风；勤洗手；避免去人多或相对密闭的地方，应戴口罩。

（3）医院应设立发热门诊，建立本病的专门通道。

3. 保护易感人群

保持乐观稳定的心态，均衡饮食，多喝汤饮水，注意保暖，避免疲劳，足够的睡眠以及在空旷场所做适量运动等，这些良好的生活习惯有助于提高人体对重症急性呼吸综合征的抵抗能力。

【护理】

（1）卧床休息，执行呼吸道传染性疾病隔离和护理措施。保持居室内空气新鲜清洁，注意口腔卫生，频繁漱口。让重症患者充分休息，避免受热、受寒。

（2）饮食起居多饮开水，宜用营养丰富的易消化食品，必要时静脉给予营养液。鼓励患者、心理干预等相结合。

第二十二节　人感染禽流行性感冒

人感染禽流行性感冒简称为禽流感，是由甲型流感病毒的一种亚型（也称禽流感病毒）引起的一种急性传染病，也能感染人类，又称真性鸡瘟或欧洲鸡瘟。人感染后的症状主要表现为高热、咳嗽、流涕、肌痛等，多数伴有严重的肺炎，严重者心、肾等多种脏器衰竭导致死亡，属蒙医流感范畴。

【内因外缘】

内因为本病疫毒。外缘为直接接触被禽流感病毒感染的禽及禽的粪便、分泌物、尿、血及被污染的水源等途径传染。在特定场所，如人群密集且密闭或通风不良的房间内，也可能通过气溶胶的形式传播，需警惕。

【病机】

（1）传染源：被禽流感疫毒感染的鸭、鹅和鸡等家禽是主要传染源。其他飞禽类、野禽及猪也有可能是传染源，病体携带者是否有传染性有待研究。

（2）传播途径：主要为呼吸道传染，接触被禽流感疫毒感染的鸭、鹅和鸡的屎、尿、血及被污染的水源等途径传染。

（3）易感群：人群普遍易感。12岁以下儿童发病率较高。

（4）流行特点：1997年H5N1人禽流感在香港大面积传播，人禽流感病毒H1-H16，N1-N9病毒基因组共有16种，传染于人的有H3、H5、H7、H9，其中H5传染率高。

（5）病理：禽流感可以传染给许多种动物，包括鸟类、猪、马、海豹、鲸和人类。主要通过呼吸进入人体诱发血、希拉热，致使三根相搏而发病。

【临床表现】

患者发病初期表现为流感样症状，包括发热、咳嗽，可伴有头痛、肌肉酸痛和全身不适，也可以出现流涕、鼻塞、咽痛等。部分患者肺部病变较重或病情发展迅速时,出现胸闷和呼吸困难等症状。呼吸系统症状出现较早,一般在发病后1周内即可出现,持续时间较长,部分患者在经过治疗1个月后仍有较为严重的咳嗽、咳痰。在疾病初期即有胸闷、气短及呼吸困难,常提示肺内病变进展迅速,将会迅速发展为严重缺氧状态和呼吸衰竭。重症患者病情发展迅速,多在5~7天出现重症肺炎,体温大多持续在39℃以上,呼吸困难,可伴有咯血痰;可快速进展为急性呼吸窘迫综合征、脓毒血症、感染性休克,部分患者可出现纵隔气肿、胸腔积液等。有相当比例的重症患者同时合并其他多个系统或器官的损伤或衰竭,如心肌损伤导致心力衰竭,个别患者也表现有消化道出血和应激性溃疡等消化系统症状,也有的重症患者发生昏迷和意识障碍。

【实验室检查】

(1)实验室检查:血常规检查大部分人感染禽流感患者的白细胞计数正常或低于正常值,重症患者大多白细胞和淋巴细胞计数降低。

(2)病原学检测:在抗病毒治疗之前,有条件的医疗单位尽可能采集呼吸道标本送检(如鼻咽分泌物、口腔含漱液、气管吸出物或呼吸道上皮细胞)进行病毒核酸检测(实时荧光PCR检测)和病毒分离。

(3)影像学检查:发生肺炎的患者肺内出现片状影。重症患者病变进展迅速,呈双肺多发毛玻璃影及肺实变影像,可合并少量胸腔积液。发生ARDS时,病变分布广泛。

【并发症】

病情严重者可以出现毒血症、感染性休克、多脏器功能衰竭及瑞氏综合征等多种并发症导致死亡。

【诊断】

根据流行病学接触史、临床表现及实验室检查结果,可作出人禽流感的诊断。

流行病学接触史:

(1)发病前1周内曾到过疫区。

(2)有病死禽接触史。

(3)与被感染的禽或其分泌物、排泄物等有密切接触。

(4)与禽流感患者有密切接触。

流行期内出现流感样临床表现者。

【鉴别诊断】

普通感冒、流行性感冒、其他上呼吸道感染、其他下呼吸道感染等疾病鉴别。

【治疗】

（1）治疗原则：对疑似病例或确诊病例隔离治疗，治宜以除疫毒、清热、止咳、补益肺脏等内外治疗相结合。

（2）治疗方法：

初期：可选四味土木香散、七宝汤、苦参七味汤等。

中期：可选清瘟十二味丸、二十九味藁本散、嘎日迪五味丸、清感九味丸、齿缘草五味汤、冰片三味散、冰片五味散、清热二十五味丸、肺热古日古木七味散、清肺十三味散、八味檀香散、五味沙棘散，患儿可选三臣丸、肺热普清散等。

晚期：沉香安神散、清热二十五味丸等药视病情症状适当选用。

【预防】

控制传染源：要好好预防禽流感，就要先从感染源头方面着手。改善家禽饲养环境，降低养殖场饲养密度。为家禽做防疫注射，已证实是控制禽流感的最快速和有效的方法。

传播途径：将家禽和候鸟隔离，以免出现交叉感染是控制禽流感传播的有效手段。

保护易感人群：禽流感疫毒易变异，没有能够满足各类变异疫毒的疫苗，可采取蒙中医辨证施治进行治疗。

第二十三节　新痹病（布鲁氏杆菌病）

由新痹粘虫感染引起的黄水性人畜共患传染病。临床上主要是长期发热、出汗、关节痛、全身乏力、肝脾腺肿大及反复发作为特点。该病是羊、牛、猪等家畜的传染病，通过这些动物传播给人。人传人的机会很少。亦称波状病。

【内因外缘】

本病主要有血、希拉和黄水搏乱及被本病粘虫感染为主要内因。病畜的饲养、接羔、食用病畜肉乳未煮熟或生食等是发病的主要外缘。

【病机】

（1）传染源：传染源为病兽。山羊和绵羊占主导地位，牛、猪、马、骆驼等均为传染源。病人间传染的概率小。

（2）传染途径：粘虫经过皮肤、消化道传染为主。主要剪病畜毛、接羔时直接用手接触粪便、分泌物等导致被粘虫感染，以及食用病畜肉、生饮其奶而传染。

（3）易感群：人群普遍易感。多发于牧民、农民、兽医、肉皮商等。

（4）流行特点：多个国家普遍传播，主要流行在牧区。春末夏初多见。流行于我国西北部、东北部、青藏高原、内蒙古等牧区。在我国主要以牛和羊感染为主。

（5）病理：粘虫进入人体后先侵入腺体，与巴达干搏乱，侵入血流诱发血希拉热，血希拉热过盛，烧损七素三秽，累及脏腑，出现发烧、出汗、肝脾肿大等症状，尤其是热势、黄水增多扩散于全身，侵犯骨骼肌腱、血管、脏腑等器官导致关节痛、脑白脉受损，累及生殖器官，心肺损伤等。

久居湿地、中午久睡、寒战，用力过度，过量摄入辛辣油腻及食用不适饮食是本病易患的条件。

【临床分型】

根据患者的体质，一般可分为黑痹、白痹。

【临床表现】

（1）黑痹：是血希拉偏盛之热性黄水性新痹病。主要表现为乏力、发热、出汗、全身关节疼痛等症状。起初是体力严重下降后期突然畏寒发热。温度在下午和夜间升高，到早晨降低，这样忽高忽低的情况持续很长时间。汗有臭味，夜间多汗，关节痛尤其是髋膝肩关节等大关节疼痛明显，偶尔局部出现红肿。如白脉受影响，腰部疼痛剧烈，严重者可出现仰卧行走障碍。头疼，面色发黑油腻，肝脾腺肿大，鼻腔或牙龈出血，睡眠差，便秘，有的患者出现恶心、呕吐、咳嗽、便血等症状。男性睾丸肿大、女性月经不调、孕妇流产等。脉细、数、壮，深压则颤动。舌苔厚。尿色橙黄、气味浓、漂浮物结成块状，放置时间久，结出沉淀物。但患者食欲较好。

（2）白痹：巴达干赫依偏盛所致寒性黄水性新痹病。黑痹病程长时可转变为白痹。发变缓慢，疼痛轻微，不发热或低热，骨关节肌肉痛，特别是夜间疼痛较重，也会出现游走性疼痛。身体很虚弱，疲劳，疲倦，出汗，肝脾肿大，下午出现发热，脸色阴沉，疼痛加重。如久病，精神衰弱，疲乏，皮肤萎缩，冒冷汗，头疼，睡眠差，耳鸣、眼花,腹胀,便秘,有的可出现关节僵硬和精神状态差等症状。脉缓慢,舌苔黄,尿色淡蓝、泡沫多、气味迅速消失。

【实验室检查】

(1)血常规检查白细胞数目正常或略下降。淋巴细胞相对或绝对增多。

(2)血液、脊液、组织等可进行细菌培养,急性期阳性增高。

(3)特殊检查:骨关节损伤关节可做X线检查,心脏损伤要做心电图检查,肝损伤做肝功能检查。

【并发症】

并发症可引起贫血,白细胞、血小板减少。可引起眼葡萄膜炎,视神经炎,视神经乳头水肿,角膜损害。也可合并脑血管病、心脏病且孕妇患此病可发生流产、早产等。

【诊断】

是否为布鲁氏菌病流行区,从事职业,是否有接触病羊、牛、猪等牲畜史等,结合临床发热、出汗、关节痛、乏力、肝脾肿胀,也可根据男性睾丸肿、女性月经不调、孕妇出现流产等特点进行诊断。

【鉴别诊断】

(1)鉴别于类风湿性关节炎:无传染性,起初出现关节红肿、疼痛,后期出现挛缩无法屈曲但主要表现为小关节病变。发热症状不明显且多为不出汗,与地方和职业关系不大。

(2)鉴别于风湿性关节炎:无传染性,临床症状虽然很相似但关节痛在寒冷、阴湿、阴天明显,多数不影响肝脾,易影响心脏。不会出现睾丸肿胀、流产的情况。与地区和职业性质无直接关系。

【治疗】

(1)治疗原则:

黑痹治以杀粘,清血、希拉热,燥黄水为原则。

白痹治宜以杀粘,燥黄水,祛巴达干、赫依为原则。

(2)治疗方法:

黑痹早期反复服用鹿角六味散或苦参三味汤,收敛后润僵五味汤送服诃子十八味散。孟根乌苏十八味加牛黄可燥热性黄水并解毒。一般可口服风湿二十五味丸。若病情加重睡前可服用加牛黄的孟根乌苏二十五味丸或益肾十七味丸用森登四味汤散送服。

高热可用苦参三味汤(苦参、文冠木、土木香)送服古日古木七味散(红花、石膏、木通、菊花、川楝子、制朱砂、肋柱花)。如不好转,反复口服清热二十五味丸或诃子十味散。黄水渗入关节红肿时将草乌六味散或诃子九味散浸泡在牛尿中涂于肿胀处。

白痹可用石榴五味散加黄水三药、驴血早晚用开水送服。或在清晨给石榴五味散,中午和晚上用文冠木汤或润僵五味汤送服云香十五味丸、风湿二十五味丸等。寒势大投云香十五味丸加炮制水银、五根内服或可服用风湿二十五味丸后,五根煎汤汁加小白蒿、肉豆蔻、荜茇、辣椒、驴血等配方服用。还可黄精、侧柏、紫茉莉、天门冬等与蜂蜜配制油剂。寒性大引起的腰腿疼痛可使用升阳十一味丸。关节肿大时可将消肿九味散和文冠木膏搅拌在白酒或醋中涂在患病处或将黑屎壳郎、白硇砂和酒渣拌在一起涂抹,关节僵硬收缩和韧带抽筋时用润僵五味汤送服珍宝丸、嘎日迪十三味丸。也可以进行温泉浸浴,就用文冠木油剂根除尾热。

脾肿大偏热性可用诃子七味散,偏寒性用照山白九味散。

肝肿大偏热性可用红花清肝十三味丸、清肝九味散,偏寒性可用额力根石榴八味散。

出现乏力赫依偏盛型症状可结合沉香安神散、调元大补二十五味汤散使用。

出现精神衰退时可以硼砂与蒜末为方剂,每日3次口服协助治疗。

用药期间注意消化功能,可服用五味清浊散、光明盐四味汤散。

【预防】

(1)定期对牧区进行检查,对病畜实行隔离、限畜。

(2)接羔时应戴手套、穿工作服。弃仔畜和牲畜排泄物要深埋地下,浇白石灰。

(3)加强乳、肉等饮食管理,做好食物消毒工作,餐前洗手。

(4)除此之外,也可在发病流行期间选用预防传染病的专用制剂、佩戴剂等。

【护理】

发热时多饮白开水同时饮用清凉易消化的饮食,忌油腻。后期应放松饮食禁忌,应食用营养、易消化的食品加强体育锻炼。禁忌白天大睡,饮酒过多,用力过猛,疲惫, 烈日烧伤, 就座于阴凉潮湿的地方。

【预后】

该疾病预后较好。1~3个月内可以痊愈。但复发容易。有的可反复发作, 发展为白痹病或有的患者可出现关节僵直、挛缩等后遗症。

第二十四节　肺苏日耶病

是由苏日耶粘虫引起的慢性肺传染病。临床上主要表现为虚弱, 睡眠出汗, 下午低烧, 咳嗽, 吐血痰, 消瘦等特征。包括现代医学中的 "肺结核"。

【内因外缘】

本病粘虫感染是引起疾病的主要内因。外缘为气候变化大, 经常接近病人, 长期在不洁的环境中工作和生活, 寒冷, 过度劳累, 营养不良, 体力下降是该病易患的条件。

【病机】

(1)传染源: 排出粘毒的苏日耶患者或动物(主要是牛)为主要传染源。

(2)传播途径: 空气传播为主。

(3)易感人群: 人群普遍易感。婴幼儿、青少年及老年人发病率高。在经济发展水平低的地区发病率高。

(4)流行特点: 全球性流行。虽发病率下降但发病情况依然严重。在我国该疾病是严重威胁人们健康的疾病之一。

(5)病理: 粘虫通过空气而感染且经呼吸道进入体内后侵袭肺部, 引起血、希拉热, 恶血、黄水增多, 肺部受伤导致该病。

【临床表现】

该疾病起初出现全身不适、懒惰、乏力、食欲不振、消瘦、睡眠出汗、下午低热、面色红润等症状。逐渐出现咳嗽和胸闷, 干咳或有少量黏痰等症状。随着病情的发展, 出现脓血性痰。病情加重时出现高热、咳出大量带血痰并伴胸部刺痛、呼吸困难、口唇发紫症状。女性则月经不调或停止, 一部分患者还出现腋下、颈部腺肿大。

脉象细、壮,尿色橙黄、气味散去慢。该病时间长转为寒性会出现胸痛、泡沫样痰、体力严重衰退、消瘦睡眠差、头晕、眼花、耳鸣等症状。

【实验室检查】

(1)危急时出现缺血症状,所谓贫血。

(2)结核菌素试验阳性。

(3)痰等检测结核菌。

(4)进行胸透或X线片检查。

【并发症】

可出现胸腔积脓、支气管扩张、肺性心脏病、脑疝、昏迷、肠梗阻、肠穿孔、不孕等。

【诊断】

有与肺苏日耶患者接触史且出现体力下降、睡眠出汗、下午低烧、咳嗽、咳血痰,出现消瘦等症状应初步考虑为肺苏日耶。但有的肺结核早期无明显症状,需结合结核菌试验和X线检查。

【鉴别诊断】

(1)粘胸刺痛:粘胸刺痛是由疫毒侵袭胸部,发病突然,出现寒战高热、胸部剧烈刺痛等症状的疾病。肺苏日耶发病缓慢,身体虚弱,下午低烧,出现咳血痰、消瘦等症状。

(2)肺脓肿:两者都伴有长期咳嗽、乏力、消瘦等症状因此易误诊。但肺脓肿多为急性发病,出现高热、寒战、咳嗽、大量脓臭味的痰等症状。

【治疗】

(1)治理原则:杀粘清热、燥黄水为重点,根据病情对症治疗。

(2)治疗方法:长期用牛奶送服羚牛角二十五味丸或吉斯乌那苏四十三味散。高烧时交替使用石膏二十五味散,呼吸困难痰不利时给予沙参止咳汤散和七味沙参汤交替送服额日赫木二十五味散。杀粘用沙参止咳汤散送服嘎日迪五味丸。大量咳血痰服用竺黄五味散和八味檀香散,燥黄水长期服用孟根乌苏十八味丸、云香十五味丸。乌兰三味汤散煮于牛奶里服送石膏二十五味散疗效较好。祛遗症可服用清热二十五味丸,转为寒性可服用七味葡萄散、十六味冬青丸,助消化可服用五味清浊散、光明盐四味汤散与上述药物交替使用。

【预防】

（1）做好卫生教育和宣传。让群众正确理解苏日耶病的发病原因及其传播，并早诊断早治疗的意义。要养成不随地吐痰的习惯。

（2）加强苏日耶病防治机构，要定期检查，及早发现、及时治疗，防止传播扩散。

（3）生活规律，适当地参加体育运动，增强体质，提高抵抗力。

（4）接种疫苗。

【护理】

患者应适当休息并给予营养丰富、易消化的饮食。空气新鲜、阳光充足。避免熏烟、灰尘、寒冷、过度劳累、受风、雨淋。及时清除患者痰液。

【预后】

早诊断、及时治疗，多数可痊愈。随着MDR-TB出现及AIDS等免疫降低导致的疾病增多，临床治疗越来越困难。

第二十五节　疟　疾

为疟原虫感染引起的传染病。被带有疟原虫的蚊子叮咬而感染。又称颤抖病。临床主要以寒战、颤抖、发热、大汗、肝脾肿大、反复发作为特征。

【内因外缘】

感染疟原虫是该病发病的主要原因，蚊子叮咬，环境、住房及个人卫生差，气候变化、突然受寒、出汗受凉等是本病易患的条件。

【病机】

（1）感染源：患者或病虫携带者均为传染源。

（2）感染途径：通过蚊子叮咬传播。

（3）易感人群：人群普遍易感。病后可有一定的免疫力，但不长久。

（4）流行特性：多发于热带地区和夏秋季节。

（5）病理：病虫通过皮肤进入人体内而引起本病。病虫侵入体内后由于侵袭血脉，血混浊而引起寒战发抖、引起血希拉热，燃烧七素三秽出现高热、大汗，反复发作导致脏器受伤，病情加重。

【临床分型】

根据症状变化特点可分为隔日疟疾、三日疟疾、烈性疟疾3种。

【临床表现】

该病症状一般有以下3个阶段：

（1）寒战期：开始是傍晚寒战、全身颤抖、面色苍白、口唇发紫，10分钟到1个小时左右开始发热。

（2）发热期：高热、面红、口干舌燥、口渴、头及关节肌肉疼痛，可有恶心或呕吐。脉数、壮，尿色呈橙黄色、气味大，持续发热4~8小时。

（3）发汗期：高热后全身大汗，体温很快下降。此时，除了身体疲乏口渴外，没有其他不适症状，瞬间身感十分轻松，困睡。这种情况持续2~3小时。该病大多会出现上述3个阶段，并间隔一定时间复发。复发多次会出现脾肿痛、肝肿大。隔日疟疾者隔1天再复发一次。三日疟疾过2天后第三天发作。烈性疟疾病情重、发热时间长、症状无规律。如果病势重则出现剧烈头疼、气急、谵妄、昏迷、抽搐，可出现瘫痪、皮肤发黄等症状。不适时治疗可危及生命。该病可有在治愈后1~3个月后或更长时间后复发。复发症状与前基本相似。

【实验室检查】

（1）血液检查红细胞和血红蛋白减少，并贫血。

（2）尿常规检查蛋白质、红细胞、白细胞异常。

（3）肝肾功能受影响。

（4）血液检查可发现本病虫。

【并发症】

如病势严重影响脑血管可引起偏瘫、失明等白脉受损。

【诊断】

有疟疾流行区居住、旅游史，近年患疟疾或有输血史，临床上发生周期性寒战、发热、大汗等典型特点可诊断。根据复发时间分别诊断为隔日疟疾、三日疟疾、烈性疟疾。

【鉴别诊断】

（1）伤寒：持续高热。多无寒战症状，出汗为经常性的，听力减退，脉搏相对缓慢，玫瑰皮疹。

（2）布鲁氏杆菌病：多发生在牧区，有接触牛、羊、猪等家畜史或饮用生奶，发病缓慢，波浪式发热。

【治疗】

（1）治疗原则：以解毒、调理体素、清热，对症治疗为原则。

（2）治疗方法：粪鬼伞17~21粒用百草霜镀色，待发作前用酒送服或将陈旧的艾叶浸泡在开水中，发病前服用1次，每隔2小时再服用一次，每次取3~6g浸泡于250ml水。胡椒粉末与面粉制成绿豆样大丸剂用百草霜镀色，发作前服用5~7丸，也有效。也可将5~7只蜘蛛放在瓦盆中，炒至熟研成细末用冷水冲服或将3~5颗蒜煅烧后与白糖搅拌服用。如合并粘虫可用丁香、硼砂汤送服二十九味藁本散或清感九味丸，如病势重可用排毒疗法。脾肿痛可给予草果健脾散，如头部有剧烈疼痛、昏迷、抽搐、瘫痪等症状者可给十三味秘诀红花丸、珍宝丸等。

【预防】

（1）消灭蚊子，以免被蚊子叮咬。提倡环境卫生，加强水和屋内消毒。

（2）彻底治疗患者，避免复发。

【护理】

（1）起居：寒热平衡，居住于安静干净环境，避免过度劳累、着凉。

（2）饮食：饮用大米、谷米等易消化的食物，发热和出汗时多喝开水。

【预后】

烈性疟疾的死亡率较高，尤其是幼儿被感染或没有进行早治疗，出现耐药死亡率较高。若影响脑血管，死亡率会更高，可达9%~31%，会出现半身瘫痪、失语、斜视、失明、运动失调等后遗症。

第二十六节　百日咳

是由粘虫感染所引起的儿童呼吸道传染病。呈阵发性痉咳，痉咳终末出现鸡鸣样吸气性喉声以及颜面眼睑浮肿等特征。又名"牦牛咳""盗咳""驴咳""侵肺感冒"等。

【内因外缘】

感染本病粘虫是发病的主要原因。接触患者，吸入不洁气味及污秽空气，气候反常，出汗受凉，营养缺乏是其诱因。

【病机】

（1）传染源：患者为主要传染源。

（2）传染途径：患者咳嗽而排出的粘虫污染空气，再经呼吸道传播。

（3）易感群：人群普遍感染，儿童发病居多，预后可获得永久性免疫。

（4）流行特点：全球性传染疾病，一年四季皆可发生，冬春季节发病居多。

（5）病理：粘虫侵袭累及气管等呼吸道，巴达干与血相搏，致使巴达干黏液增多而刺激气管引起阵咳。向内侵袭肺脏时，并发巴达干肺热，影响肺脏正常功能，致使病期延长。由于不间断性阵咳，致使患儿咽喉部痉挛变窄吸入大量气体出现鸡鸣样声。

【临床分型】

临床上，本病按病程分为咳嗽期、痉咳期和恢复期三个阶段。

【临床表现】

（1）初发咳嗽期：初期出现发热、咳嗽、打喷嚏等感冒症状伴食欲不振等症状，1~2日后感冒症状逐渐缓解，但咳嗽加重，且夜间咳嗽加剧。

（2）痉咳期：阵发性咳嗽，患者连续咳嗽十多次，有窒息感，面红耳赤、嘴唇发绀、泪涕齐流、屈肘握拳、弯腰曲背、舌伸齿外，呈痛苦状，最终咳出黏稠痰液或将胃内容物吐出后才停咳。停止咳嗽后深吸入大量气体，发出鸡鸣样声。咳嗽反复发作，尤其是吸入粉尘、油烟，生气、紧张、哭闹时多发作。每日发作数次至数十次，夜间发作居多。因此，患者昼夜休息不佳，身体出现疲乏、消瘦及体力不支。由于剧烈咳嗽时间较长，多数患者出现声音嘶哑，咽部及胸部疼痛，颜面及眼睑浮肿，球结膜下出血或鼻衄。婴幼儿患者则会出现窒息、晕厥、抽搐等症状。阵发性咳嗽持续2~6周后好转进入恢复期。

（3）恢复期：痉咳渐轻，咳嗽减少，其他症状逐渐消失，2~3周可痊愈。

【实验室检查】

（1）血常规检查可见白细胞数及淋巴细胞数均增高。

（2）患者鼻腔黏膜渗出液中可培养该病菌。

【并发症】

支气管疾病，严重者可并发肺气肿、脑病。

【诊断】

是否有与患者接触史，以及阵发性痉咳及咳嗽后吸气时发出鸡鸣样声等作为诊断依据。

【鉴别诊断】

与普通感冒鉴别：发病初期出现发热、咳嗽等症状，咳嗽在2~3日内随体温下降而缓解。百日咳发热症状不明显且持续时间不长，几日后体温下降，但咳嗽症状加重。

【治疗】

（1）治疗原则：首先清除巴达干热、祛痰、镇咳，对症治疗为原则。

（2）治疗方法：初期反复予驴奶或牛奶煮四味土木香散，咳嗽重者给予沙参止咳汤散交替服用，晚上七味葡萄散用葡萄、丁香汤送服，阵发性咳嗽给予嘎日迪五味丸或那如三味丸用沙参止咳汤散送服，可与七味葡萄散交替服用，祛粘止咳。咳痰不利时给予五味沙棘散，咳嗽时严重窒息，伴有抽搐时给予三臣丸用葶苈子独味汤送服。偏热性时予清肺十八味丸，热势大者给予五味冰片散（冰片、白檀香、石膏、红花、牛黄）制剂或七味冰片散（五味冰片散，加麝香、熊胆）。或用单味葶苈子浸膏加入石膏、葡萄、石榴粉混匀搅拌令服，以消除阵咳。粘热偏盛时给予草乌芽十味散（草乌芽，红花，丁香，天竺黄，白、紫色檀香，拳参，黑云香，麝香，诃子）。病势重者，在草乌芽十味散加藜芦，使之下泻后，再加上甘草、土木香、朱砂（制）服用，或草乌芽四味散加甘草、天竺黄、炉甘石（煅）效果更佳。清热八味散用驴奶送服对百日咳有较好疗效。恢复期用五味清浊散、光明盐四味汤散调理胃火、促进消化的同时,用沉香安神散除赫依、粘、热三者相搏,同时灸黑白间穴以预防赫依。

【预防】

(1)隔离治疗1个月。

(2)口服制剂预防:本病流行期间,给予细辛单味汤口服3~5日可预防本病感染。

(3)接种疫苗。

【护理】

(1)起居:将患者置于安静、空气清新、冷热适宜处进行护理。

(2)饮食:开始给营养少的轻性食物,以后给予营养易消化饮食。

【预后】

急性期及时治疗大多可治愈,久延可致支气管病或肺气肿。

第二十七节　鼠　疫

由鼠疫粘虫引起的啮齿动物烈性传染病。人患此病主要有高热、头及骨关节疼痛、神志不清、腺体肿大、咳嗽、出血等特征,发病急剧、症状严重、死亡率高。《甘露四部》中记载此病为"旱獭"。本病为野生鼠、家鼠及旱獭等啮齿动物传染病。主要借跳蚤在动物之间传播,也借跳蚤传播给人。在蒙医学中,该病属于"无治愈之余,扑杀如雷的黑粘疫病",又称"黑死病"。

【内因外缘】

该病是由鼠疫粘虫引起的,主要是接触死于此病的野鼠、旱獭、黄鼠等动物或接触患者,被吸吮病血之跳蚤叮咬等引起该病的粘虫通过皮肤或呼吸侵入人体。此外,气候尤其是春秋两季气候不稳,瘟疫流行,不洁气味,个人卫生不良,体质衰弱是本病易患的条件,《甘露洁晶》记载:"如使用蛰伏之病旱獭肉,即染旱獭。"

【病机】

1. 传染源

鼠疫是自然疫源性传染病,在自然环境中,感染鼠疫的动物都是该病的传染源，主要为鼠类和其他啮齿动物。黄鼠狼和獾类是主要的粘虫携带者。野鼠、旱獭、黄鼠等均为主要的传染源，其他类动物如猫、山羊、兔子、骆驼、狼、狐狸等也可能成为传染源。

鼠疫患者均为传染源，其中以肺鼠疫为主；败血型鼠疫早期血液具有传染性。腺鼠疫只有在脓肿破裂后或虱子叮咬才能引起传染。

2. 传染途径

借鼠蚤传播。通过被吸吮病鼠血之蚤叮咬引起感染。少数传染是由于皮肤破溃处接触病人的痰、脓液或患病动物而引起。肺鼠疫借患者飞沫引起人间鼠疫。

3. 易感群

人群普遍易感，无性别、年龄分别，在一定范围成隐性感染，患病后可获长期免疫。

4. 流行特点

（1）人间鼠疫以非洲、亚洲、美洲发病最多。我国近年来有19个省份出现鼠疫疫情，发病最多的是云南西部鼠疫源地和青藏高原喜马拉雅獾疫源地。

（2）本病多由疫区交通工具向外传播，形成外源地鼠疫并引起流行。

（3）一般在动物间发生鼠疫后，才会引发人间鼠疫。人间鼠疫主要由野鼠鼠疫传至家鼠，再传染于人。

（4）该病传播具有区域性、季节性，并与职业有密切关系。腺鼠疫在6—9月相对较多见，肺鼠疫在冬春季节相对多见。

5. 病理

粘虫进入人体后主要降于淋巴腺和肺等部位，导致局部病变引起腺体肿大、胸痛咳嗽等症状，病邪进而降于血，散布于全身引起血、希拉热炽盛，以热力侵袭七素三秽，病情加重。

【临床分型】

根据感染部位分为腺鼠疫、肺鼠疫、败血型鼠疫三种。

【临床表现】

总体上表现为发病急剧，畏寒战栗，继而高热，头及骨关节痛，尤其以四肢疼痛显著，神志恍惚，谵语，步履蹒跚，面目发赤，肝脾肿大，极度疲乏，脉细、速，呼吸加快，舌苔偏黄厚，偶发恶心、呕吐、皮下血斑和瘀血、鼻衄、大小便带血等症状。

（1）腺鼠疫：临床上最多见的病型。主要腹股沟、腋窝、颈部淋巴结肿大，触痛、质地硬。肿大的腺体伴有发热疼痛、出现脓疮。

（2）肺鼠疫：经血液降至肺部或经呼吸直接传播而发病。突发畏寒高热、咳嗽、胸痛、喘息、起初痰黏且伴少量血丝，后期出现泡沫样血痰，而且量增多。有时病势迅速加重、呼吸困难，颜面为紫绀色，急速死亡。

（3）败血型鼠疫：原有症状加重，多发高烧，谵语，昏迷，呼吸急，脉细、速，皮下瘀血或渗血，鼻衄、呕血、便血、血尿，多数血循环和呼吸衰竭2~3天内死亡。大面积皮下出血，死亡后皮肤颜色变黑，所以又称"黑死病"。

实验室调查

1. 常规检查

（1）血常规检查：血中白细胞数量升高，常达（20~30）×10⁹/L以上。红细胞、血红蛋白和血小板下降。

（1）血常规检查：血中白细胞数量升高，常达$(20\sim30)\times10^9$/L以上。红细胞、血红蛋白和血小板下降。

（2）尿常规检查：尿蛋白或血尿。尿液沉淀物中可见红细胞、白细胞和细胞管型。

（3）大便常规检查：大便潜血可阳性。

（4）凝血功能：肺鼠疫和败血型鼠疫患者可在短时间内出现弥散性血管凝血。

（5）脑脊液：脑膜炎型患者脑脊液压力升高，脑脊液混浊，白细胞常大于4000，蛋白质显著增加，葡萄糖和氯化物显著下降，脑脊液Limalus试验阳性。

2. 细菌学检查

（1）血、尿、便及脑脊液能检测到病菌。

（2）患病的动物脾、肝等器官或患者淋巴结穿刺液、脓、痰、血、脑脊液等可检测鼠疫菌。

【诊断】

是否本病流行区；有无疾病流行的迹象；是否接触患此病的动物与人；或是否捕猎野鼠、黄鼠、旱獭等动物或接触其皮毛。结合临床症状，淋巴结肿大，咳血痰、出血等相关症状及专项检查进行诊断。

【鉴别诊断】

1. 腺鼠疫

与急性淋巴结炎鉴别：常因其他感染引起发病，病变部位淋巴结肿大，触痛，常出现淋巴管炎,全身症状相对较轻。

2.肺鼠疫

(1)肺刺痛病:临床上咳铁锈色痰,肺部出现病变,痰中可培养出相应的病原体。

(2)炭疽:患病后多有低热、疲乏、心前区压迫感等症状,持续2~3天后突然加重。肺鼠疫临床症状重,病情发展迅速。

(3)败血型鼠疫:及时检测病菌或抗体、流行病学调查、症状体征和其他原因引起的败血症,与弥散性血热、流行性脑脊膜炎等疾病进行鉴别。

【治疗】

1.治理原则:以解毒、清热为主,结合发病部位对症治疗为原则。

2.治法

(1)腺鼠疫:孟根乌苏十四味丸、孟根乌苏十八味丸等,三子散煎汤送服。或嘎日迪五味丸加水银(制)、棘豆、云香、文冠木等药酒送服。

(2)肺鼠疫:可服用清肺十八味丸或肺热古日古木七味散、清肺十三味散,此外石膏二十五味散、羚牛角二十五味丸用沙参止咳汤散送服,若咳痰不利可予五味沙棘散,痰中带血多者可予竺黄五味散。

(3)败血型鼠疫:服用血热红花七味汤或清肝九味散加熊胆用开水冲服,或牛黄十三味散加三子散送服。

【预防】

(1)发现疑似病人要立即报告防疫机关,严格隔离治疗。对接触者进行医学观察。

(2)消灭鼠等啮齿动物,消灭鼠间鼠疫。

(3)该病流行时佩戴九黑散制剂等药物并服用神奇制剂、特防制剂等预防制剂。

(4)接种疫苗预防。

【护理】

(1)严格隔离消毒:病房内不准留鼠和虱子,消毒患者衣物,病房定期消毒,对病人的排泄物和分泌物进行彻底消毒。

(2)饮食起居方面:轻、凉、易消化饮食,寂静、冷暖适宜的休养环境,禁止热、油、高热量饮食。忌讳熏烟、焦味，过度疲劳、用力过猛等。

【预后】

该病的病死率极高。近年来，由于抗生素的及时使用，病死率下降到10%左右。

第二十八节　狂犬病

是由狂犬病疫毒侵犯中枢神经系统引起的人兽共患急性传染病。狂犬疫毒通常由犬、猫、狼等病兽通过唾液以咬伤方式传染于人，也称"狂犬毒病"或者"恐水症"。临床上主要有恐慌、易惊、恐水、怕风、流涎、喉梗阻、咽肌痉挛、憋气、进行性瘫痪等特征。病情比较凶猛，故死亡率高。

【内因外缘】

疫毒感染为主要病因，犬、猫、狼等病兽通过唾液以咬伤方式传给人，或是病兽唾液接触机体的创面传染引起。

【病机】

1. 传染源

病犬和带疫毒犬是主要传染源，大概占80%~90%。其次是猫、狼等。牛、马、绵羊、山羊、猪等也可患病。

2. 传染途径

病毒主要通过咬伤传播，也可由带病毒犬的唾液，经各种伤口等传播。

3. 易感人群

人群普遍易感。尤其是头部、面部、颈部、手等咬伤后易感染。立即清除创面且予防感染药物可减少被感染概率。

4. 流行特点

全球性流行。东南亚、非洲和拉美居多。我国患病率也高且乡村为主。

5. 病理

疫毒侵入机体后经血传播全身，紊乱赫依、血，主要侵袭损害白脉、脊髓、中枢致病。疾病发展步骤分为以下3个时期。

（1）初期：疫毒在侵入部位少量繁殖，且约3天或更长时间再侵入离患处近的白脉。

（2）侵入白脉期：随白脉走向迅速浸润神经系统，在脊髓大量繁殖，继而快速侵袭大脑与小脑，引起急性脊髓炎。

（3）传播各脏器期：疫毒从神经系统传播至各脏器，主要侵犯唾液腺，舌，鼻，喉部神经，引起吞咽肌痉挛和呼吸肌痉挛，引起恐水、吞咽和呼吸困难、流涎、出汗等症状。

【临床分型】

狂躁型狂犬病典型的临床经过可分为初期、侵袭白脉期、瘫痪期。

（1）初期：病初2～4天疫毒繁殖期，多数患者有头痛、眼睛及面部发红、周身不适、倦怠、纳差、寒战、发热等症状，之后发病时狂躁，敏感至不可触碰机体。同时伴有或随后出现焦虑、恐慌不安，对声、光、风、痛等刺激比较敏感，并有喉头紧缩感或喉部梗阻、呼吸困难等症状。被咬的患处发痒、麻、疼痛。

（2）侵袭白脉期：患者逐渐进入高度兴奋状态，突出表现为恐怖不安、恐水怕风、发作性咽喉肌痉挛、呼吸困难、排尿排便困难、高热、多汗、流涎等。起初当饮水、见水、闻及流水声或仅仅提及饮水时，均可引起反射性咽喉肌痉挛。疾病加重后出现幻想，幻觉，坐立不安。病程进展迅速，本期持续1～3天。

（3）瘫痪期：患者渐趋安静，肌肉痉挛发作停止，出现各种瘫痪，本期患者的呼吸逐渐微弱或不规则，可因呼吸、循环衰竭而死亡。临终前多进入昏迷状态，本期持续6～18小时。少数患者不出现恐水、狂怒等症状，病初出现高热、头疼、恶心、呕吐，随后四肢瘫痪，最终全身瘫痪、窒息，危害生命。

【诊断】

（1）有被狂犬或病兽咬伤或抓伤史。

（2）出现典型症状如恐水、怕风、咽喉痉挛，或怕光、怕声、多汗、流涎和咬伤处出现麻木、感觉异常等即可作出临床诊断。

【鉴别诊断】

（1）粘角弓反张病：有外伤史，潜伏期较短，主要是肌肉阵发性痉挛，且有牙关紧闭、角弓反张、苦笑面容等特点，但无狂躁、流涎、恐水、畏风等表现。

（2）脊髓粘疫：多见于儿童，病程早期常有发热、头痛、出汗、兴奋、感觉过敏，出现肢体瘫痪后以上症状消失，脑脊液异常改变多见。

（3）其他疫毒性脑病：其他各型脑病患者常出现高热、抽搐，但无流涎、恐水表现，且常有不同程度的意识障碍。

【治疗】

（1）治疗原则：快速清除疫毒同时予以解毒药物和导泻原则治疗。

（2）治疗方法：咬伤后迅速彻底清洗伤口和运用拔罐等将疫毒祛除体外。不包扎伤口。同时接种足量狂犬疫苗。将硇砂、黄柏、茜草、碳粉成末外涂患处，或者将黄姜、黄柏、麦冬、麝香制剂外涂患处。同时予狂犬病专用脉泻药物斑蝥五味散或田螺粉，用加少量麝香的水送服有较好疗效。之后看病情予满朱尔二十五味散（六好、沉香、广枣、诃子、齿苞黄堇、卷柏、天冬、钾长石、贯众、牛黄、代赭石、黑云香、白云香、海螺炭、孔雀翎灰、麝香、蜗牛、麦冬、黄柏、五灵脂等量，以沉香、肉豆蔻、卷柏、天冬等为主要的制剂）用白酒送服7天，或牛黄十味散（牛黄、六好、制泡囊草、紫茉莉、麝香）用白糖水服用。牛黄十七味散（牛黄、六好、白檀香、紫檀香、贯众、金色诃子、麦冬、麝香、田螺、草木樨、钾长石、沉香与白糖制剂）。取第6、第7椎间穴行灸疗。

【预防】

（1）日常生活中注意避免与患病动物接触，若被患病动物咬伤、抓伤，应立即处置。

（2）对患有狂犬病的病兽和可疑动物进行捕杀。

（3）被患有病兽和可疑病兽咬伤后立即处理伤口，将污血挤出，用20%的肥皂水清洗伤口，再用煮葱、甘草的汤剂反复清洗伤口力求去除狗涎及疫毒。

（4）接种狂犬疫苗。

【护理】

（1）饮食：应注意清淡，多吃新鲜的水果和蔬菜，以及易消化的蛋白质类食物。

（2）起居：宜寂静场所，避免听到狗叫声、流水声，避免照镜子、被风吹等。

【预后】

狂犬病目前尚不能治愈，一旦发病，病死率达100%。

第二十九节　手足口病

手足口病是由疫毒侵袭引发手、足、口腔等部位出现小疱疹的儿童常见传染病。临床上表现发热，手、足、口腔黏膜出现散在疱疹或溃疡等症状。

【内因外缘】

本病疫毒侵袭是主要原因。疫毒大量存在于患者和疫毒携带者的粪便、水疱液、咽部分泌物中。通过污染手、生活用品、衣物、患者接触过的医疗物品等间接感染。尤其是以手接触为主要传播途径。本病流行地的苍蝇、蟑螂等也可间接传播。

【病机】

（1）传染源：本病患者、隐形感染者和携带疫毒者为主要传染源。

（2）传播途径：主要通过消化道感染，此外也可通过呼吸道感染。或者通过接触，接触过患者皮肤、咽部分泌物、排泄物、黏膜、水疱液等的手、毛巾、碗筷、玩具、被褥、医疗物品传播。

（3）易感群：人群普遍易感，学龄前儿童多患，尤其是3岁及3岁以下儿童。

（4）流行特点：手足口病为全球性分布传染病，无明显地域性，在热带与亚热带地区一年四季都可传播。四季中夏秋季较常见。10岁以下儿童多发。引发手足口病的肠道疫毒有多种，并以传染性强、病程时间长、传染途径复杂、传播速度快、防控困难为特点。手足口病流行期间可能会通过幼儿园、家庭聚会等公共场所聚集性传播，时而大范围传播。虽然患儿康复后会产生对本病的抗体，但维持时间尚不明确。

（5）病理：蒙医学认为，患者是通过消化系统或呼吸道感染本病疫毒，然后疫毒从黏膜进入血液，诱发血、希拉热炽盛，引发黄水病变，导致疫毒扩散到皮肤，引起口腔黏膜溃疡、皮肤疱疹、斑丘疹等症状。

【临床表现】

本病急性起病，发病前一般无特殊症状，少数患者会先出现轻度咳嗽、流涕、恶心、呕吐等症状。病情常从发热开始，体温一般在38℃左右。随着病情发展口腔、手掌、脚掌、臀部等部位会出现疱疹和丘疹。口腔黏膜的疱疹一般约粟粒大小，因疼痛明显，患儿常常会出现食欲下降、流口水，甚至拒食等症状。疱疹会先在口腔黏膜出现，起初是斑丘疹或溃疡，周围可有红晕，一般在舌周、牙龈、口角、嘴唇等部位。此疱疹的疱壁薄，疱内液清澈，液量少。破裂后形成溃疡。而手、足、臀部的疱疹形状为圆形或椭圆形，疱内液浑浊，不痛、不痒且不留瘢。丘疹一般会在5天左右消失，不会留下瘢痕。本病的病程约一周，预后良好。部分病例临床表现不典型，可在手、足、口腔等部位同时出现疱疹。脉象细、弦，尿黄。

重症患者疫毒可能损害心、脑、肾等器官，而轻症患者全身性症状较轻。少数病例（尤其是小于3岁者）病情进展迅速，在发病1~5天并发脑刺痛。极少数患者病情危重，可能危及生命，就算存活也会留下后遗症。并发中枢神经系统疾病时表现精神差、嗜睡、易惊、头痛、呕吐、谵妄，甚至昏迷、惊厥。

【实验室检查】

（1）血常规：白细胞计数正常或偏低。重症病例白细胞计数可明显升高。

（2）血生化：部分感染者有谷丙氨基转移酶（ALT）、谷草氨基转移酶（AST）、肌酸激酶同工酶（CK-MB）轻度升高。重症病例可能有肌钙蛋白、血糖升高。

（3）肠道病毒（CVA16、EV71等）特异性核酸检测阳性。

（4）脑脊液检查：累及神经系统时，可有外观清亮，压力增高；白细胞计数增多，以单核细胞为主，蛋白正常或轻度增多，糖和氯化物正常。

【并发症】

手足口病的并发症因损害的部位不同而不同，常见呼吸道、消化道、中枢系统等。按损害神经的程度分脑干脑炎、脑膜炎、脊髓灰质炎等3种。其中脑干脑炎是最为常见的并发症。脑干脑炎也可分为三个类型：Ⅰ级表现为肌震颤和共济失调，5%的患者留下永久性神经系统后遗症。Ⅱ级表现为肌震颤和颅神经受累，可致20%的患者留下后遗症。Ⅲ级表现为心肺功能迅速衰竭，80%的患者死亡，生存者均有严重后遗症。

【诊断】

手足口病需通过流行病学史，如是否在疫情流行地，是否有集体生活史，是否有疑似感染者接触史，是否有接触被污染物品史，患者年龄等和实验室病原学检查明确诊断。

【鉴别诊断】

本病与疱疹性咽峡炎、水痘、疱疹性口炎、风疹等疾病相鉴别；重症病例需与其他疾病引起的脑炎或脑膜炎、肺炎、暴发性心肌炎等疾病鉴别。

（1）疱疹性咽峡炎：5岁以下儿童多患，起病急骤，以发热、咽痛、厌食、流涕、口腔黏膜（主要在腭、咽、悬雍垂、扁桃体等部位）出现散在灰白色疱疹为主要表现。起病后1~2天疱疹破裂形成溃疡，下颌下腺肿大。口腔的疱疹主要出现在口腔后部，一般不出现在颊黏膜、舌、齿龈、手足等部位。

（2）水痘：手、足、臀部、口腔虽然也会出现疱疹，但不会留痕。口腔的疱疹主要出现在口角、舌、腭、唇等部位。相对于手足口病全身性症状较轻、发低热。皮疹出现前可有发热、头痛、全身倦怠、恶心、呕吐、腹痛等前驱症状。皮损虽遍布全身，但在胸、腹、背等部位最多见，四肢较少见。有的患者在一个部位可有多种皮损表现。

（3）疱疹性口炎：与手足口病相同点为口腔黏膜上也会出现疱疹、溃疡。不同点为疱疹性口炎四季均可发病。手、足部不出现皮疹，可伴有发热。

【治疗】

（1）治疗原则：宜以除疫毒、杀粘、促热成熟、清粘希拉热，结合实际病情对症治疗。

（2）治疗方法：首先给七宝汤、苦参七味汤、三子散促热成熟，出汗。出疹时期给清瘟消肿九味丸、三臣丸、二十九味蒽本散、巴特尔七味丸，可清热、透疹。上述药物需与文冠木四味汤散交替服用或用文冠木四味汤散送服。文冠木四味汤也可漱口、泡手、泡脚。除疫毒、杀粘时，可选清瘟十二味丸、嘎日迪五味丸等用黑云香独味汤送服。病势较重者，给予苦参七味汤、清肺十八味丸。并发心热者，给予三味檀香散、清热八味散、十五味沉香散、心热红花七味汤。并发脑刺痛者，以蒙医治疗脑刺痛方案治疗。临床证明，用七宝汤、三臣丸、清热八味散、文冠木四味汤散治疗手足口病有较好的疗效。

【预防】

发现本病需及时隔离患儿。注意保持个人、家庭及幼儿园的清洁卫生是预防本病的关键。手足口病流行期间需保持幼儿园教室与宿舍的空气流通。定期给儿童卫生用具、玩具、婴幼儿的奶瓶奶嘴、餐具等物品进行清洗消毒。当地医院要开设专门的疾控门诊,医务人员在进入确诊或疑似手足口病患者所在病房或是为其进行诊疗时,应该进行二级防护。接触患儿或其生活物品后要及时洗手、消毒。使用过的医疗用品要及时清理消毒。患者产生的生活垃圾、排泄物应该按照感染性废物进行处理。医疗机构发现大量手足口病患者或死亡患者后,要及时上报疾控中心或上级机构。

【护理】

将患儿单独隔离,保持居室内通风、清洁、温暖。让患儿多喝热水,及时清理患儿被褥及生活用品。饮食方面食用易消化,轻、柔性和营养丰富的饮食,忌凉、锐、热、咸性饮食。

【预后】

大多数患儿预后良好,一般在1周内痊愈,无后遗症。少数重症患儿发病后迅速累及神经系统,表现为脑干脑炎、脑脊髓炎、脑脊髓膜炎等,发展为循环衰竭、神经源性肺水肿的患儿死亡率高。

第三十节　梅　毒

由梅毒之粘虫引起的一种慢性传染病。主要通过性交和血液等体液传播。在临床上,梅毒初期在外阴部出现硬性下疳,随着病程全身各个部位出现疹性结节或肿疮,甚至损害内脏器官、血管、脑神经器官或孕妇得病导致流产、死胎、产患病儿童。蒙医学文献中记载称"接触毒症""性病"。主要通过性交感染,故称"性病";亦可通过接触间接感染,故称"接触毒症"。关于本病,《甘露洁晶》云:"所谓接触毒者……因互相接触而传播,故谓之接触毒。"《医诀补遗》记载:"感受接触毒之原因……在今明商业场所和人货集中的地方,男女接触纵欲、性交而传播者为多。"

【内因外缘】

内因为本病粘虫。梅毒传播主要通过性交、打针输液、输入梅毒病人的血液,以及接触病人或携带者皮损、体液分泌物而感染,亦可通过接吻、握手、哺乳及接触病人饮食器具、衣物而传染。

【病机】

1. 传染源

病人和粘虫携带者为其传染源。病人皮肤损害、血液、体液均带有粘虫，可传播。

2. 传播途径

（1）性传播：称获得性梅毒。约95%的病人通过性交皮肤黏膜微损害传染。未经过治疗的病人在1~2年期间传染性较强，随着病程的延长传播性也会减弱，4年以上病程的病人几乎无传播性。

（2）垂直传染：称先天梅毒。怀孕4个月之后梅毒粘虫经过胎盘和脐静脉，进入胎儿体内所致流产、早产、死胎和产先天梅毒胎儿。出生过程中胎儿损害也可直接传染。

（3）其他途径传染：通过输入梅毒病人的血液或少数可通过被污染的医疗器械传染，亦可通过接吻、握手、哺乳及接触病人饮食器具衣物而传染。

3. 易感群

人群普遍易感，但除了先天梅毒主要青壮年患病率多，20~24岁之间的最多，之后是25~29岁之间。

4. 流行特点

全球普遍传播。根据WHO的统计，全球每年几乎1200万新增病例，主要在南亚、东南亚地带集中，其次为非洲。从1505年通过印度传入我国广东省已有500多年历史。

5. 病理

梅毒粘虫经过皮肤破伤处进入人体后，先侵入血脉在某部出现硬下疳。然后经血循播散全身，导致恶血及黄水增盛而病，出现梅斑疹、丘疹、脓疮，甚至损害全身器官而危及生命。

【临床分型】

根据传染途径，经性交传染的称获得性梅毒，经胎盘传染的称先天梅毒。根据病程分为早期梅毒和晚期梅毒。

【临床表现】

1. 获得性梅毒

1）一期梅毒：主要在阴部出现硬性下疳和硬性淋巴结炎症状，一般情况下不出现全身性症状。①硬性下疳：这是由于梅毒粘虫侵入局部出现的无痛损害。大多数（约90%）男女发生在外阴处。硬性下疳除外阴，几乎不出现别的部位，从而误诊较多。初期患处微红，很快扩散，以后逐渐变为硬结和表面腐烂，1~2cm圆形或椭圆形无痛溃疡，呈铜色，有少量黏性分泌物或覆盖灰色薄痂，边缘整齐，传染性很强。未治疗的外阴硬性下疳病程3~4周，经过治疗的1~2周症状可消失，留下深红色瘢痕。②淋巴结肿大：硬性下疳出现1~2周后出现。一侧腹股沟或患病附近淋巴结肿大变硬，但无红、热、痛及化脓症状，可自行缓解。穿刺镜检可见大量梅毒粘虫。

2）二期梅毒：一期梅毒未治疗或未完全治疗导致梅毒粘虫经淋巴系统进入血循环传播全身，皮肤黏膜和器官脏器损害称之二期梅毒。硬性下疳消失后3~4周左右出现。少数亦可硬性下疳同时出现。

（1）皮肤黏膜损害：

梅毒疹：大多分散、对称，皮肤损害处含大量梅毒粘虫，传染性强，一般情况下可不治自愈。皮疹形态多样，但在一定时间内只有以一种形态为主。①躯干、四肢近端部位发生颇具传染性的玫瑰色或红铜色斑疹，圆或椭圆形，大小1~2cm，触及退色，数量多，无融合倾向。②丘疹，出现的较晚。脸颊、躯干和四肢折叠处出现，肉红色或铜红色丘疹和结节性丘疹，硬固及表面光滑或覆盖黏鳞。③梅毒脓疱丘疹，多见于体弱患者，出现红色的脓性丘疹，表面可见溃疡，治愈后留下瘢痕。④手掌脚心梅毒疹，绿豆至黄豆大小，铜红色，出现渗出性丘疹或斑丘疹，无融合倾向。

扁平湿疣：大多出现在肛周围、外阴、腹股沟和大腿内侧。初始出现湿性扁平丘疹，之后扩散互相融合，大小1~3cm扁平斑，边界平状或叉叶状，周围黑红色渗出，表面出现溃疡，可见少量渗出物。皮肤损害处含大量梅毒粘虫，传染性特别强。

梅毒性脱发：梅毒粘虫侵入毛囊，毛发周围血流受影响所致。局限性或弥漫性脱发，被虫侵蚀形，毛发稀疏，长短不一，长发和短发均可出现。脱发不是永久性，及时治疗头发可再生。

黏膜损害：多出现于口腔、舌、咽喉或生殖器官黏膜。一处或多处出现边界清楚红色斑点，浮肿、糜烂和表面覆盖灰白色膜。

（2）骨关节损害：梅毒粘虫侵入骨骼后对骨膜、关节、骨髓、筋等造成损害。骨膜炎为最常见及大多数为长骨，骨膜略增厚，明显压痛及夜间加重。关节炎多见于肩、尺、髋和踝等关节，多数对称，关节腔积水、关节肿大、疼痛、压痛阳性及症状日轻夜重。

（3）眼损害：眼虹膜、虹膜-睫毛体、脉络膜、视网膜、视神经盘、角膜、巩膜等受损，出现炎症，导致视力减退。

（4）神经损害：主要是无症状神经梅毒导致脑膜炎、脑血管炎，出现脊髓病变、脑压升高、脑神经血管麻痹等症状。脑血管梅毒和梅毒性脑膜炎大多共存，主要侵袭脑动脉，降低脑供血。

（5）脏器梅毒：少见，可出现肝炎、胆管周围炎、肾病和胃肠道病变。

二期梅毒初，不治可在2~3周后症状自行消失。体弱患者二期梅毒反复发生，皮肤损害面积较大，数量少，损害性强。

3）三期梅毒：主要由于二期梅毒治疗不彻底或未经治疗，使之隐伏，3~4年（最短2年，最长20年）后40%患者进入三期梅毒。

（1）黏膜损害：发生结节性梅毒疹和梅毒瘤。

结节性梅毒疹：以头、脸、肩、后背、四肢伸侧多见。皮损面积大小0.2~1cm，发生成群铜红色结节型溃破，表面光滑或覆盖黏性鳞膜，或者溃疡坏死，新旧损害交替可延续几年，损害呈锥形或圆形，形态不一或相互融合成凹凸不平的大结节。但患者本身无不适。

梅毒瘤：三期梅毒标志，是梅毒破坏性最大的一种损害。典型损害为2~10cm的马蹄形溃疡，边缘清楚，表面有黏稠树胶状分泌物。口腔黏膜损害可导致发音、吞咽困难，眼部皮肤黏膜损害可出现眼痛、视力障碍，甚至失明等。

（2）骨梅毒：损害长骨、骨髓和关节，致骨关节疼痛、骨折及关节畸形。

（3）眼梅毒：与二期梅毒眼损害相同。

（4）心血管梅毒：患病率10%，被传染10~30年后出现。主要出现梅毒性单纯性主动脉炎、梅毒性主动脉瓣关闭不全、梅毒性冠状动脉狭窄或阻塞、梅毒性主动脉瘤和心肌树胶肿等病变。

（5）神经梅毒：患病率10%，大多数被传染3~20年后出现。主要出现无症状神经梅毒、脊髓结核、少儿麻痹、脑脊髓膜血管型梅毒病变，其呈现各自特点。

2. 先天梅毒

分为早期先天梅毒、晚期先天梅毒和隐型梅毒三种。不出现硬性下疳,初期病变比获得性梅毒较重,侵袭骨和器官较多,侵袭心血管较少见。

1) 早期先天梅毒:产下婴儿消瘦及营养障碍,皮肤萎缩,貌似老人。

(1)皮肤损害与二期获得性梅毒相同。口和肛周围裂,治愈后出现射线样瘢痕是其特点。

(2)梅毒性鼻炎:大多数在出生后1~2个月之内出现。初期流鼻涕、鼻塞、打喷嚏等症状,随着病情加重有带血黏鼻涕、鼻塞而呼吸和哺乳困难,严重者出现鼻中隔断裂,出现塌鼻等。

(3)骨梅毒:骨梅毒常见及导致骨软骨炎、骨髓炎、骨膜炎和梅毒性指趾炎等,出现四肢疼痛、活动受限、肢体麻木等。

除此之外,常有全身淋巴结和肝脾肿大,导致肾功能不全、脑膜炎、血液系统损害等。

2) 晚期先天梅毒:一般情况下5~8岁开始发病,13~14岁出现各种症状。眼、骨、神经损害多见,心血管损害少见。

(1)皮肤黏膜梅毒:发病率低,梅毒瘤多见及鼻、腭部易出现,腭鼻穿孔,马鞍鼻。

(2)眼梅毒:90%会损害角膜,导致角膜炎,反复发作,最终失明。

(3)骨梅毒:因胫骨骨膜炎导致骨膜增厚、前突,马刀胫。双膝关节无痛性肿大、稍有僵硬和关节腔内积水。

(4)神经梅毒:1/3~1/2的患儿无症状神经梅毒,大多数患儿可持续到青少年时期。主要损害脑神经为主,尤其是损害视力和听力,少数患者可导致小儿麻痹和脊髓结核。

(5)特征性损害:①上中切牙下缘半月形侵蚀,表面宽,底部窄,牙齿排列疏散及不对称。②第一磨牙小,牙尖低及往中间斜。③胸骨和锁骨连接处出现骨疣而导致胸锁关节增厚。④实质性角膜炎。⑤神经性耳聋:多见于学龄前儿童。起初头晕,最终耳聋。先天梅毒三大特征为半月形切牙、神经性耳聋和角膜炎。

3) 隐型梅毒:既往有梅毒史,在临床上无症状或症状已消失,血清检测阳性之外体格检查无阳性体征及脊髓液检测正常称之为隐型梅毒。这说明人体免疫力强或治疗后梅毒粘虫已被控制。

【实验室检查】

（1）直接检测梅毒（TP）：可直接从病灶皮肤黏膜损害处取渗出物，暗视野显微镜下见活动的梅毒螺旋体即可确诊。

（2）梅毒血清检验（TPPA）阳性。

（3）脊髓液检验：主要用于诊断神经梅毒。脊髓液VQRL位诊断神经梅毒的主要依据。在活动期脊髓液白细胞增高，有临床意义。

【并发症】

（1）黏膜病变容易引起慢性结缔组织性舌炎，是癌前病变，需仔细观察。

（2）心血管病变可引起主动脉炎、主动脉瓣关闭不全、心刺痛或昏迷等。

（3）神经梅毒病程缓慢，可引起脊髓膜炎，挤压脊髓可出现抽出、瘫痪等症状。

【诊断】

在临床上，梅毒表现复杂而多样。所以一定要详细询问病史，仔细做体格检查，反复做实验室检查等，对早诊断梅毒特别重要。

（1）接触梅毒病人史，尤其是不洁性交史，或使用过未消毒医疗器械和输被污染的血液史。

（2）出现梅毒特征性症状，根据出现硬下疳和皮肤黏膜、淋巴结、骨关节、脏器、器官、神经血管等损害等分别诊断一、二期和晚期梅毒。

（3）TP检测阳性。

（4）TPPA检测阳性。

（5）神经梅毒时脊髓液检验淋巴细胞$\geqslant 10 \times 10^{6}$/L，蛋白$\geqslant 50$mg/dl，VQRL阳性。

（6）先天梅毒，患儿母体既往有梅毒史及有梅毒特征性症状和实验室检查TP阳性或血清梅毒检测阳性。

【鉴别诊断】

（1）一期梅毒硬下疳，需要与软下疳、生殖器疱疹等鉴别。

（2）二期梅毒疹与玫瑰糠疹、寻常型银屑病、股癣等鉴别。

（3）晚期梅毒特征是梅毒瘤，应与皮肤结核、麻风病和皮肤肿瘤鉴别。

【治疗】

（1）治疗原则：杀粘解毒、燥黄水为原则。

（2）治疗方法：宜先投调元大补十味汤及调元大补二十五味汤散内服，以调理体素、收敛病邪、解毒，同时投孟根乌苏十八味丸、孟根乌苏十四味丸、云香十五味丸、文冠木四味汤散、风湿二十五味丸等方，以燥黄水、清热。继而服用土茯苓汤、土茯苓十四味汤、孟根乌苏九味丸、额日敦哈日乌日勒、百草霜八味散、银朱四味丸、森登十五味散等。

用调元大补二十五味汤散收敛后用巴豆五味散攻泻之。

患处涂敷山羊血，后用麝香水清洗，再涂敷麝香四味散、麝香九味散、五味百草霜散等，或用孟根乌苏七味熏身。亦可用锡五味散。

在硫黄温泉中沐浴治疗和取肘外脉、踝脉行放血治疗。

在治疗中，要与西医结合治疗。青霉素作用显著，首选长效青霉素，毒性小，使用方便，治疗周期短，价格实惠。也可选用头孢曲松钠或四环素类药、多西环素类药、红霉素等。

【预防】

（1）禁忌不洁性交，严格消毒针刺、手术器械等医疗工具，禁止输入不健康血液。

（2）彻底治疗患者，保持卫生，患者衣物、被褥、生活用具等在阳光下暴晒或高温消毒。

（3）蒙医学文献中记载"麝香、麻黄、树鸡蘑粉用山羊脂肪调和，涂九窍和阴部可预防此病"。

【护理】

（1）起居：避免剧烈运动、过度劳累及不洁性交。

（2）饮食：易消化、轻凉软食为宜，忌鱼肉、猪肉、鸡蛋、酸奶、大葱、大蒜、韭菜、酒等。

【预后】

（1）系统治疗初期梅毒，硬化淋巴结基本可消失。系统治疗二期梅毒，皮肤疹消失，可避免功能障碍。

（2）系统治疗晚期梅毒，皮肤黏膜、骨骼、关节梅毒可完全消失，形成瘢痕，一些功能障碍可治愈。但有些损害,如鼻骨肿大、腭穿孔等无法治愈。

(3)心血管梅毒如出现心功能衰竭、心刺痛,无法根治。如主动脉瓣降部患梅毒性动脉瘤时TP治疗后,病情可稳定及不加重。

(4)初期神经梅毒引起的脑膜炎、脊髓炎、脑动脉炎不严重者,治疗后可全部或局部功能恢复正常,严重时治疗不佳。

第三十一节　艾滋病

该病为由艾滋病毒感染引起,损害人类机体免疫的一种慢性传染病。现代医学认为是获得性免疫缺陷综合征(或称后天免疫缺乏综合征,英语:Acquired immunodeficiency syndrome,AIDS),简称艾滋病(AIDS)。由人类免疫缺乏病毒(human immunodeficiency virus,HIV)的反转录病毒感染后,主要经性和血液传播。该病毒主要浸润机体T淋巴细胞引起机体免疫力下降,最终并发感染加重和患肿瘤。

【内因外缘】

患该病的主因是人类免疫缺乏病毒(简称HIV)感染。属蒙医学瘟疫病范畴。主要因静脉吸毒者一针共同用,与HIV携带者经常有性接触,经常输血及血制品,接触HIV感染母亲胎盘、产中和产后血液和母乳,带HIV病毒器官移植,医源性感染或创面被污染而感染。

【病机】

1.传染源

艾滋病患者和无症状HIV携带者是本病的传染源。尤其后者为多。病毒在血液、精液、阴道分泌物中繁殖,在身体其他组织如唾液、眼泪、乳汁中也会繁殖,具有传染性。

2.传播途径

(1)性行为是主要传染途径,美国、欧洲以同性性行为为主要传播途径,近代异性性行为为主。

（2）静脉注射吸毒：与他人共用被感染者使用过的、未经消毒的注射工具，是一种非常重要的HIV传播途径。

（3）母婴传播：在怀孕、生产和母乳喂养过程中，感染HIV的母亲可能会传播给胎儿及婴儿。

（4）血液及血制品（包括人工授精、皮肤移植和器官移植）。握手，拥抱，礼节性亲吻，同吃同饮，共用厕所和浴室，共用办公室、公共交通工具、娱乐设施等日常生活接触不会传播HIV。感染率低于1%。

3. 易感人群

人群普遍易感。高危人群包括：男性同性恋者、静脉吸毒者、与HIV携带者经常有性接触者、经常输血及血制品者和HIV感染母亲所生婴儿。患者主要为50岁以下人群。

4. 流行特点

1981年6月美国首次报道该病以来已发现有150多个国家发病。WHO报告2011年全世界存活HIV携带者及艾滋病患者共3400万。全球15~49岁人群的0.8%感染于HIV病毒。新感染者有逐年下降趋势，2011年全球新增艾滋病毒感染者250万人，因感染HIV死亡人数是170万。目前非洲是HIV病毒感染率最高地区，感染率为4.9%，占全球感染HIV者的69%；其次是东欧、中亚等地，感染率为占1%。

我国1985年首次诊断该病毒，中国HIV总感染率一直处于低水平，平均约占全球0.058%（0.046%~0.070%）。我国约有81.6%因性行为感染，其中52.2%属于异性性行为感染，29.4%属于同性性行为感染。18%因吸毒被感染；0.4%因母婴感染，被感染者28.6%为女性。

5. 病理

HIV⁻感染人体后，直接或间接破坏CD4+T淋巴细胞免疫应答，因此引起其他病毒的浸润引起疾病。

【临床表现】

该病潜伏期比较长，一般在2~10年。

HIV感染后分为4期。

Ⅰ期：急性期。通常发生在初次感染HIV后，少数患者表现为发热、咽痛、盗汗、恶心、呕吐、腹泻、皮疹、关节痛、淋巴结肿大及神经系统症状。这期间血液中可检测到HIV病毒,同时血小板会降低。多数患者临床症状轻微,持续3~14天后缓解。

Ⅱ期:无症状期。可从急性期进入此期,或无明显的急性期症状而直接进入此期。但血清中可检测到HIV病毒。

Ⅲ期:持续性全身淋巴结肿大综合征(PGL)。其特点为:①除腹股沟以外有两个或两个以上部位的淋巴结肿大;②淋巴结直径≥1cm,无压痛,无粘连;③持续时间3个月以上,部分患者持续1年以后淋巴结消退,也有反复肿大。

Ⅳ期:为感染HIV后的最终阶段。此阶段有5种临床表现。①全身性症状:发热,全身不适,乏力,盗汗,食欲减退,体重下降,慢性腹泻,易感冒。全身淋巴结肿大外肝脾也会肿大。这期属于艾滋病综合征(ARS)。②神经系统症状:头痛,抽搐,愚钝,下肢瘫痪。③免疫功能障碍:各种病毒浸润,如念珠菌感染,单纯疱疹病毒感染或带状疱疹病毒感染,肺孢子虫肺炎(puenmocystis carinii),细菌性肺炎,结核或非结核分枝杆菌病,深部真菌感染,巨细胞病毒感染,弓形虫脑病,青霉菌感染,皮肤黏膜或内脏的卡波氏肉瘤、淋巴瘤。

以上是美国疾病防控中心(CDC)的HIV感染分法。目前CDC和WHO提出的HIV感染诊疗分3种。

A种:快速HIV感染,无症状HIV感染和持续性全身淋巴结肿大综合征。

B种:HIV相关免疫缺陷临床症状,即并发症,如肺炎、脑膜炎、肺结核、特发性血小板减少性紫癜、无法解释的疾病。

C种:引起神经系统的各类传染病,因免疫缺陷引起的肿瘤及其他并发症。

【并发症】

(1)肺:患艾滋病毒者70%~80%会患1次或多次肺孢子虫感染。因艾滋病毒感染死亡里将近一半人数均因肺炎感染所致,因此要及时诊断及防治。主要因慢性咳嗽和短期发热、呼吸困难、动脉氧分压降低等症状,只有少数患者肺部可闻及湿啰音。肺部X线检查可见间质性改变,但无特异性。诊断时痰培养和咽拭子可快速诊断。此外巨细胞病毒、结合病毒均可引发肺炎,卡波氏肉瘤也会影响肺部。

(2)消化系统:口腔和咽喉部以疱疹病毒和巨噬细胞常见。可见于口腔炎、咽喉炎和疱疹性咽峡炎。主要症状为吞咽困难或胸骨后热痛。诊断时可借助喉镜。患者胃肠黏膜可见疱疹病毒等和卡波氏肉瘤。同性恋者肛周可见疱疹病毒感染和直肠疱疹病毒。诊断时可借助便常规和肠镜。该患者肝脏以鸟型分枝杆菌病毒浸润引起肿大和ALT上升。

（3）神经系统：该患者出现神经系统症状者达30%~70%。其中有因机会性感染弓形虫脑病、隐球菌脑膜炎、脑白质炎、巨噬细胞病毒感染脑炎和格林–巴利综合征。艾滋病无菌性脑膜炎诊断时除了检测脑脊液外还以头部CT协助诊断。

（4）皮肤和黏膜：卡波氏肉瘤可浸润下肢皮肤和口腔黏膜。呈紫红色或深蓝色紫癜或结节，相互连接成片，外面溃疡。这是一种毒性组织病并且损害淋巴结节和内部脏器。此外可见口腔白色念珠菌感染至鹅口疮，外阴疱疹病毒、尖锐性湿疣感染。

（5）眼部：该病影响眼睛是普遍现象且容易忽略。多见于巨噬细胞感染性视网膜炎、弓形虫性视网膜炎、眼底白斑等。眼部卡波氏肉瘤常损及眼角、眼睑腺、泪腺、结膜、虹膜等。

【诊断】

（1）常规检测：血常规见不同程度的贫血和白细胞下降。尿常规见白蛋白+。

（2）免疫学检查：T淋巴细胞数相应性减少，CD4+T淋巴细胞计数减少。

（3）血清中可检测HIV阳性。

诊断标准

HIV感染的诊断：无论是急性期或慢性期患者均有病人近期内有流行病学史和临床表现，结合实验室HIV抗体为阳性即可确诊。如可疑具备以下≥2个均可考虑该病。

（1）近期体重下降10%以上；

（2）慢性咳嗽或腹泻，>1个月；

（3）原因不明的持续不规则发热，>1个月；

（4）全身淋巴结肿大；

（5）反复发作的单纯疱疹病毒感染或带状疱疹病毒感染；

（6）反复发作的口腔白念珠菌感染。

【鉴别诊断】

原发性CD4+T淋巴细胞减少症与继发性CD4+T淋巴细胞减少的患者，均可能出现与AIDS患者类似的感染症状，但是不会有HIV的感染，而艾滋病患者则有HIV的感染，两者通过HIV抗体检测及抗体筛查试验可以进行鉴别。

【治疗】

一般治疗：蒙医学对该病治疗尚未有系统的报道。因此用蒙医诊治过程和经验较欠缺。但是中医和中西医联合治疗疗效比较满意。故蒙医学以理论正确诊断，辨证实施诊疗方案可得满意的疗效。现代医学认为是HIV病毒感染引起的慢性传染病。蒙医学理论认为是因传染病毒感染的传染热性疾病。病初传染热至血液引起其素希拉热，全身发热，头痛，肌肉和关节疼痛等症状。病毒缓慢浸润损害全身能引起陈旧热，浑浊热。患者发热、全身不适、乏力，甚至全身淋巴结肿大、肝脾肿大，疾病加重后引起肺、神经、胃肠系统等全身各脏器组织并发症。

治疗方案：Ⅰ期或Ⅱ期祛除粘主要选予嘎日迪五味丸、二十九味藁本散、清瘟十二味丸。发热时与病情相结合，选用冰片制剂、天竺黄、红花制剂清除热。如疗效差根据病情予粘泻剂。

Ⅲ期：全身淋巴结节肿大，予祛粘制剂外，可用治疗粘结节诊疗方案治疗，如嘎日迪五味丸加孟根乌苏（制）、棘豆、云香、文冠木制剂用酒送服，或者予嘎日迪五味丸用诃子十味散或益智温肾十味丸配合治疗。云香十五味丸可祛粘、吸收黄水。

Ⅳ期：陈旧热时先予润僵五味汤、调元大补二十五味汤散，后予清热二十五味丸用肋柱花六味散或调元大补二十五味汤散服用。后根据体能予诃子五味泻剂用蜂蜜水空腹服用。浊热时予清热二十五味丸用文冠木四味汤散服用，用三子散持续泻药清热。调理体能、收纳散热时予调元大补二十五味汤散，旺体能时予五根油剂。同时予祛粘制剂。

目前全球仍没有较好的治疗方案，现代医学认为早期予抗病毒治疗为关键且能减轻病情、减少感染机会及消肿。

【预防】

（1）传染源的管理：高危人群应定期检测HIV抗体，医疗卫生部门发现感染者应及时上报，并应对感染者进行HIV相关知识的普及，以避免传染给其他人。感染者的血液、体液及分泌物应进行消毒。①传染病毒永久存在且没有症状依然具有传染性。②感染者的血液、体液及分泌物禁止使用。③必须用避孕套或禁止怀孕。④用过的针必须严格消毒，就诊时不能隐瞒HIV感染病史。

（2）切断传播途径：避免不安全的性行为，禁止性乱交。严格筛选供血人员，严格检查血液制品，推广使用一次性注射器。严禁注射毒品，尤其是共用针具注射毒品。不共用牙具或剃须刀。不到非正规医院进行检查及治疗。

（3）保护易感人群：提倡婚前、孕前体检。对HIV阳性的孕妇应进行母婴阻断。医务人员严格遵守医疗操作程序，避免职业暴露。目前全球许多国家研究疫苗，一部分已经进入临床试验阶段。我国研究HIV疫苗已经进入使用阶段。

【护理】

艾滋病是一种慢性、进行性、致死性传染病，需要经过专业培训的护理人员。除注意HIV的消毒隔离外，还应针对患者的并发症的不同病原，做好呼吸道、体液及接触隔离。要严格无菌操作，严格消毒隔离；接触患者的血液和体液时，应带好手套、口罩或防护眼镜，穿好隔离衣，做好自我防护。

【预后】

一部分HIV感染，无症状者潜伏期为10年以上。如诊断艾滋病预后不良，平均生存率为12~18个月。

第三章 治疗肺病及新冠肺炎蒙药研究

第一节 基于数据挖掘蒙医治疗
肺部疾病方剂的用药规律分析

蒙医药是蒙古族人民与自然和疾病长期的斗争实践中创造、积累、精选出的具有独特风格的经验结晶,是蒙古族文化的重要组成部分[1]。蒙医药历史源远流长,至今已有上千年的历史,在其漫长的发展过程中,蒙医药吸收了中医药、藏医药、印度医药等其他民族医药体系的精华,逐渐形成了具有民族特点、地域特色的理论体系。本节运用R语言技术,利用频数分析、聚类分析、关联规则分析等统计方法,深入挖掘蒙医治疗肺部疾病方药的配伍规律,以期为蒙医治疗肺部疾病的临床决策和科学诊治提供可信的依据。

一、资料与方法

（一）数据来源

以《甘露四部》[2]、《蒙医金匮》[3]、《中华人民共和国卫生部药品标准》（蒙药分册）（1998年版）[4]、《内蒙古蒙药制剂规范》[5]所收录的蒙医治疗肺部疾病的方剂为分析资料建立数据库。

（二）统计分析

通过Excel 2013建立蒙医治疗肺部疾病方药数据库,对数据库中的蒙药进行分类排序。对蒙药方剂中单味药的功效、药性、药味使用情况等进行分析,使用

RStudio软件对高频药物采用聚类分析、关联规则分析等进行统计学处理。

二、结果

(一)高频蒙药频数、频率分析

在《甘露四部》中,纳入分析的12首方剂涉及蒙药59味,药物出现频数总计144次,其中使用频次大于等于2次的有28味蒙药,使用频次最高的是天竺黄、栀子,共使用了8次,使用频率为5.56%。其次为诃子、甘草,使用频次为7次,使用频率为4.86%。第3位为瞿麦、川楝子、红花,使用频次为6次,使用频率为4.17%。具体见图3-1-1。

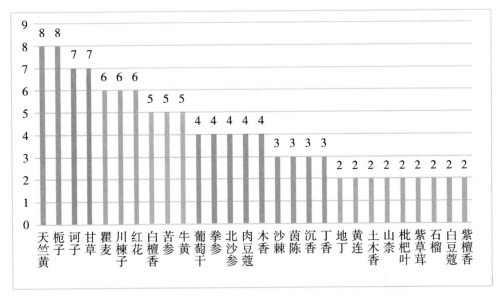

图3-1-1　《甘露四部》中蒙医治疗肺部疾病方剂使用频率前28位的药物

在《蒙医金匮》中,纳入分析的105首方剂涉及蒙药183味,药物出现频数总计999次,其中使用频次大于等于10次的有23味蒙药,使用频次最高的是天竺黄,共使用了54次,使用频率为5.40%。其次为木香,使用频次为45次,使用频率为4.50%。第3位为甘草,使用频次为43次,使用频率4.30%。具体见图3-1-2。

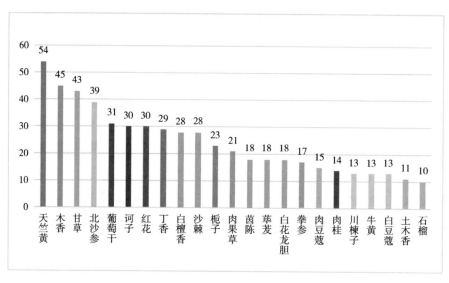

图3-1-2 《蒙医金匮》中蒙医治疗肺部疾病方剂使用频率前23位的药物

在《中华人民共和国卫生部药品标准》（蒙药分册）（1998年版）中，纳入分析的14首方剂涉及蒙药61味，药物出现频数总计158次，其中使用频次大于等于2次的有31味蒙药，使用频次最高的是拳参，共使用了9次，使用频率为5.70%。其次为红花、石膏、甘草，使用频次为8次，使用频率为5.06%。第3位为木香，使用频次为7次，使用频率4.43%。具体见图3-1-3。

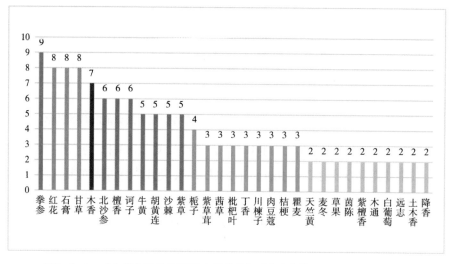

图3-1-3 《中华人民共和国卫生部药品标准》（蒙药分册）（1998年版）
中蒙医治疗肺部疾病方剂使用频率前31位的药物

在《内蒙古蒙药制剂规范》中，纳入分析的16首方剂涉及蒙药65味，药物出现频数总计151次，其中使用频次大于等于2次的有26味蒙药，使用频次最高的是甘草，共使用了11次，使用频率为7.28%。其次为红花，使用频次为8次，使用频率为5.30%。第3位为木香、北沙参、檀香、白葡萄，使用频次为7次，使用频率4.64%。具体见图3-1-4。

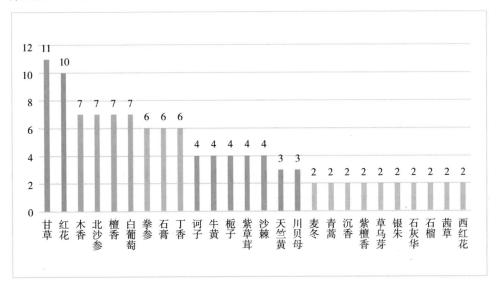

图3-1-4　《内蒙古蒙药制剂规范》中蒙医治疗肺部疾病方剂使用频率前26位的药物

（二）高频蒙药功效分析

根据《中国医学百科全书·蒙医学》[6]、《内蒙古蒙药材标准（1986年版）》、《中华本草（蒙药卷）》[7]分类标准，对纳入标准的高频药物功效进行统计分析。

在《甘露四部》中，对纳入标准的高频药物（使用频次≥2）功效进行统计分析。整理得出28味蒙药涵盖6种功效，总频次113次。其中使用频次最多的前3类药是清热药（49%，43%，36%），止咳化痰补肺药（31%，27%，43%），镇赫依药（12%，10%，62%）。见图3-1-5。

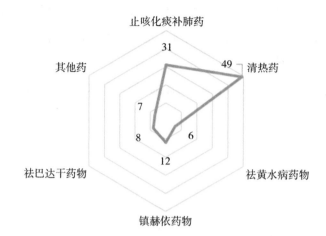

图3-1-5 《甘露四部》中蒙医治疗肺部疾病高频药物功效雷达图

在《蒙医金匮》中，对纳入标准的高频药物（使用频次≥5）功效进行统计分析。整理得出23味蒙药涵盖6种功效，总频次561次。其中使用频次最多的前3类药是止咳化痰补肺药（269%，47%，95%），清热药（94%，16%，76%），镇赫依药（82%，14%，62%）。见图3-1-6。

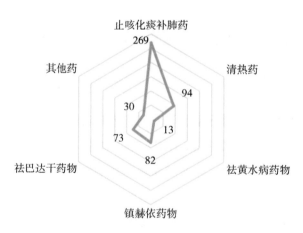

图3-1-6 《蒙医金匮》中蒙医治疗肺部疾病高频药物功效雷达图

在《中华人民共和国卫生部药品标准》（蒙药分册）（1998年版）中，对纳入标准的高频药物（使用频次≥2）功效进行统计分析。整理得出31味蒙药涵盖6种功效，总频次126次。其中使用频次最多的前3类药是清热药（61%，48%，41%），止咳化痰补肺药（39%，30%，95%），镇赫依药（10%，7%，94%）。见图3-1-7。

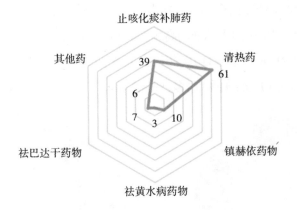

**图3-1-7　《中华人民共和国卫生部药品标准》（蒙药分册）（1998年版）
中蒙医治疗肺部疾病高频药物功效雷达图**

在《内蒙古蒙药制剂规范》中，对纳入标准的高频药物（使用频次≥2）功效进行统计分析。整理得出26味蒙药涵盖6种功效，总频次111次。其中使用频次最多的前3类药是清热药（53%，47%，75%），止咳化痰补肺药（35%，31%，53%），祛巴达干药（9%，8%，11%）。见图3-1-8。

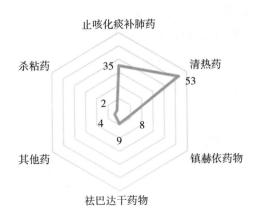

图3-1-8　《内蒙古蒙药制剂规范》中蒙医治疗肺部疾病高频药物功效雷达图

（三）高频蒙药药性、药味分析

根据《中国医学百科全书·蒙医学》《内蒙古蒙药材标准（1986年版）》《中华本

草（蒙药卷）》分类标准，对纳入标准的高频药物药性、药味进行统计分析，如果一味蒙药有多个药性、药味，则全部统计在内。

在《甘露四部》中，对纳入标准的高频药物（使用频次≥2）药性、药味进行统计分析。在28味蒙药中，累计出现110次药性，134次药味。可以看出药性以凉（57次；52%）为主，药味以苦（71次；41%）居多。见图3-1-9。

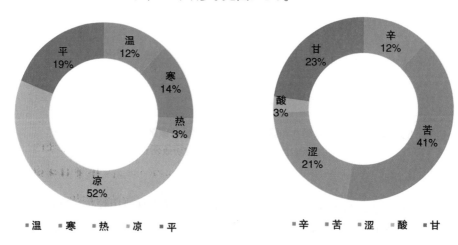

图3-1-9　《甘露四部》中蒙医治疗肺部疾病高频药物药性、药味图

在《蒙医金匮》中，对纳入标准的药物（使用频次≥5）药性、药味进行统计分析。在55味蒙药中，累计出现676次药性，1181次药味。可以看出药性以凉（315次；47%）为主，药味以苦（382次；32%）居多。见图3-1-10。

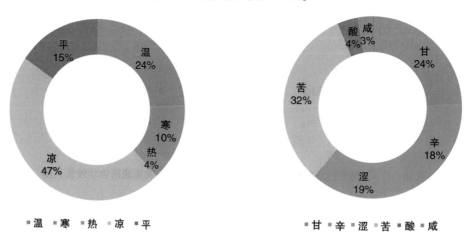

图3-1-10　《蒙医金匮》中蒙医治疗肺部疾病高频药物药性、药味图

在《中华人民共和国卫生部药品标准》（蒙药分册）中，对纳入标准的药物（使用频次≥2）药性、药味进行统计分析。在31味蒙药中，累计出现123次药性，174次药味。可以看出药性以凉（68次；58%）为主，药味以苦（77次；39%）居多。见图3-1-11。

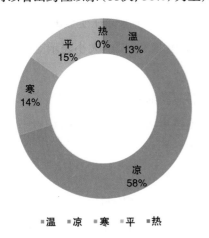
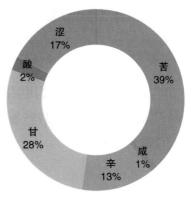

图3-1-11　《中华人民共和国卫生部药品标准》（蒙药分册）
中蒙医治疗肺部疾病高频药物药性、药味图

在《内蒙古蒙药制剂规范》中，对纳入标准的药物（使用频次≥2）药性、药味进行统计分析。在25味蒙药中，累计出现107次药性，176次药味。可以看出药性以凉（59次；55%）为主，药味以甘（63次；36%）居多。见图3-1-12。

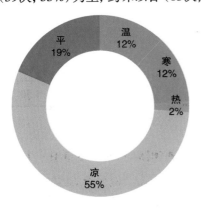
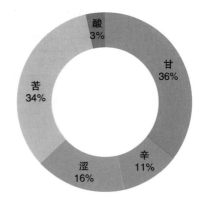

图3-1-12　《内蒙古蒙药制剂规范》中蒙医治疗肺部疾病高频药物药性、药味图

（四）关联规则分析

使用R语言的arules程序包进行关联规则分析，并使用Apriori建模进一步挖掘药物之间的配伍关系。设置参数：支持度为0.2，置信度为0.85。在生成的关联规则图中，圆形的颜色深度表示提升度，颜色越深，提升度越高。圆的大小表示支持度，圆越大，支持度越高。

在《甘露四部》中，将使用频次≥2的28味高频药物建立数据库，利用R语言技术分析其关联规则，共获得755条关联规则。按支持度大小，前10位关联规则如表3-1-1、图3-1-13所示。

表3-1-1　《甘露四部》中高频药物组合关联规则分析

序号	药物	支持度（%）	置信度（%）	提升度
1	川楝子→诃子	50.00	100	1.71
2	川楝子→栀子	50.00	100	1.50
3	甘草→天竺黄	50.00	85.71	1.29
4	诃子→栀子	50.00	85.71	1.29
5	拳参→栀子	50.00	100	1.50
6	诃子、川楝子→栀子	50.00	100	1.50
7	栀子、川楝子→诃子	50.00	100	1.71
8	诃子、栀子→川楝子	50.00	100	2.00
9	苦参→天竺黄	41.67	100	1.50
10	檀香→天竺黄	41.67	100	1.50

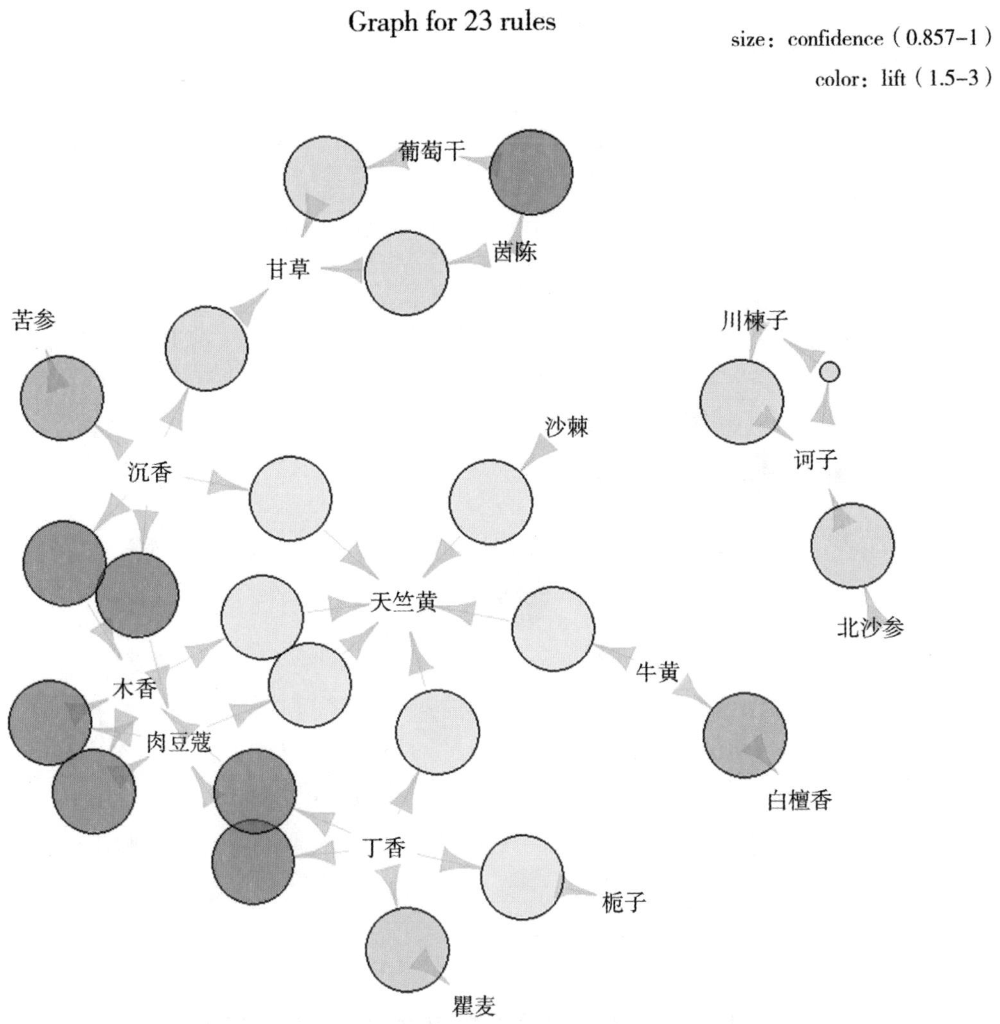

图3-1-13（a）　《甘露四部》中高频药物关联规则图

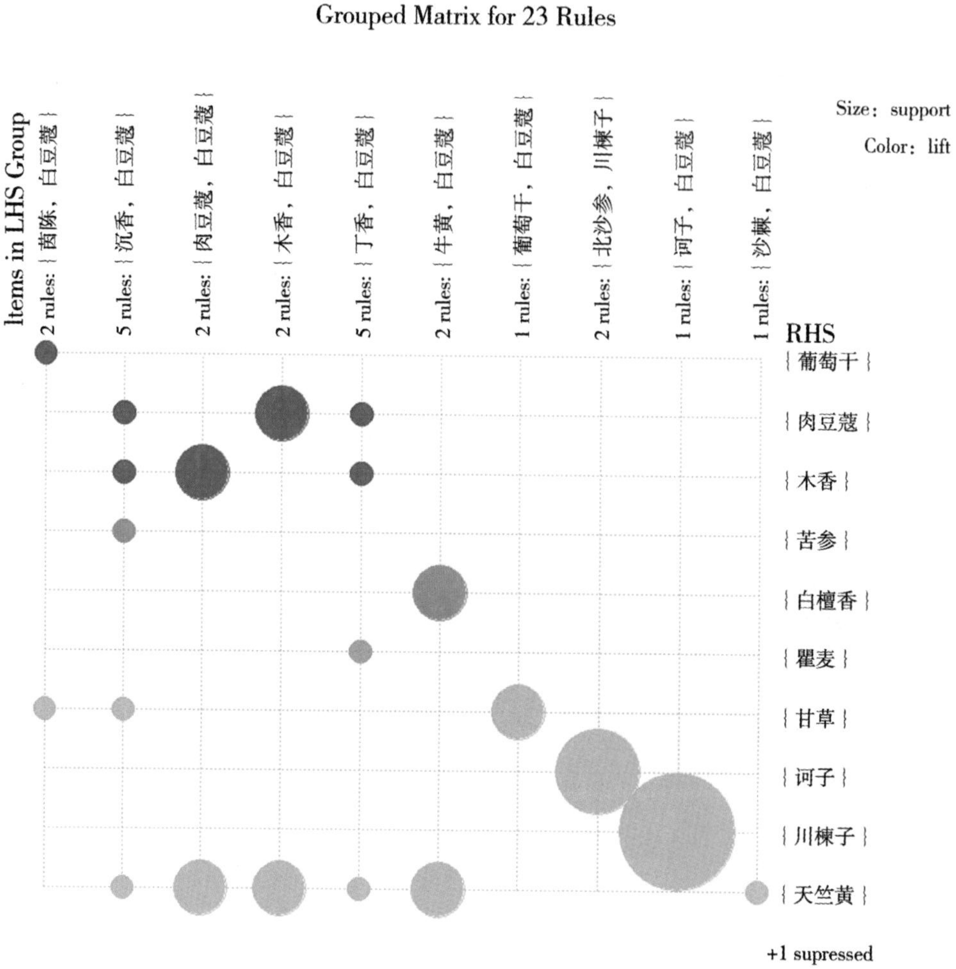

Grouped Matrix for 23 Rules

图3-1-13（b） 《甘露四部》中高频药物关联规则组合矩阵图

在《蒙医金匮》中，将使用频次≥5的47味高频药物建立数据库，利用R语言技术分析其关联规则，共获得2条关联规则。关联规则如表3-1-2、图3-1-14所示。

表3-1-2 《甘露四部》中高频药物组合关联规则分析

序号	药物	支持度（%）	置信度（%）	提升度
1	红花→天竺黄	26.67	93.33	1.81
2	檀香→天竺黄	25.71	96.43	1.88

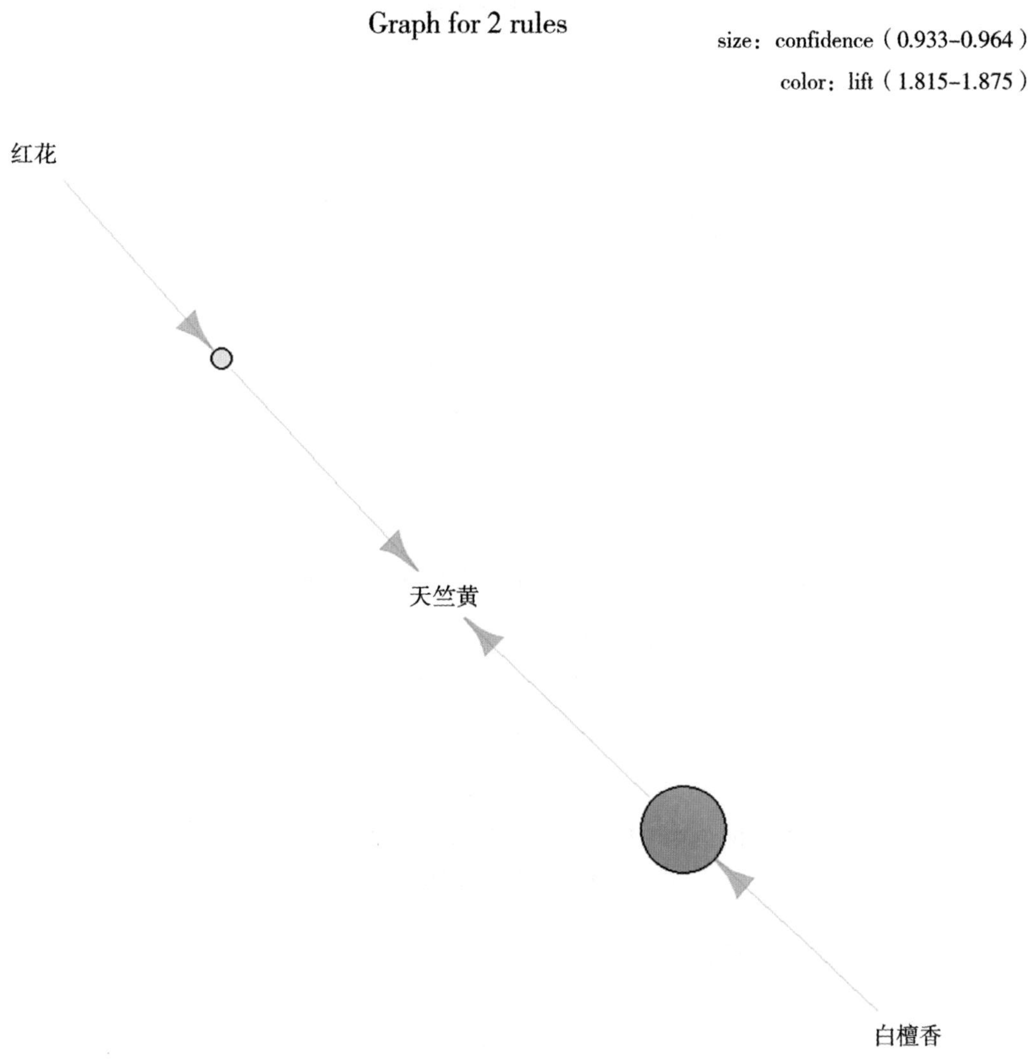

Graph for 2 rules

size：confidence（0.933–0.964）

color：lift（1.815–1.875）

红花

天竺黄

白檀香

图3-1-14（a）　《蒙医金匮》中高频药物关联规则图

Grouped Matrix for 2 Rules

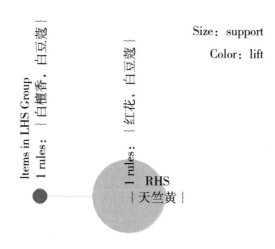

Size：support
Color：lift

图3-1-14（b） 《蒙医金匮》中高频药物关联规则组合矩阵图

在《中华人民共和国卫生部药品标准》（蒙药分册）中，将使用频次≥2的30味高频药物建立数据库，利用R语言技术分析其关联规则，共获得1775条关联规则。按支持度大小，前10位关联规则如表3-1-3、图3-1-15所示。

表3-1-3 《中华人民共和国卫生部药品标准》（蒙药分册）
中高频药物组合关联规则分析

序号	药物	支持度（%）	置信度（%）	提升度
1	木香→石膏	50.00	1.00	1.75
2	牛黄→红花	42.85	1.00	1.75
3	檀香→红花	42.85	1.00	1.75
4	诃子→木香	42.85	1.00	2.00
5	诃子→石膏	42.85	1.00	1.75
6	诃子、石膏→木香	42.85	1.00	2.00
7	胡黄连→红花	35.71	1.00	1.75
8	沙棘→拳参	35.71	1.00	1.56
9	牛黄、檀香→红花	35.71	1.00	1.75
10	木香、甘草→石膏	35.71	1.00	1.75

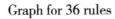

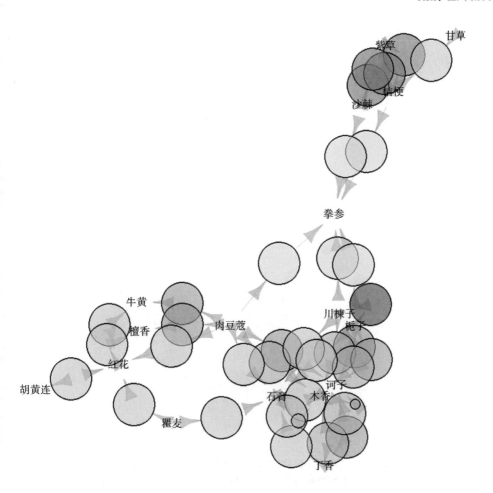

图3-1-15（a）　《中华人民共和国卫生部药品标准》（蒙药分册）
　　　　　　　中高频药物关联规则图

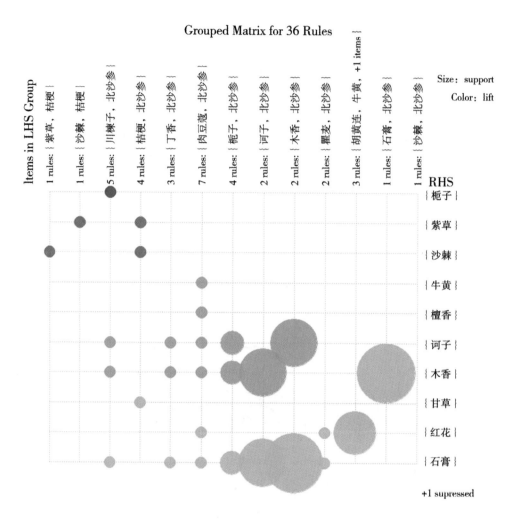

图3-1-15（b） 《中华人民共和国卫生部药品标准》（蒙药分册）
中高频药物关联规则组合矩阵图

在《内蒙古蒙药制剂规范》中，将使用频次≥2的26味高频药物建立数据库，利用R语言技术分析其关联规则，共获得655条关联规则。按支持度大小，前10位关联规则如表3-1-4、图3-1-16所示。

表3-1-4 《内蒙古蒙药制剂规范》中高频药物组合关联规则分析

序号	药物	支持度（%）	置信度（%）	提升度
1	白葡萄→甘草	46.67	1.00	1.36

续表

序号	药物	支持度（%）	置信度（%）	提升度
2	红花→甘草	46.67	87.51	1.19
3	丁香→甘草	40.00	1.00	1.36
4	石膏→甘草	40.00	1.00	1.36
5	檀香→甘草	40.00	85.71	1.17
6	白葡萄→红花	40.00	85.71	1.61
7	北沙参→甘草	40.00	85.71	1.17
8	木香→甘草	40.00	85.71	1.17
9	白葡萄、红花→甘草	40.00	1.00	1.36
10	红花、石膏→甘草	33.33	1.00	1.36

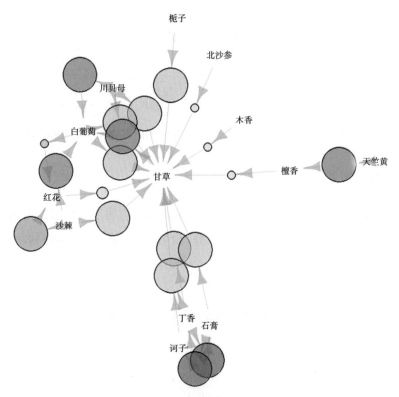

Graph for 20 rules

size：confidence（0.857–1）
color：lift（1.169–2.5）

图3-1-16（a）　《内蒙古蒙药制剂规范》中高频药物关联规则图

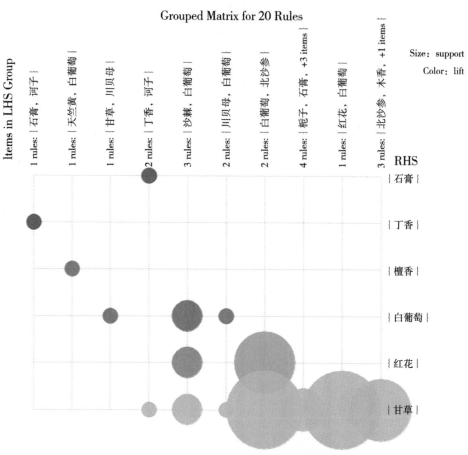

图3-1-16（b）　《内蒙古蒙药制剂规范》中高频药物关联规则组合矩阵图

（五）聚类分析

在《甘露四部》中，将使用频次≥2的28味高频药物建立数据库，采用R语言层次聚类算法对28种高频核心蒙药进行聚类，设置聚为5类，生成聚类树状图，如表3-1-5、图3-1-17所示。

表3-1-5　《甘露四部》中高频药物聚类树状图具体分类

类别	药物
C1	栀子、瞿麦、北沙参、诃子、川楝子
C2	丁香、沉香、肉豆蔻、木香
C3	天竺黄、甘草、沙棘、葡萄、茵陈

续表

类别	药物
C4	山奈、土木香、苦地丁、黄连、拳参、紫檀香、苦参、檀香、牛黄
C5	枇杷叶、紫草茸、红花、石榴、白豆蔻

Cluster Dendrogram

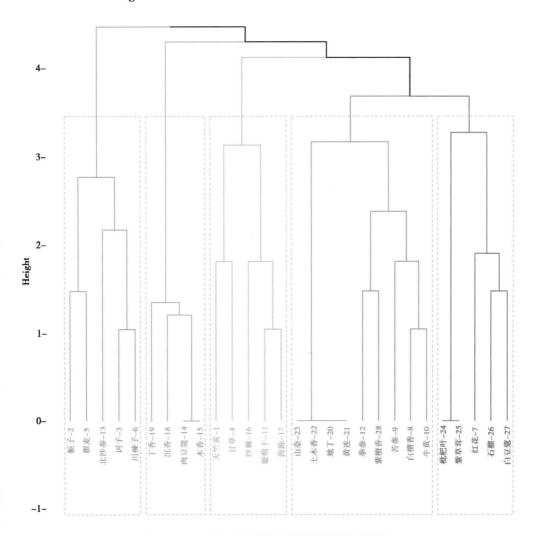

图3-1-17　《甘露四部》中高频药物聚类树状图

在《蒙医金匮》中，将使用频次≥5的47味高频药物建立数据库，采用R语言层次聚类算法对47种高频核心蒙药进行聚类，设置聚为6类，生成聚类树状图，如表3-1-6、图3-1-18所示。

表3-1-6 《蒙医金匮》中高频药物聚类树状图具体分类

类别	药物
C1	北沙参、天竺黄、红花、白檀香
C2	甘草、葡萄干
C3	木香、沙棘、肉草果
C4	诃子、栀子、川楝子
C5	丁香、茵陈、白花龙胆、拳参
C6	肉豆蔻、白豆蔻、荜茇、肉桂、紫草、茜草、紫草茸、蜂蜜、水银、硼砂、硫黄、犀角、羚羊角、木通、香附、绿绒蒿、西红花、地锦草、冰片、麝香、苦参、石榴、秦艽、紫檀香、草果、黄连、沉香、牛黄、土木香、苦地丁、瞿麦

Cluster Dendrogram

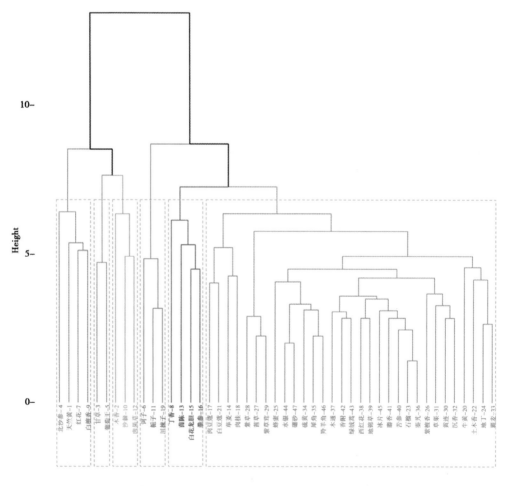

图3-1-18 《蒙医金匮》中高频药物聚类树状图

在《中华人民共和国卫生部药品标准》（蒙药分册）中，将使用频次≥2的30味高频药物建立数据库，采用R语言层次聚类算法对30种高频核心蒙药进行聚类，设置聚为5类，生成聚类树状图，如表3-1-7、图3-1-19所示。

表3-1-7 《中华人民共和国卫生部药品标准》（蒙药分册）
中高频药物聚类树状图具体分类

类别	药物
C1	牛黄、红花、檀香、天竺黄、麦冬、胡黄连、瞿麦
C2	诃子、石膏、木香
C3	北沙参、拳参、甘草
C4	紫草、土木香、枇杷叶、沙棘、桔梗
C5	紫草茸、栀子、川楝子、茜草、木通、肉豆蔻、丁香、草果、紫檀香、降香、茵陈、远志

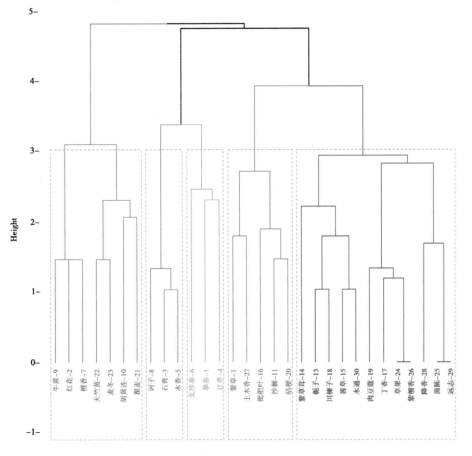

图3-1-19 《中华人民共和国卫生部药品标准》（蒙药分册）中高频药物聚类树状图

在《内蒙古蒙药制剂规范》中，将使用频次≥2的26味高频药物建立数据库，采用R语言层次聚类算法对26种高频核心蒙药进行聚类，设置聚为5类，生成聚类树状图，如表3-1-8、图3-1-20所示。

表3-1-8　《内蒙古蒙药制剂规范》中高频药物聚类树状图具体分类

类别	药物
C1	木香、檀香、石膏、丁香、甘草、红花、白葡萄
C2	紫草茸、茜草、北沙参、拳参
C3	牛黄、天竺黄、麦冬
C4	紫檀香、银朱、石灰华、青蒿、沉香、诃子、草乌芽
C5	川贝母、石榴、栀子、沙棘、西红花

Cluster Dendrogram

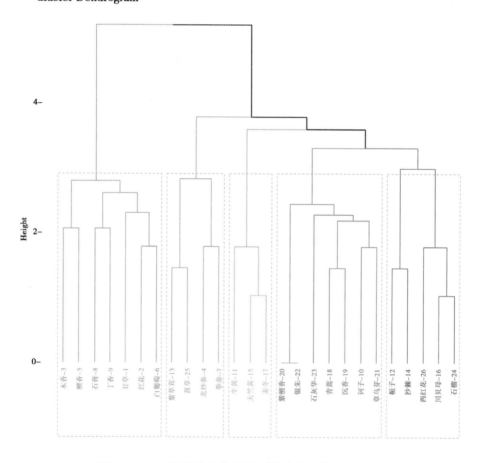

图3-1-20　《内蒙古蒙药制剂规范》中高频药物聚类树状图

三、讨论

本研究通过收集整理《甘露四部》、《蒙医金匮》、《中华人民共和国卫生部药品标准》（蒙药分册）、《内蒙古蒙药制剂规范》等书籍中蒙医治疗肺病的方剂进行数据分析。运用频度分析、关联规则分析、聚类分析等方法，挖掘众多张方剂中隐藏的方剂用药规律，从而分析历代医家的临床经验，为继承经典方剂精华奠定基础。

（一）频数分析

从用药频次分析可知，蒙药治疗肺部疾病的用药种类繁多，但分布相对集中，主要有栀子、天竺黄、诃子、甘草、木香、拳参、红花、石膏、檀香等。从18世纪到19世纪（从《甘露四部》到《蒙医金匮》），用药主要以栀子、天竺黄、诃子为主，尤其是天竺黄的使用远远超过其他药物。从20世纪到21世纪（从《中华人民共和国卫生部药品标准》（蒙药分册）到《内蒙古蒙药制剂规范》），用药以甘草、木香、拳参和红花为主，其中甘草的应用越来越广泛。天竺黄味甘，性凉，效软、柔、重、钝，有清热止咳的功效，常用于治疗肺热、慢性支气管炎、肺脓病。《论说医典》[8]记载天竺黄治诸肺病，清伤热。同时以天竺黄为主药的肺热普清散可有效治疗小儿肺热病。甘草味甘，性平，效稀、软、柔、轻，具有止咳祛痰的功效，可用于治疗肺热、哮喘、咳嗽、肺脓疡等肺部疾病。《医药月帝》[9]记载甘草清热，祛肺病。其中以甘草为核心药物的蒙医经典验方北沙参四味，具有清热、止咳的主要功效，临床上主要治疗肺热、气喘、咳嗽、痰呈黄色或带血、血热引起的肺部作痛、肺感冒等。

（二）性味分析

用蒙医寒热病理论分类时肺病为热性疾病，因此患肺病时，患者多有体温升高、咽痛、口干舌燥等症状，因此在治疗中也多用味苦、性凉的药来平衡寒热体质。这与本节的研究结果大体上保持一致，本节发现蒙医治疗肺部疾病，在用药药性方面，主要以苦、凉为主，到近代（《中华人民共和国卫生部药品标准》（蒙药分册）、《内蒙古蒙药制剂规范》）因甘草应用越来越广泛，在药性方面，以甘、苦、凉为主。

（三）功效分析

蒙医治疗肺病历史悠久，《蓝琉璃》中记载"肺与呼吸两者依靠于气"[10]，蒙医五元素论中肺属气，蒙医体质三根中气属赫依，因此肺病常伴发赫依强盛的症状，如患"敖西根哈伦（肺炎）"病时除了咳嗽外还伴有赫依引起的心慌、心悸、失眠等症状。同时在蒙医阴阳分类时，肺虽属阳，但因胸腔属巴达干部位，行径也属巴达干，所以蒙医在肺部疾病治疗中也多用祛巴达干类蒙药。因此蒙医治疗肺部疾病临床用药方面，除了用止咳化痰补肺药与清热药以外还加用镇赫依的药、祛巴达干类蒙药来治疗疾病。

（四）关联规则分析

关联规则分析结果显示，蒙药治疗肺部疾病的常用药物配伍有川楝子配伍诃子、栀子，天竺黄配伍红花、甘草、檀香，红花配伍牛黄、檀香，甘草配伍红花、丁香，由此可以看出蒙医治疗肺部疾病，由以前的以止咳化痰补肺药与清热药为主，到后期添加以养阴润肺药与调节肺气药的变化。

（五）聚类分析

在《甘露四部》中，将28味高频蒙药聚为5类后发现，前3类用药主要以止咳化痰补肺药（北沙参、天竺黄、甘草、沙棘、葡萄、茵陈）与镇赫依药物（丁香、沉香、肉豆蔻）为主，第四类与第五类用药主要以清热药（土木香、苦地丁、黄连、拳参、紫檀香、苦参、檀香、牛黄、枇杷叶、紫草茸、红花）为主。

在《蒙医金匮》中，将使用频次≥5的47味高频蒙药聚为6类后发现，前5类用药主要以止咳化痰补肺药为主（北沙参、天竺黄、甘草、葡萄干、沙棘、肉草果、茵陈、白花龙胆、拳参），第6类主要以镇赫依药物（肉豆蔻、白豆蔻、肉桂、沉香、草果）与清热药（紫草、茜草、紫草茸、瞿麦、苦地丁、土木香、牛黄、黄连、紫檀香、苦参、冰片、西红花）为主，佐以祛巴达干药物（荜茇、石榴）。

在《中华人民共和国卫生部药品标准》（蒙药分册）中，将30味高频蒙药聚为5类后发现，第1、3、4类用药全部都为清热药（牛黄、红花、檀香、麦冬、胡黄连、瞿麦、紫草、土木香、枇杷叶）与止咳化痰补肺药（天竺黄、北沙参、拳参、甘草、沙棘、桔梗）。第2、5类用药主要为清热药（诃子、紫草茸、栀子、茜草、木通、紫檀香）、镇赫依药物（肉豆蔻、丁香、草果、降香）、祛巴达干药物（木香）。

在《内蒙古蒙药制剂规范》中，将26味高频蒙药聚为5类后发现，第2、3、4类用药主要以清热药为主（紫草茸、茜草、拳参、牛黄、麦冬、紫檀香、银朱、石灰华、青蒿）。第1、5类用药多用祛巴达干药物（木香、石榴）、止咳化痰补肺药（甘草、白葡萄、川贝母、沙棘）。

综上所述，我们通过频率分析、关联规则分析和聚类分析等方法研究蒙医治疗肺部疾病的经典方剂。通过该方法，我们确定了蒙医治疗肺部疾病的主要用药规律与常用药对组合，本节研究结果可为蒙医在临床中治疗肺部疾病提供参考。

参考文献

[1]张春红, 赵志英, 哈斯巴特尔, 等. 蒙药——从传统实践到科学发展［J］. 中国中药杂志, 2015, 40（13）: 2492-2495.

[2]伊喜巴拉珠尔. 甘露四部［M］. 赤峰: 内蒙古科学技术出版社, 2015: 169-612.

[3]扎玛巴拉朝伊吉丹金帕日赖. 蒙医金匮［M］. 呼和浩特: 内蒙古人民出版社, 1977: 213-240.

[4]中华人民共和国卫生部药典委员会.中华人民共和国卫生部药品标准·蒙药分册, 1998.

[5]内蒙古自治区食品药品监督管理局. 内蒙古蒙药制剂规范［M］.呼和浩特: 内蒙古人民出版社, 2007.

[6]蒙医学编辑委员会. 中国医学百科全书·蒙医学［M］. 上海: 上海科学技术出版社, 1993: 40-41.

[7]国家中医药管理局《中华本草》编委会. 中华本草·蒙药卷［M］. 上海: 上海科学技术出版社, 2004.

[8]宇妥·元丹贡布.四部医典［M］.李永年, 译. 北京: 人民卫生出版社, 1983.

[9]哲里木盟蒙医研究所. 医药月帝［M］. 赤峰: 内蒙古科学技术出版社, 1985.

[10]第司·桑吉嘉措. 蓝琉璃［M］. 呼和浩特: 内蒙古人民出版社, 1999.

第二节　18世纪到近代蒙医经典书籍中载录的蒙医治疗肺病的临床经典方药

《甘露四部》

名称	组成	功能主治
阿日勒嘎格其萨日	天竺黄、红花、白檀香、牛黄、地丁、瞿麦、黄连、船型乌头（制）、诃子、川楝子、栀子、土木香、山奈、珍珠杆、苦参各等份	清热润肺；各种肺热
乌讷根奥希格-25	白檀香、牛黄、地丁、瞿麦、黄连、船型乌头（制）、天竺黄、红花、诃子、川楝子、栀子、土木香、苦参、山奈、珍珠杆、葡萄干、沙棘、甘草、白花龙胆、茵陈、拳参、狐肺、孜然芹、肉果草、草乌叶各等份	润肺，止咳，祛巴达干；各种肺病
素纳日-7音汤	诃子、川楝子、栀子、枇杷叶、紫草茸、茜草、北沙参各等份	清热润肺；各种肺病
乌西根阿那日-8	石榴15g、白豆蔻5g、阿魏5g、红花5g、干姜10g、荜茇10g、白胡椒10g、赤盐10g	祛寒润肺；肺赫依引起的各种疾病
朱力根其木格-15	白花龙胆150g、沉香40g、广枣50g、白檀香25g、肉豆蔻50g、天竺黄90g、北沙参55g、木香60g、苦参75g、丁香30g、诃子60g、川楝子25g、栀子125g、瞿麦65g、甘草40g	清瘟解毒，清热润肺；肺热感冒引起的音哑，咳嗽
阿嘎如-11	沉香、肉豆蔻、栀子、白花龙胆、瞿麦、苦参、沙参、甘草、木香、丁香、天竺黄各等份	清热润喉；肺热入喉，吞咽困难，巴达干赫依聚胸引起的哮喘
朱岗-5	天竺黄50g、葡萄干100g、沙棘25g、茵陈25g、甘草50g	清热润肺；各种肺病
阿拉坦贝日-12	金腰子、波棱瓜子、船型乌头（制）、瞿麦、茵陈、北沙参、甘草、葡萄干、诃子、川楝子、栀子各等份	平里寒热，润肺止咳；各种肺合病，聚合病
乌西根哈伦尼塔勒哈	天竺黄27.5g、牛黄7.5g、番红花7g、白檀香5g、紫檀香5g、拳参24g、摩香2g、没药5g、草乌芽10g、诃子25g、木香15g、甘草16.5g、银朱27.5g、北沙参16g、沉香15g、肉豆蔻15g、苦参15g、蒜炭15g	清肺热；各种热性肺病

续表

名称	组成	功能主治
乌珠木–7	葡萄干15g，天竺黄10g，红花5g，甘草10g，香附子10g，肉桂5g，石榴5.5g	祛痰止咳；肺病引起的咳嗽，呼吸困难等症
贺日斯音额布日–25	犀角5g，鹿茸5g，肉豆蔻7.5g，白豆蔻25g，草果45g，丁香25g，天竺黄10g，红花40g，紫檀香40g，白檀香40g，木香40g，乳香10g，木棉花蕊25g，木棉花25g，决明子10g，苘麻子40g，绿绒蒿40g，孜然芹25g，瞿麦10g，牛黄10g，拳参5g，栀子40g，沙棘10g，白糖适量	清肺祛希拉；希拉病引起的新陈肺病，肺脓肿，希拉乌苏病等症
素纳日–7音汤	诃子、川楝子、栀子、紫草茸、拳参、枇杷叶、沙参各等份	清肺热；八种肺病

《蒙医金匮》

名称	组成	功能主治
阿嘎如–19	土木香、苦参、珍珠杆、山奈、诃子、川楝子、栀子、沉香、白木香、降香、马钱子（制）、广枣、肉豆蔻、丁香、黄连、木棉花蕊、旋覆花、木香、毛连菜各等份	镇赫依平喘；赫依病哮喘
阿拉坦贝日–12	金腰子、波棱瓜子、船型乌头（制）、瞿麦、茵陈、北沙参、甘草、葡萄干、诃子、川楝子、栀子各等份	平里寒热，润肺止咳；各种肺合病，聚合病
阿拉坦乎乎日–6	雄黄（制）、没药、石花、硫黄（制）、木香、火漆各等份	祛巴达干，排脓；肺脓肿
阿日查–11	柏叶、诃子、川楝子、栀子、干姜、荜茇、黑胡椒、酸藤果、松子、娑罗子、荜茇各一份，白糖或炼蜜等份	润肺止咳；各种肺病，尤其对肺痨有特效
阿如日–12	诃子、龙骨、地丁、水菖蒲、麝香、没药、角茴香、苦参、马钱子（制）、丁香、甘草、葡萄干各等份	清热解毒，止咳祛痰；热病引起的头痛，寒战，咳嗽等症
阿如日–12	诃子、白檀香、北沙参、天竺黄、照山白、木香、白云香、肉果草、犀角、鹰粪、石菖蒲、白秦艽、牛奶各等份	清热，润肺；防止肺脓肿复发
阿如日–3	诃子、干姜、香附子各等份	平喘止咳；呼吸困难，寒性肺病
阿如日–4音汤	诃子、川楝子、栀子、关木通各等份	平里寒热；肺痨
阿如日–5	诃子、天竺黄、绿绒蒿、草乌芽、北沙参各等份	清肺热，祛巴达干；肺热，肺脓肿，肺感冒
阿如日–6	金色诃子、秦艽花、块茎糖苏、拳参、杉叶藻、丁香各等份	清瘟，理肺；感冒相搏入肺
阿如日–7	金色诃子、天竺黄、甘草、北沙参、块茎糖苏、白檀香、丁香各等份	清瘟，止咳；感冒相搏引起的咳嗽

续表

名称	组成	功能主治
阿如日-8	诃子、白檀香、北沙参、天竺黄、照山白、木香、白云香、肉果草各等份	清热，润肺；肺脓肿后期防止复发
阿如日音陶苏	诃子、川楝子、栀子、酥油、蜂蜜各等份，加肉豆蔻、丁香、甘草、木香各等份	润肺，止咳；赫依病引起的咳嗽
阿扎日嘎那-4	莲座蓟、娑罗子、丝瓜子、白芥子各等份	排脓；肺脓肿
敖日秧古-5音汤	关木通、北沙参、瞿麦、檀香、地丁各等份	清肺热；肺热
巴豆音那布其-4	巴豆叶炭、干姜、荜茇、黑胡椒各等份，红糖、芝麻油适量	润肺，止咳；肺痨陈咳不愈
巴嘎浩合音乃日勒塔	肉果草、沙棘、木香、白糖各等份	祛巴达干；肺脓肿
巴亚格-11	肉果草、天竺黄、红花、白檀香、紫檀香、瞿麦、木香、茵陈、北沙参、关木通、地丁、白糖	排脓；肺脓肿
巴亚格-5	肉果草、茵陈、北沙参、翼首草、木香	解毒，排脓；肺脓肿
巴亚格-6	肉果草、木香、沙棘、荜茇、甘草、栀子	排脓，止吐；肺脓肿
巴亚格-8	肉果草、篦齿蒿、麻黄、白秦艽、五灵脂、木香、花苜蓿、沙棘、白糖	解毒，排脓；肺脓肿
宝日音乌珠木-7	诃子、石斛、拳参、秦艽、苦参、百合、葡萄干	祛宝如，润肺；肺宝如病
布日勒图如-4	翼首草、白秦艽、木香、荜茇	清温，解毒；肺脓肿
布日勒图如-7	翼首草炭、荜茇炭、北沙参炭、狐脑、猫头鹰脑、狍角、蜂蜜	清热，燥脓；肺脓痈
查干-13	白檀香、天竺黄、金色诃子、麝香、番红花、丁香、牛黄、北沙参、白花龙胆、拳参、甘草、木香、草乌（制）	润肺，止咳；八种肺病
查干塔勒哈	白檀香、天竺黄、金色诃子、麝香、红花、丁香、牛黄、沙参、白花龙胆、草乌（制）、拳参、甘草、木香	润肺燥湿；八种肺病，肺积水
德格都-2音汤	白秦艽、翼首草	解毒，燥脓；肺脓肿
额日克木-11	白檀香、牛黄、地丁、瞿麦、胡黄连、船型乌头（制）、天竺黄、红花、木香、甘草、葡萄干	清陈热；肺陈热
额日克木-25	牛黄、白檀香、天竺黄、红花、地丁、瞿麦、胡黄连、船型乌头（制）、诃子、川楝子、栀子、土木香、苦参、珍珠杆、山奈、沙棘、葡萄干、拳参、甘草、白花龙胆、肉果草、茵陈、狐肺、孜然芹、草乌叶、白糖	清热，润肺；各种新陈肺病均有良效
恩格斯盖-11	紫草茸、枇杷叶、茜草、朱砂（制）、金色诃子、黑豆、肉豆蔻、丁香、红花、天竺黄、白花龙胆	镇赫依，润肺，止咳；肺赫依病引起的咳嗽

续表

名称	组成	功能主治
恩格斯盖-21	紫草茸、茜草、紫草、蒜炭、制水银、白檀香、天竺黄、红花、丁香、甘草、北沙参、木香、绫笤炭、孔雀翎、茵陈、肉果草、葡萄干、通经草、熊胆、铜灰、犀角	燥脓；肺脓肿
嘎比日-4	肉桂50g、白豆蔻40g、荜茇30g、天竺黄20g、白糖10g，加酥油、蜂蜜适量	助火，助消；音哑，呼吸困难，陈咳不愈，肺痨等症
嘎布日-14	冰片、肉豆蔻、白豆蔻、草果、天竺黄、红花、丁香、瞿麦、白檀香、紫檀香、木香、拳参、甘草、沙棘、白糖各等份	清热，润肺，止痛；肺热引起的胸肋刺痛
嘎布日-5	冰片、白檀香、天竺黄、红花、牛黄各等份	清热润肺；剧咳不止
嘎布日-6	冰片、白檀香、天竺黄、木香、葡萄干、甘草各1份，白糖6份	清热，燥脓；肺脓肿
嘎布日-9	冰片、檀香、红花、天竺黄、丁香、甘草、牛黄、甘松、北沙参、白糖各等份	清肺热；各种肺热
高勒图宝日-16	丁香、天竺黄、甘草、木香、白花龙胆、诃子、黄连、苘荠子、青蒿、茵陈、麝香、没药、北沙参、沙棘、翼首草、草乌叶各等份	清瘟润喉；咽喉感冒，肺感冒
高勒图宝日-7	丁香、天竺黄、甘草、白花龙胆、木香、诃子、冰糖各等份	清热，润肺；肺病，咽喉热痛
高勒图宝日-6	丁香、肉桂、草果、木香、沙棘、白糖各等份	止咳，祛巴达干；痰多咳嗽
高勒音赫音阿嘎如-8	沉香、肉豆蔻、广枣、木香、诃子、丁香、马钱子（制）、毛连菜各等份	镇赫依，平喘；肺病哮喘
古日古木-7	红花、肉豆蔻、船型乌头（制）、地丁、天竺黄、丁香、白糖各等份	清肺热；肺热
古日古木-7	红花、天竺黄、草果、白豆蔻、波棱瓜子、关木通、地丁、白糖各等份	清肺热；肺热
古日古木-9	红花、肉豆蔻、白豆蔻、船型乌头（制）、地丁、天竺黄、丁香、诃子、木棉花蕊各等份	清肺热；肺热
哈日布日-16	石榴、肉桂、白豆蔻、荜茇、红花、木香、肉豆蔻、丁香、沉香、广枣、天竺黄、葡萄干、甘草、拳参、照山白、螃蟹各等份	镇赫依祛巴达干，燥湿利尿；哮喘，巴达干赫依头晕，肺病，浮肿，水肿等症
哈日布日-8	照山白、黑胡椒、石榴、红花、白豆蔻、木香、大肉、金色诃子各等份	镇赫依，祛巴达干，清希拉；肺浮肿，巴达干希拉赫依合并等症
哈日布日-8	照山白25g、刺柏叶15g、拳参10g、北沙参5g、天竺黄2.5g、诃子2.5g、白檀香15g、天然碱15g	清热，燥脓；肺热引起的肺脓痛

续表

名称	组成	功能主治
贺日斯音额布日-13	犀角、羚羊角、鹿角、番红花、天竺黄、白豆蔻、肉豆蔻、白檀香、紫檀香、北沙参、地锦草、朱砂（制）各等份	润肺，止咳；各种肺病
贺日斯音额布日-25	犀角、鹿角、诃子、川楝子、栀子、石榴、肉桂、白豆蔻、荜茇、沉香、白檀香、紫檀香、木香、沙棘、肉草果、肉豆蔻、草果、天竺黄、红花、丁香、牛黄、葡萄干、五灵脂、紫草茸、黄连各等份	润肺，燥湿，止咳；各种肺病
洪林-8	胡黄连、地丁、诃子、栀子、川楝子、翼首草、草乌叶、牛黄各等份	清陈咳；各种陈热
呼呼日-6	硫黄（制）、铜灰、茵陈、鹿角霜、照山白、北沙参、白糖各等份	燥脓；肺脓肿
呼呼日-7	狐脑、猫头鹰脑、硫黄（制）、铜灰、白花龙胆、天竺黄、沙棘、蜂蜜各等份	燥脓；肺脓肿
花椒-7	花椒膏、甘草、葡萄干、肉桂、荜茇、北沙参、诃子各等份	清瘟止咳；各种肺病引起的哮喘
吉斯音-乌纳斯-7	铜灰、贝齿、茵陈、蒿子、荜茇、木香、白豆蔻炭各等份	润肺，排脓；肺脓痈
吉斯音-乌纳斯-8	狼毒膏10g，铜灰10g，硼砂10g，甘草10g，葡萄干10g，硇砂10g，肉桂10g，斑蝥（制）9只，用沙棘汁制成丸	祛巴达干，排脓；肺脓肿
麦盖日-5音汤	拳参、草乌（制）、诃子、川楝子、栀子各等份	解毒，燥脓；肺脓肿
孟根乌斯-4	制水银、沙棘、硼砂、藜芦各等份	清热，润肺，止痛；肺热引起的胸肋刺痛
孟根乌斯-4	制水银、沙棘、藜芦、硼砂、蜂蜜各等份	排脓，泻肺脓肿
奴格透如-5	贝母、地锦草、沙棘、肉桂、紫草各等份	镇赫依，润肺；肺赫依病
奴格透如-5音汤	贝母10g，白檀香5g，天竺黄5g	清热，凉血，止痛；肺热，肺血瘀，刺痛等症
奴格透如-7音汤	贝母、天竺黄、麝香、没药、草乌芽、船型乌头（制）、北沙参各等份	清肺，除瘟；肺热，肺瘟热
奴格透如-9音汤	贝母10g，天竺黄5g，红花5g，丁香5g，肉果草5g，北沙参5g，船型乌头（制）5g，白花龙胆5g，葡萄干5g	清热，祛巴达干，清希拉；肺病久治不愈，希拉病引起的咳嗽，巴达干病引起的咳嗽，咳脓血等症
沏其日甘那-5	沙棘、甘草、葡萄干、栀子、木香各等份	止咳，祛巴达干；肺潜伏热引起的咳嗽，肺脓痈，气管疾病
沏其日甘那-6	沙棘、栀子、甘草、荜茇、天然碱各等份	破痞润肺；肺肿痞

续表

名称	组成	功能主治
沏其日甘那-8	沙棘、木香、栀子、甘草、荜茇、肉果草、天然碱、紫草茸各等份	排脓，催吐；肺脓肿
如达-8	木香、丁香、茵陈、北沙参、白檀香、紫檀香、天竺黄、红花各等份	清肺，燥湿；肺脓痈等症
如达-9	木香、酸藤果、炉甘石（煅）、硇砂、狼毒（制）、北沙参、白花龙胆、天竺黄、京大戟、白糖各等份	排肺脓；泻肺脓肿
赛音-12	肉豆蔻、白豆蔻、草果、天竺黄、红花、丁香、沙参、白花龙胆、甘草、荜茇、茵陈、拳参、冰糖各等份	平里寒热，润肺止咳；肺痨
苏格木拉音乌日勒	肉桂5g，白豆蔻5g，番红花5g，荜茇25g，白糖10g，葡萄干10g，伊拉克软枣10g，用炼蜜制成为丸	润肺，止咳，祛痰；咳嗽痰多，呼吸困难，头晕，打嗝，厌食，肺病等症。尤其对肺痨有特效
素纳日-11	沙参、白花龙胆、绿绒蒿、拳参、枇杷叶、紫草茸、茜草、白豆蔻、肉桂、荜茇、沙棘、白糖各等份	凉血润肺；肺病，血宝如引起的肺痨
素纳日-11	北沙参、甘草、角蒿、肉果草、天竺黄、篦齿蒿、白花龙胆、石榴、大肉、沙棘、拳参各等份	润肺，止咳；各种肺病
素纳日-7音汤	北沙参、诃子、川楝子、栀子、枇杷叶、紫草茸、茜草各等份	清热，润肺；八种肺病
塔日奴-9	狼毒（制）、藜芦、巴豆（制）、长喙诃子、酸模、中尼大戟、甘遂、京大戟、大黄各等份，熬膏	祛巴达干，排脓；肺脓肿
塔特格其-13	犀角、羚羊角、鹿茸、白秦艽、翼首草、肉果草、沙棘、木香、荜茇、葡萄干、甘草、冰糖、大蒜各等份	祛巴达干，燥脓，止咳；肺脓肿，肺病久治不愈，痰咳
塔特格其-9	肉果草、木香、沙棘、荜茇、甘草、栀子、硼砂（或天然碱）、羚羊角、地锦草各等份	催吐；肺脓肿
乌格日哈塔呼额木	铜粉10g，硫黄（制）10g，硼砂5g，土木香5g，木香5g，制水银10g（上药加白酒搅拌，为绿豆大丸，放入锅中，上扣一小锅，用泥密封，烧半日）加铁杆蒿、大籽蒿、贝齿、犀角、羚羊角、狍角、天竺黄、白檀香、紫檀香、丁香、红花、肉桂、荜茇各5g。炼蜜制成为丸，每丸9g	燥脓；肺脓肿
乌莫黑吉格斯-6	水菖蒲、硫黄（制）、芝麻、白芷、羚羊角、刺柏叶、白糖各等份	止咳；百日咳
乌讷根奥希格	狐肺、沙棘、天竺黄、孜然芹、肉豆蔻、白木香、北沙参各等份	镇赫依；肺赫依病
乌西根布盖勒吉构勒盖	白檀香、天竺黄、白花龙胆、白豆蔻、红花、绿绒蒿、木棉花蕊、木棉花、木棉花蕾、沙棘、葡萄干、香附子、拳参、照山白、金色诃子、关木通、蔗糖、蜂蜜、酥油各等份	润肺，止咳，排脓；各种肺病，肺脓痈。

续表

名称	组成	功能主治
乌西根额白笋乃日勒塔	沙参、北沙参、白芷、块茎糖苏、拳参、白花龙胆、一枝蒿、紫草、角蒿、黄连、篦齿蒿、茜草、蓝刺头、茵陈、北紫堇、细辛、诃子、石榴、天竺黄、石灰、大肉各等份	润肺，止咳；各种肺病
乌西根哈日乌日勒	紫草、麻黄、茜草、蒜炭（上药加牛奶适量，煎干，密封烧炭）、天竺黄、红花、丁香、木香、沙棘、甘草、白檀香、北沙参、制水银、铜灰各等份，用蜂蜜制成为丸	祛巴达干，排脓；肺脓肿
乌西根黑木日噶音塔勒哈	翼首草、关木通、诃子、川楝子、栀子、拳参、茜草、紫草茸、紫草各等份	清热凉血；肺相搏热
乌西根黑木日噶音塔勒哈	翼首草、诃子、川楝子、栀子、关木通、胡黄连、土木香、天竺黄、北沙参、块茎糖苏各等份	清热凉血，润肺止咳；肺感冒，相搏病，肺瘟疫，肺热等症
乌西根尼古查-5	紫草（牛奶润湿后密封烧炭）、北沙参、北紫堇、地锦草、玫瑰花各等份	清热，润肺，散瘀；各种肺病，哮喘，胸部金伤
乌西根尼古查-6	天竺黄、北沙参、炉甘石（煅）、肉果草、土木香、木香各等份	镇赫依，清热；热病后期合并赫依的肺病
乌西根奴查额木	番红花、丁香、干姜、天冬、石榴皮、甘草、黑胡椒各等份	祛巴达干，止咳；哮喘，胸膈金伤，寒性肺病
乌西根也如音额木	甘草、葡萄干、红花、诃子、川楝子、栀子、沙棘、北沙参、银朱、白檀香、紫檀香、白芷、土木香、芫荽子、白花龙胆、干姜、石榴各等份	润肺，止咳；各种肺病
乌西根赞丹-18	白檀香、天竺黄、牛黄、番红花、葡萄干、甘草、沙棘、拳参、北沙参、茵陈、石榴、孜然芹、木香、黄连、肉桂、肉果草、绿绒蒿、地锦草各等份	润肺，止咳，祛巴达干；咳恶臭脓血痰
乌西根赞丹-9	白檀香、天竺黄、丁香、诃子、甘草、北沙参、白花龙胆、木香、葡萄干各等份	清肺热；肺热
乌珠木-11	葡萄干、天竺黄、番红花、肉桂、甘草、香附子、石榴、螃蟹、冬葵果、海金沙、铁灰各等份	润肺，止咳，利尿；痰多促喘，肺积水引起的水肿
乌珠木-5	葡萄干、木香、茵陈、北沙参、甘草各等份	清肺，止咳；八种肺病
乌珠木-7	葡萄干、天竺黄、红花、甘草、香附子、肉桂、石榴、冰糖各等份	止咳，祛痰；咳嗽痰喘
西日汗尼乃日勒塔	牛黄、白檀香、天竺黄、丁香、肉豆蔻、木香、沉香、草果、甘草、葡萄干、蜂蜜各等份	润肺，祛巴达干，止咳；肺病引起的脓疡，肺病久治不愈
西日勒吉-12	茵陈、北沙参、葡萄干、甘草、天竺黄、肉果草、沙棘、木香、银朱、杉叶藻、石榴、拳参各等份	清热，润肺；肺热，肺脓痛，咳血，尤其对肺浮肿，湿肿有特效

续表

名称	组成	功能主治
西日勒吉-12	茵陈、栀子、白檀香、红花、丁香、沙蓬、天竺黄、北沙参、木香、白花龙胆、硫黄(制)、铜灰各等份	清热,燥脓;肺脓痈
西日勒吉-5	茵陈、木香、天竺黄、白秦艽、红花、白糖各等份	润肺,补肺;肺痨
西日勒吉-7	红花、天竺黄、牛黄、甘草、葡萄干、北沙参、茵陈各等份	清热,镇赫依,润喉;感冒后期肺赫依热
希和日乌布斯-7	甘草、天竺黄、红花、草果、肉豆蔻、葡萄干、绿绒蒿各等份	清肺热;肺热
希和日乌布斯音昭日木勒	甘草400g,葡萄干800g,水19.3kg,煎至4.85kg时加酥油1.6kg,煎至水干加荜茇粉40g,麦粉1000g,冰糖40g,蜂蜜40g	润肺止咳;肺损伤,肺痨引起的消瘦,血痞等症
伊赫浩合音乃日勒塔	肉果草150g,沙棘膏50g,木香50g,金色诃子50g,栀子50g,肉桂100g,荜茇100g,天然碱40g,火漆80g,橐吾芽120g	祛巴达干,排脓;肺脓肿
衣布海-6	贝齿、木香、栀子、荜茇、甘草、天然碱各等份	祛巴达干,排脓;肺脓肿
匝迪-10	肉豆蔻、茵陈、紫草、地锦草、茜草、苦参、紫草茸、丁香、葡萄干、甘草、白糖各等份	清热凉血;胸相搏热,肺相搏热引起的咳血等症
赞丹-10	白檀香、沉香、天竺黄、牛黄、红花、甘草、葡萄干、北沙参、白花龙胆、紫花苜蓿各等份	清热,润肺;肺热
赞丹-10	白檀香、白花龙胆、天竺黄、甘草、船型乌头(制)、诃子、秦艽花、茜草、枯矾、冰片各等份	清热润喉;热性咽喉肿痛,音哑
赞丹-15	紫檀香15g,红花15g,木香5g,沙棘5g,诃子5g,北沙参5g,肉果草5g,葡萄干5g,甘草5g,白云香5g,天竺黄5g,栀子5g,紫草5g,黄连5g,角蒿5g	润肺,止咳;各种肺病
赞丹-20	紫檀香15g,红花15g,木香5g,沙棘5g,诃子5g,北沙参5g,肉果草5g,葡萄干5g,甘草5g,白云香5g,天竺黄5g,栀子5g,紫草5g,黄连5g,角蒿5g,白檀香5g,茵陈5g,拳参5g,丹参5g,熊胆5g	润肺,止咳;各种肺病

《中华人民共和国卫生部药品标准》(蒙药分册)(1998年版)

名称	组成	功能主治
三臣丸(小儿清热三味丸)	牛黄、红花、天竺黄	熄风降火;用于小儿瘟热高烧,肺热咳嗽,各种惊风
小儿清肺八味丸	天竺黄、红花、牛黄、拳参、北沙参、胡黄连、麦冬、檀香	清肺热,止咳定喘;用于小儿肺热,发烧,咳嗽,气促,瘟疫热盛
乌兰三味汤散(乌兰-3)	紫草茸、茜草、枇杷叶	清血热;用于肺、肾损伤性热,肺热咳嗽,痰中带血,膀胱刺痛,尿频尿急

续表

名称	组成	功能主治
石膏二十五味散（朱岗-25）	石膏、沙棘、拳参、胡黄连、茜草、红花、北沙参、丁香、草果、甘草、茵陈、紫檀香、川楝子、青蒿、白巨胜、关木通、肉豆蔻、牛黄、木香、檀香、诃子、栀子、白葡萄、远志、白豆蔻	清肺止咳，祛痰，镇痛；用于肺热咳嗽，咯血，胸膜炎，肺脓肿，百日咳，肺痨
沙参止咳汤散（扫日劳-4）	北沙参、甘草、紫草茸、拳参	清热，止咳，祛痰；用于肺热，咳嗽，多痰，胸背刺痛
桔梗八味颗粒（宝日扫日劳-8）	桔梗、沙棘、紫草、拳参、绵马贯众、枇杷叶、甘草、琐琐葡萄	清热，止咳，化痰；用于肺热咳嗽，多痰，预防和治疗小儿麻疹及流感
凉血十味散（乌兰-10）	紫草、寒水石（凉制）、木香、胡黄连、瞿麦、石膏、红花、甘草、土木香、北沙参	凉血，明目；用于肝火，肺热，"宝日"中期，头痛目赤
清肺十八味丸（敖西根-18）	石膏、牛黄、红花、檀香、降香、拳参、麝香、黑云香、草乌叶、诃子、木香、银朱、甘草、北沙参、沉香、肉豆蔻、苦参、蒜炭	清热，止咳；用于肺热咳嗽，痰色赤黄，"赫依"热烦躁
清肺十三味散（黑木日嘎-13）	漏芦花、川楝子、栀子、石膏、关木通、诃子、木香、土木香、北沙参、紫草、茜草、紫草茸、拳参	清肺，解表；用于肺热咳嗽，伤风感冒，久咳胸痛，咽喉肿痛，头痛
清咽六味散（高勒图宝日-6）	丁香、石膏、甘草、木香、诃子、玉簪花	理肺，清咽；用于外感咳嗽，失音声哑，咽喉肿痛
清热八味胶囊（额日和木-8）	檀香、石膏、红花、苦地丁、瞿麦、胡黄连、麦冬、牛黄	清热解毒；用于脏腑热，肺热咳嗽，痰中带血，肝火助痛
羚牛角二十五味丸（额布日-25）	水牛角、石膏、檀香、红花、拳参、川楝子、草决明、诃子、尚麻子、栀子、草果、菊花、紫檀香、枳壳、丁香、益智、沙棘、白巨胜、肉豆蔻、青皮、瞿麦、羚羊角（制）、鹿茸、木香、牛黄	清热化痰，止咳定喘；用于肺虚咳嗽，咯痰脓疡，胸闷气短，阴虚盗汗，肺痨
檀香清肺二十味丸（赞旦-20）	降香、红花、木香、沙棘、远志、紫草、胡黄连、丹参、枫香脂、白葡萄、诃子、茵陈、甘草、玫瑰花、牛胆粉、石膏、栀子、拳参、桔梗、檀香	清肺止咳；用于肺热咳嗽，痰中带血，胸痛

《内蒙古蒙药制剂规范》

名称	组成	功能主治
冲-11丸	诃子、人工牛黄、冰片、侧柏叶、硫黄（制）、水银（制）、黑云香、草乌（制）、木香、石菖蒲、人工麝香	清瘟，解热止咳；用于感冒，流感，咽喉肿痛，肺热
图希木勒-9丸	天竺黄、西红花、人工牛黄、麦冬、甘草、北沙参、胡黄连、檀香、拳参	镇赫依，清热；用于小儿温热高烧，肺热咳嗽，惊厥，抽搐
青蒿-15丸	青蒿、广枣、石膏、瞿麦、诃子、栀子、檀香、肉豆蔻、川楝子、木香、甘草、沉香、苦参、丁香、北沙参	祛巴达干热；用于咽喉肿痛，久咳不止，气喘音哑，胸胁刺痛
敖喜根-15丸	石膏、紫檀香、木香、白葡萄、红花、丁香、檀香、甘松、草乌芽、甘草、北沙参、紫草茸、诃子、白及、银朱	清肺，平喘，止咳；用于肺热，急性支气管炎，百日咳，肺炎
嘎日迪-12丸	漏芦花、角茴香、黑云香、多叶棘豆、麦冬、草乌芽、檀香、天竺黄、红花、五灵脂（制）、人工牛黄、没药	清肺，利咽，消肿，止痛，杀粘虫；用于咽喉肿痛，扁桃体炎，音哑，咽干痒
乌达布勒-8散	石膏、红花、木通、沙棘、白葡萄、栀子、甘草、野菊花	清肺，凉血，止咳；用于肺热，咳嗽，肝瘀血热
朱干-3散	石灰华、甘草、朱砂（制）	清热解毒，熄风降火；用于小儿肺热咳嗽，各种惊风
劳曼-12散	天门冬、龙骨（制）、白葡萄、羚羊角（制）、丁香、山奈、远志、川贝母、石榴、甘草、胡椒、西红花	滋肺，止咳，平喘；用于肺赫依热，气管炎，咳嗽
劳萨德-14散	紫檀香、丁香、沙棘、拳参、石膏、红花、甘草、檀香、川贝母、沉香、白葡萄、木香、北沙参、银朱	清肺热，止咳，平喘；用于咳嗽，气喘，痰多，痰中带血，胸背刺痛
苏日也赞丹-8散	白葡萄、火绒草、红花、甘草、人工牛黄、木香、檀香、石灰华	清热，润肺，止咳，化痰；用于肺热咳嗽，痰中带脓
哈尼雅登-11散	沙棘、木香、丁香、甘草、白葡萄、栀子、檀香、天竺黄、红花、拳参、北沙参	清肺，化痰，止咳；用于急慢性支气管炎，肺热咳嗽，多痰
敖喜根兰-10散	紫草茸、茜草、紫草、丁香、芦根、甘草、石膏、诃子、红花、拳参	清肺，凉血，止咳；用于肺热，肺结核，肺脓肿，百日咳
帮珍-2汤	白花龙胆、青蒿	清肺，利咽；用于感冒咳嗽，失音声哑
莫合日-6汤	紫草茸、茜草、枇杷叶、北沙参、苏木、拳参	清热，止咳，平喘；用于气管炎，支气管炎，咽喉炎，小儿感冒
复方沙棘口服液	沙棘、白葡萄、石膏、北沙参、甘草、木香、紫草茸、石榴、香附、拳参、川贝母、红花、肉桂、山楂、栀子	清热，止咳，利痰，平喘；用于肺热痰多，久咳喘促，胸胀痰稠，急慢性支气管炎，肺结核，咽喉炎

第三节　内蒙古地区中医药治疗
新型冠状病毒肺炎用药规律分析

　　新型冠状病毒肺炎（coronavirus disease 2019, COVID-19）自2019年12月在武汉发现以来，疫情迅速扩散，其传染性广，致病性强，引起了全社会的高度关注[1]，WHO将此次疫情列为"国际关注的突发公共卫生事件"[2]。COVID-19属于中医"疫病"范畴，在本次疫情防治过程中，中医药作出了重大贡献，全国各省都发布相关中医药防治方案，内蒙古中医专家组全程参与了本地COVID-19患者的治疗和康复，中医药在整个病程中发挥了重要作用。本文收集了内蒙古地区COVID-19患者使用中药情况，总结有效方剂药物组成，分析常用药物的药性、功效等与病因、病位、病机的关系特点，用药物聚类和关联规则分析，以期为临床医生诊治COVID-19提供理论依据，从而更好地发挥中医药的优势。

一、资料与方法

　　（一）数据来源

　　自COVID-19暴发以来，内蒙古地区共确诊本地病例75人（截至2020年3月19日7时），基于《内蒙古自治区新型冠状病毒肺炎中医药诊疗方案》（试行第二版），通过调查内蒙古地区呼和浩特市第四医院、包头第三医院、鄂尔多斯市第二医院、锡林郭勒盟中心医院、兴安盟第三医院、通辽市传染病医院等多家医院患者情况，收集使用中药治疗的病例信息，并记录其首诊使用的方药。

　　（二）数据分析

　　将患者首方全部输入Excel 2007建立数据库，使用SPSS Modeler 18和SPSS Statistics 25对方剂中单味药的药性、功效等情况进行分析，对高频药物采用聚类分析、关联规则分析等进行统计学处理。

二、结果

COVID-19患者处方组成药物共106味,使用频次前10的药物分别是:甘草、半夏、杏仁、柴胡、黄芩、茯苓、生姜、藿香、大枣、麻黄,具体见表3-3-1。

表3-3-1 处方组成药物使用频次

频数	味数	药物名称
(0, 10)	90	连翘、桔梗、党参、草果、桂枝、黄连、泽泻、淡豆豉、金银花、沙参、佩兰、川芎、芍药、白蔻仁、猪苓、射干、款冬花、紫苏叶、芦根、薏苡仁、细辛、紫菀、枳壳、牛蒡子、枳实、知母、竹叶、山药、五味子、麦门冬、粳米、僵蚕、桑皮、羌活、防风、荆芥、栀子、瓜蒌、丹参、橘红、薄荷、当归、扁豆、黄芪、天花粉、浙贝、菖蒲、川朴、通草、玄参、蝉蜕、姜黄、大黄、桃仁、红花、白芷、绵茵陈、牡蛎、炙枇杷叶、大腹皮、升麻、川楝子、百部、鱼腥草、白花蛇舌草、酸枣仁、合欢皮、芥穗、炒山楂、竹茹、锦灯笼、木蝴蝶、桑叶、梨皮、薤白、葶苈子、皂角刺、苏木、生地黄、槟榔、飞滑石、川贝母、木通、太子参、鸡内金、砂仁、地骨皮、前胡、香附、威灵仙、丹皮
(10, 20)	9	藿香、大枣、麻黄、白术、厚朴、人参、石膏、陈皮、苍术
(20, 30)	6	半夏、杏仁、柴胡、黄芩、茯苓、生姜
(30, 50)	1	甘草

（一）处方用药规律分析

1. 四气

在所有总结的药物中,以寒性药（39.47%）和温性药（40.35%）居多,平性药（15.79%）次之,凉性药（3.51%）、热性药（0.88%）较少,见图3-3-1、表3-3-2。由此可见,内蒙古地区治疗COVID-19以寒性药和温性药为主,少用凉性药和热性药。

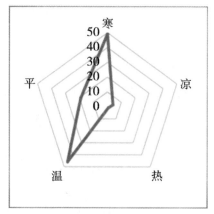

图3-3-1　药物四气雷达图

表3-3-2　药物四气分布

四气	频数	百分比（%）
寒	49	39.47
凉	4	3.51
热	1	0.88
温	46	40.35
平	19	15.79

2. 五味

在治疗COVID-19疾病使用药物时，以苦（33.14%）、甘（29.07%）、辛（29.07%）味药为主，酸（4.07%）、咸（4.65%）味药为辅，具体见图3-3-2，表3-3-3。

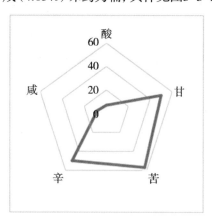

图3-3-2　药物五味雷达图

表3-3-3　药物五味分布

五味	频数	百分比(%)
酸	7	4.07
甘	50	29.07
苦	57	33.14
辛	50	29.07
咸	8	4.65

3. 归经

归肺(20.00%)、脾(17.05%)、胃(17.38%)经者药物居多, 心、肝、大肠、肾经者药物次之, 膀胱、胆、小肠、三焦较少, 具体见图3-3-3, 表3-3-4。

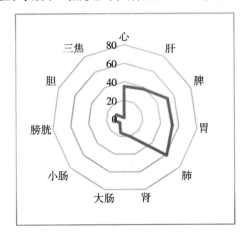

图3-3-3　药物归经雷达图

表3-3-4　药物归经分布

归经	频数	百分比(%)
心	35	11.48
肝	38	12.46
脾	52	17.05
胃	53	17.38
肺	61	20.00
肾	20	6.56
大肠	16	5.25
小肠	7	2.30
膀胱	12	3.93

续表

归经	频数	百分比(%)
胆	10	3.28
三焦	1	0.33

4. 药物毒性

106味中药中, 大多数属于无毒药物, 具有毒性的药物有4味, 仅占3.77%。包括杏仁、半夏、细辛、木通。

（二）功效

106味中药一共分为12类功效, 其中清热（21.05%）、利水渗湿（21.80%）、滋阴（19.55%）药占的比例较大, 由此可见, 内蒙古地区COVID-19的防治主要以这三类药物为主, 具体见图3-3-4, 表3-3-5。

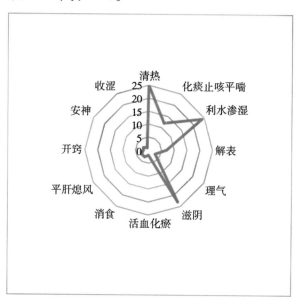

图3-3-4 药物功效雷达图

表3-3-5 药物功效分布

功效	频次	百分比
清热	25	23.36
化痰止咳平喘	12	11.21

续表

功效	频次	百分比
利水渗湿	24	22.43
解表	7	6.54
理气	3	2.80
滋阴	23	21.50
活血化瘀	2	1.87
消食	3	2.80
平肝熄风	3	2.80
开窍	2	1.87
安神	2	1.87
收涩	1	0.93

（三）聚类分析

聚类分析采用系统聚类法对高频药物进行分析，应用SPSS 25.0软件进行聚类分析，绘制树状图，结果显示共得出聚类方6个，分别为：类1，猪苓、泽泻、桂枝、射干、款冬花、紫苏叶、芍药、川芎、白蔻仁、金银花、沙参、黄连、草果、佩兰、党参、桔梗、连翘、厚朴、苍术、陈皮；类2，麻黄、石膏、杏仁；类3，茯苓、白术；类4，柴胡、黄芩、大枣、生姜；类5，半夏；类6，甘草，具体见图3-3-5。

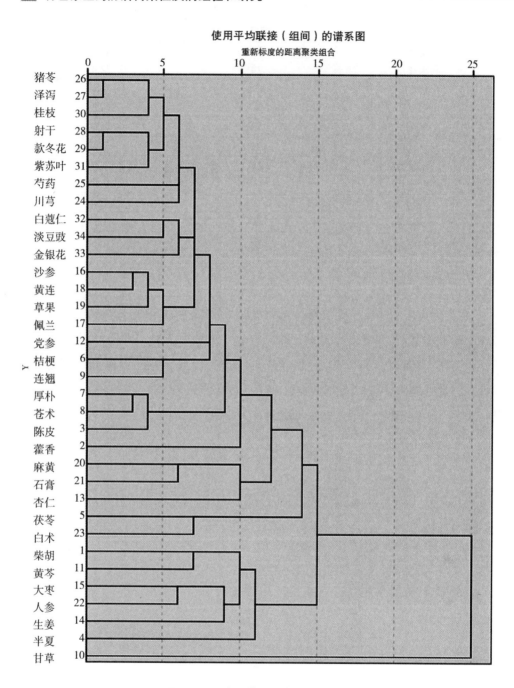

图3-3-5 高频药物聚类分析树状图

（四）关联规则分析

使用SPSS Modeler 18软件，对所有药物出现频次≥6的药物进行关联规则分析，并利用Apriori建立模型，进一步挖掘分析药物之间配伍的关系。支持度设为20%，置信度设为90%，得到关联规则10条，其中2味药物关联规则4条，3味药物关联规则5条，4味药物关联规则1条，具体见图3-3-6，表3-3-6。

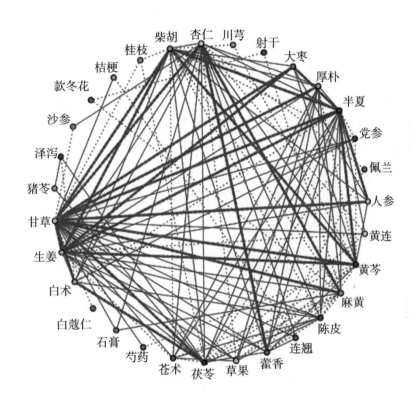

注：线条的粗细程度表示两种药物关联的强弱

图3-3-6 高频药物关联规则网络图

表3-3-6 高频药物关联分析表

关联规则	支持度	置信度	提升
人参→甘草	21.67	100.00	1.364
大枣→半夏	23.33	92.86	2.06

续表

关联规则	支持度	置信度	提升
白术→茯苓	23.33	92.86	2.53
厚朴→甘草	21.67	92.31	1.26
黄芩→生姜→半夏	20.00	100.00	2.22
大枣→生姜→半夏	20.00	91.67	2.04
麻黄→杏仁→甘草	20.00	91.67	1.25
黄芩→生姜→柴胡	20.00	91.67	2.75
柴胡→生姜→半夏	20.00	91.67	2.04
黄芩→柴胡→半夏→生姜	20.00	91.67	2.75

三、讨论

中医并无 COVID-19 之病名,本病具有发病聚集、传染性强的特点,呈暴发式流行,故属于中医"疫病"范畴,正如《素问·刺法论》载:"五疫之至,皆相染易,无问大小,病状相似。"[3]中医药在本次疫情中发挥了重要的作用。本研究通过分析临床治疗COVID-19中药的四气、五味、归经等分析其与病因、病位、病机之间的关系,为临床治疗药物的选择提供参考。

（一）四气、五味与病因的关系

研究表明,内蒙古地区治疗COVID-19用药性多寒、温,味以苦、甘、辛为主。王玉光等[4]专家指出,从中医角度来看,COVID-19是感受以湿为基本属性的疫疠之气而发病,归属于湿邪为主的疫疠范畴,称之为"湿毒疫"。吴又可《温疫论》指出"瘟疫之为病,非风,非寒,非暑,非湿,乃天地间别有一种异气所感",因此该病外因是感染湿毒[5]。《素问·评热病论》指出"邪之所凑,其气必虚",由此可见其内因为正气虚弱。故治则以祛邪扶正为法,所以选方用药时多以苦、甘、辛味药为主,因辛能散能行,苦能降能泄,甘可缓急补中,辛散苦降,一开一合,配合甘调、宣通与降泄的同时,佐以甘味从中斡旋,起到调节气机升降、扶正祛邪的作用[6]。

（二）归经与病位的关系

研究表明,内蒙古地区治疗COVID-19的药物归经以肺、脾、胃为主,多使用甘草、半夏、杏仁、柴胡、黄芩、茯苓、生姜等药物。《临证指南医案·卷四》指出,肺"其性恶寒,恶热,恶燥,恶湿,最畏火、风。邪著则失其清肃之令,遂痹塞不通爽矣"[7],故临床可表现为咳嗽气短、呼吸不畅、胸闷等症。薛生白《湿热病》云"湿土之气,同类相召,故湿热之邪,始虽外受,终归脾胃也",本病临床表现为纳差、脘腹胀满、乏力等症。可见本病病位在肺、脾、胃,表现为肺脾同病。

（三）功效与病机特点的关系

研究表明,内蒙古地区治疗COVID-19主要以清热药、利水渗湿药和滋阴药为主。从用药频次看,前10味药物为甘草、半夏、杏仁、柴胡、黄芩、茯苓、生姜、藿香、大枣、麻黄,出自方剂小柴胡汤、藿朴夏苓汤,以清热化湿、健脾理气为法。多数专家指出COVID-19是以湿毒为病机重点[8],湿郁肌表,则身困,骨节酸痛;湿聚为痰,肺失宣降,咳痰,胸闷而喘;湿困中焦,脾失健运,则脘腹胀满,纳差,乏力,大便溏或秘结,舌苔浊腻;湿毒蕴脾,湿邪疫毒易从热化,甚者致热毒闭肺,主要表现为发热,咳黄痰,口干口渴,便干,舌苔黄。因此治疗上以清热药、利水渗湿药为主,通过"以药测证"可以得知内蒙古地区本病的病机具有"湿、毒、热"的特点,与全国有相似之处。同时,本地用药还重视滋阴润燥,可见患者临床表现兼具"津伤化燥"或"外燥"的特点,究其原因可能有两个方面:一者,由于湿毒困脾,致"脾气散精,上归于肺"受阻,津液不能上濡于肺,肺津不足,津伤化燥,临床可见干咳,或少痰,痰黏不易咯出,口干,舌红,苔燥等症。二者,内蒙古位于中国北部,全区面积的80%为干旱半干旱地区[9],气候干燥。冬春季节室内供暖时间长达5~7个月,室内空气亦干燥。由此可见,内蒙古地区COVID-19具备"湿、热、毒、燥"的特点,所以治疗应以清热、化湿、养阴润燥为主。

（四）聚类分析与关联规则分析

系统聚类分析发现共得到6类。类1:猪苓、泽泻、桂枝、射干、款冬花、紫苏叶、芍药、川芎、白蔻仁、金银花、沙参、黄连、草果、佩兰、党参、桔梗、连翘、厚朴、苍术、陈皮、藿香;类2:麻黄、石膏、杏仁;类3:茯苓、白术;类4:柴胡、黄芩、大枣、生姜;类5:半夏;类6:甘草。类1以藿朴夏苓汤为底方,该方具有宣通气机,燥湿利水的功效。方中藿香、白蔻仁具有化湿行气、温中止呕等功效。泽泻、猪苓具有较强的利尿作用。辅以射干、芍药、金银花、黄连等进行清热，草果、佩兰、厚朴、苍术进行化湿，沙参进行滋阴。类2以麻杏石甘汤为底方进行加减，该方具有辛凉宣泄、清肺平喘之功效，其中麻黄宣肺平喘、利水消肿。石膏清热泻火，杏仁止咳平喘。类3以四君子汤为底方进行加减，具有补气、益气健脾之功效。茯苓利水渗湿，白术燥湿利水。类4以小柴胡汤为底方进行加减，方中柴胡具有解表退热的功效，黄芩具有清热燥湿、泻火解毒之功效。大枣能补中益气、养血安神，加之生姜解表散寒、温肺止咳。类5半夏具有燥湿化痰、降逆止呕之功效。类6甘草具有补脾益气、祛痰止咳、清热解毒之功效。

置信度能反映出规则预测的准确程度，提升值越大，规则的相关性越强。研究共得到10条关联相关的药物配对，发现临床用药应注重人参、甘草、黄芩、半夏、生姜、柴胡、大枣等药物之间的配合使用。从2种药物配对（白术-茯苓），3种药物配对（黄芩-生姜-半夏），4种药物配对（黄芩-柴胡-半夏-生姜）可以看出，该地区用药多以清热、利水渗湿、滋阴药为主。

（五）治疗 COVID-19 需因地制宜

中医临床辨证施治除明确病因、病位、病机，还宜考虑当地的地理环境与气候条件，应当遵循"三因制宜"的原则[10]。COVID-19在内蒙古的发病特点在"湿、毒、热"的基础上，具备"燥"的病机特点，这与内蒙古地域气候特点相关，发病过程中，多数见燥湿相杂为病，临证中需准确辨识，正如《温病条辨·燥气论》中所说："燥湿兼至，最难界限清楚，稍不确当，其败坏不可胜言。"因此，在治疗过程中需要权衡利水渗湿药与滋阴药的用药比例。

上述研究表明，内蒙古地区中医药治疗新型冠状病毒肺炎用药多性寒、温，味苦、甘、辛，入肺、脾、胃经，药效主要以清热、利水渗湿和滋阴为主，本病在内蒙古发病具备"湿、热、毒、燥"的特点，辨证治疗中需注重"燥"与"湿"的关系。该数据挖掘结果对全面认识全国和地方治疗方案，以及对疾病防治的认知提供了参考信息，也为进一步丰富和完善COVID-19在临床治疗药物的选择提供了参考。

参考文献

[1]陈瑞, 王玉光, 罗亚萍, 等. 新型冠状病毒肺炎中医证治初探[J]. 河北中医药学报, 2020, 35(02): 52-54.

[2]刘菊, 崔瑛, 白明学, 等. 基于中医药预防治疗新型冠状病毒肺炎的用药探析[J/OL].中草药[2020-02-15]. http//kns.cnki.net/kcms/detail/12.1108. R.20200212.1133.002.html.

[3]魏本君, 王庆胜, 雍文兴, 等. 甘肃新型冠状病毒肺炎特征及中医治疗[J/OL].中国中医药信息杂志: 1-4[2020-04-29]. http://kns.cnki.net/kcms/detail/11.3519.R.20200225.1740.002.html.

[4]王玉光, 齐文升, 马家驹, 等. 新型冠状病毒肺炎中医临床特征与辨证治疗初探[J]. 中医杂志, 2020, 61(04): 281-285.

[5]吴又可. 温疫论[M].北京: 中国医药科技出版社, 2010: 4, 39.

[6]张林林. 基于辛开苦降甘调理论探究甘草泻心汤的应用规律[D]. 河南中医药大学, 2017.

[7]杨道文, 李得民, 晁恩祥, 等. 关于新型冠状病毒肺炎中医病因病机的思考[J]. 中医杂志, 2020, 61(07): 557-560.

[8]薛博瑜. 新型冠状病毒肺炎的中医药辨治思路[J/OL]. 南京中医药大学学报, 2020(02): 157-160[2020-03-18].

[9]马梓策, 于红博, 张巧凤, 等. 内蒙古地区1960—2016年气温和降水特征及突变[J]. 水土保持研究, 2019, 26(03): 120-127.

[10]庞稳泰, 金鑫瑶, 庞博, 等. 中医药防治新型冠状病毒肺炎方证规律分析[J/OL]. 中国中药杂志, 2020, doi: 10.19540/j.cnki.cjcmm.20200218.502.

第四节　蒙药预防新型冠状
病毒肺炎组方规律分析

2020年1月31日，世界卫生组织宣布新型冠状病毒疫情为国际关注的突发公共卫生事件（PHEIC）。2020年2月11日，WHO总干事谭德塞在瑞士日内瓦宣布，将该病毒命名为"SARS-CoV-2"，是一种具有高传染性且可以引起重症呼吸道疾病的新型冠状病毒，并将由该病毒感染的肺炎命名为"COVID-19"[1]。Worldometers实时统计数据显示，截至北京时间2020年4月20日5时50分左右，全球新型冠状病毒肺炎确诊病例超过240万例，达2400970例，死亡病例164998例。中国新型冠状病毒肺炎累积确诊病例为84225例，世界排名第8。全球各国相继启动一级响应，我国国家卫生健康委员会及各地管理部门已相继出台新冠肺炎防治方案。根据国家卫生健康委员会发布的《新型冠状病毒感染的肺炎诊疗方案（试行第五版）》[2]，将新冠肺炎临床分为轻型、普通型、重型和危重型。目前因新型冠状病毒肺炎尚无特效药，且临床对其诊疗过程是逐步完善的，仍处于摸索的过程。从部分临床用药数据来看，针对新型冠状病毒肺炎的治疗，大部分都采用了抗病毒药物联合抗菌药物治疗。据文献报道合并基础疾病是新冠肺炎的独立危险因素，极大增加了用药的复杂性和不良反应的发生率[3]。大量数据表明传统医药与现代医学的紧密结合可以优势互补提高疗效，所以蒙医药的早诊断、早介入、早治疗，以及全程参与诊治是非常有必要的，特别是蒙医在疾病恢复期的康复治疗方面会发挥很好的效果。2020年3月19日上午，内蒙古自治区新冠肺炎疫情防控指挥部第四十五次新闻发布会中介绍内蒙古自治区累计新冠肺炎确诊病例75例，除1例孕妇外，其他74例确诊病例全部蒙西医结合、中西医结合治疗，蒙医药中医药参与治疗率达到98.7%。内蒙古自治区卫生健康委员会于2020年1月30日发布了《新型冠状病毒感染的肺炎蒙医预防与诊疗方案（第二版）》[4]，据其传染性归属蒙医"粘疫"范畴，鉴其主要病位在肺，故蒙医学可谓之"肺粘疫病"，并提到三种蒙医方式对COVID-19进行预防：一为蒙药佩戴预防法（九黑散、黑丸散、九能散等），二为蒙药药熏疗法（选用黑云香十一味散或黑云香），三为服药预防。第三版诊疗方案中将新型冠状病毒肺炎分为未成熟热期、炽热期、山川界期[5]。本节拟运用数据挖掘的方法对内蒙古地区发布的预防COVID-19方剂用药规律进行探析，希冀为蒙药预防COVID-19提供理论依据。

一、资料与方法

（一）资料来源

根据《新型冠状病毒感染的肺炎蒙医预防与诊疗方案（第二版）》《新型冠状病毒肺炎蒙医预防和诊疗方案（第三版）》整理得45首蒙药方剂。

（二）数据标化

1.蒙成药方剂规范

参考《内蒙古蒙成药标准》（1984年版）、《内蒙古蒙成药标准（补充版）》（1988年版）、《中华人民共和国卫生部药品标准》（1998年）、《中华人民共和国卫生部药品标准》（1998年版）、《内蒙古蒙药制剂规范》（2014年版）、《中国药典》（2015年版）、《蒙古学百科全书》，同时对相关蒙医医院及制药企业走访，对方剂名称进行规范处理。

2.蒙药名称标化

参考上述标准并走访调查对蒙药进行规范，将同药异名的蒙药统一规范，如悬钩子木、珍珠杆、达嘎日规范为悬钩子木；草河车为拳参；白豆蔻、苏格木勒规范为白豆蔻；白巨胜、白巨胜子规范为白巨胜；白葡萄、白葡萄干规范为白葡萄干；白檀香、檀香规范为檀香；草果、草果仁规范为草果；草乌、草乌（制）、制草乌规范为制草乌；查干泵阿规范为麦冬；川木香、广木香、木香规范为木香；地丁、地格达、苦地丁、紫花地丁规范为地格达；冬花规范为款冬花；绵马贯众、贯众规范为绵马贯众；黑菊花、菊花规范为菊花；藜芦、黎芦规范为藜芦；蒙古山萝卜、蓝盆花规范为蓝盆花；木鳖子（制）、木鳖子仁（制）规范为木鳖子（制）；全石榴、石榴规范为石榴；小蜀季规范为蜀季花；雄黄、制雄黄规范为雄黄（制）；芫荽子、芫荽果规范为芫荽子；白云香规范为枫香脂。

（三）统计分析

将45首方剂中全部蒙药逐一输入Excel 2007建立数据库，对数据库中的蒙药进行分类排序，使用SPSS Modeler 18和SPSS Statistics 25对预防新型冠状病毒肺炎的蒙药方剂中单味药的功效、药性药味使用情况等进行分析，对高频药物采用聚类分析、关联规则分析等进行统计学处理，并运用Cytoscape 3.7.1进行药物的交互作用可视化处理。

二、结果

蒙医学中把各种传染病或发热性疾病统称为温病。温病分为8个主要病期，每个病期均为一特定的证型，即未熟热（未成熟热期）、炽盛热（炽热期）、热病山滩界（山川界期）、空虚热、隐伏热、燥浊热、散播热、陈旧热等，基本上代表了蒙医学对发热性疾病病机的认识和辨证模式。温病初期为未熟热，中期为炽盛热，末期为热病山滩界。在未熟热和热病山滩界时易导致空虚热、隐伏热、燥浊热、散播热、陈旧热等不同的证型。从病程来看这些证型涵盖了任何一种传染性疾病和发热性疾病的全部过程，但某一种疾病引发或经过哪一种或哪几种证型，要取决于疾病当时的具体情况即诊病十要素。预防温病包括一般性热症和疫热症，由于疫热症具有传染性，因此温病的预防尤为重要。在蒙医古籍文献《秘诀方海》《兰塔布》中均有表述。根据《新型冠状病毒肺炎蒙医药预防和诊疗指导方案（第三版）》对病症分期及方剂进行整理，如表3-4-1。将方剂名、药材名、性味及功效纳入Cytoscape 3.7.1进行药物的交互作用可视化处理，如图3-4-1。

表3-4-1　病症分期及方剂使用情况

症状	病程	临床表现	蒙药	辨证施治	治疗
未成熟热期	轻型	周身不适，心烦气躁，恶寒喜温，咳嗽，乏力倦怠，头痛，肌肉酸痛，腹胀纳呆，呕吐，腹泻，鼻塞流涕，低热或无发热。脉：细、数、滑。舌：淡红，苔白。尿：赤黄，浑浊	药引：查干汤或额尔敦-7味汤。早：阿那日-4；午：洪格日-12；晚：巴特尔七味丸	—	治则：以杀粘，清疫热，止咳，润肺，化痰，平喘为主，结合病位、病性、病症轻重进行辨证施治。特色疗法：根据病症可选灸疗，策格（酸马奶）疗法
炽热期	普通型	发热，干咳，乏力，鼻塞，流涕，纳差，腹泻，头痛，肌肉酸痛等症状。脉：洪、数、滑。舌：苔黄白。尿：赤黄，气味浓	药引：阿嘎日-8。早：洪格日-12；中：敖西根-18；晚：二十九味薰本丸	腹泻：巴特日七味丸以苏龙嘎-4汤送服；消化不良：阿那日-4；腹胀：敖勒盖-13；咳嗽：乌朱目-7；痰多：沏其日甘-5；气喘：阿嘎日-8；出血：止血八味散；神昏：安神补心六味丸、赞丹-3汤、额尔敦-乌日勒。上述药物疗效不显时，视病症可行粘泻剂——藜芦十二味丸	
	重症型	气短喘憋，脏腑功能受损或衰竭，出血，谵妄，神昏等症状。脉：紧、弦、数、滑。舌：苔黄腻。尿：赤黄，气味浓	药引子：道古勒-额伯斯-7汤。早：洪格日-12；中：额日赫木-8或嘎布日-25；晚：二十九味薰本丸	—	
山川界期	恢复期	咳嗽，气短，乏力，纳呆，口苦，烦渴，汗多，低热或无发热，寐少。不同体质出现相应脉、舌、尿之象	早：冬青十六味；中：吉斯音-乌纳斯-25；晚：阿嘎日-35	心悸寐差：阿嘎日-8、阿嘎日-15、阿密别日各其-11；消化不良：毛勒日达布苏-4、阿那日-4、阿木日-6、哈日嘎布日-10、阿拉坦阿如-5，壮西-21；扶正排毒：伊赫汤、希莫音满都拉等；疫热残滞：吉召木道日吉	

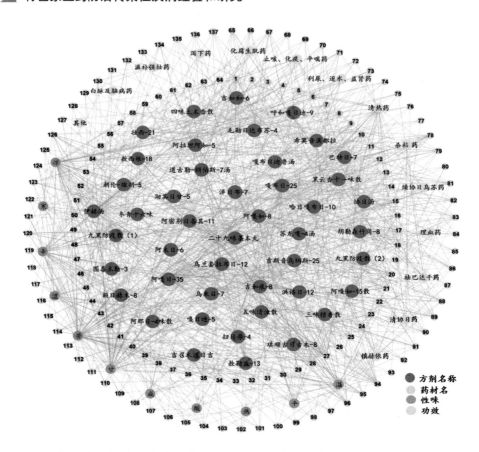

1~137: 1.肉桂; 2.碱面（制）; 3.大黄; 4.款冬花; 5.猪血干（制）; 6.秦艽花; 7.降香; 8.牛胆膏粉; 9.广枣; 10.山奈; 11.马钱子（制）; 12.悬钩子木; 13.川楝子; 14.苦参; 15.地格达; 16.香附; 17.北沙参; 18.木通; 19.白头翁; 20.石膏; 21.檀香; 22.山沉香; 23.紫河车（干）; 24.枫香脂; 25.木棉花; 26.紫草茸; 27.红花; 28.紫檀香; 29.射干; 30.卷柏; 31.石花; 32.关木通; 33.冰片; 34.刺柏叶; 35.甘松; 36.绵马贯众; 37.香墨; 38.玉簪花; 39.木棉花萼; 40.火绒草; 41.菊花; 42.木棉花瓣; 43.木棉花蕊; 44.广角; 45.铜灰（制）; 46.酸膜; 47.禹粮土; 48.紫草高乌头; 49.蓝刺头; 50.方海; 51.甘草; 52.巴豆（制）; 53.朱砂; 54.白葡萄干; 55.蜀季花; 56.银朱; 57.茜草; 58.翻白草; 59.天竺黄; 60.白巨胜; 61.地锦; 62.胡椒; 63.豌豆花; 64.西红花; 65.光明盐; 66.牛心; 67.荜茇; 68.砂仁; 69.寒水石; 70.黑冰片; 71.五灵脂; 72.香青兰; 73.木鳖子（制）; 74.蓝盆花; 75.芫荽子; 76.酸梨干; 77.秦艽; 78.麝香; 79.土木香; 80.兔心; 81.木香; 82.丁香; 83.石榴; 84.瞿麦; 85.连翘; 86.栀子; 87.草果; 88.肉豆蔻; 89.黑云香; 90.胡黄连; 91.制草乌; 92.细辛; 93.旋覆花; 94.诃子; 95.白豆蔻; 96.沉香; 97.枳实; 98.青皮; 99.益智仁; 100.千金子霜; 101.沙参; 102.漏芦花; 103.狼毒大戟（制）; 104.硇砂; 105.蒜炭; 106.阿魏; 107沙棘; 108.熊胆; 109.藜芦; 110.姜黄; 111.雄（制）; 112.水菖蒲; 113.硫黄（制）; 114.石菖蒲; 115.德瓦; 116.山豆根; 117.草乌芽; 118.角茴香; 119.多叶棘豆; 120.麦冬; 121.铁杆蒿; 122.藁本; 123.拳参; 124.杜鹃叶; 125.肋柱花; 126.牛黄; 127.蒺藜; 128.手掌参; 129.天花粉; 130.黄精; 131.人参; 132.天冬; 133.玉竹; 134.草乌叶; 135.干姜; 136.黑巨胜; 137.紫硇砂

图3-4-1 45首蒙药方剂网络关系

（一）频次分析

通过对新型冠状病毒肺炎45首蒙药方剂用药的分析，共137味，总频次470次，其中使用频次5次及以上的前33味蒙药依次为红花、诃子、麝香、肉豆蔻、檀香、牛黄、沉香、石膏、全石榴、木香、黑云香、草乌（制）、栀子、广枣、土木香、白豆蔻、荜茇、拳参、麦冬、紫檀香、胡黄连、川楝子、北沙参、丁香、苦参、肉桂、木鳖子（制）、五灵脂、山柰、草果、甘草、石菖蒲、地格达，总构成比63.62%，见表3-4-2。

表3-4-2　预防新型冠状病毒肺炎主要蒙药使用频次分析

蒙药	频次	构成比/%	蒙药	频次	构成比/%
红花	21	4.46	拳参	8	1.70
诃子	20	4.26	麦冬	8	1.70
麝香	13	2.77	紫檀香	7	1.49
肉豆蔻	12	2.55	胡黄连	7	1.49
檀香	12	2.55	川楝子	7	1.49
牛黄	12	2.55	北沙参	7	1.49
沉香	11	2.34	丁香	7	1.49
石膏	11	2.34	苦参	7	1.49
石榴	11	2.34	肉桂	7	1.49
木香	11	2.34	木鳖子（制）	7	1.49
黑云香	10	2.13	五灵脂	6	1.28
制草乌	9	1.91	山柰	5	1.06
栀子	9	1.91	草果	5	1.06
广枣	9	1.91	甘草	5	1.06
土木香	9	1.91	石菖蒲	5	1.06
白豆蔻	9	1.91	地格达	5	1.06
荜茇	8	1.70			

（二）功效分类

根据《内蒙古蒙药材标准》（1986年版）的分类标准，对纳入标准的高频药物（使用频数≥5）药效进行统计分析。整理得出33种蒙药涵盖8种功效分类，总频次300次。其中使用频次最多的前5类是清热药（99次，33%），镇赫依药（51次，17%），祛巴达干药（40次，13.33%），杀粘药（32次，10.67%）和止咳、化痰、平喘药（31次，10.33%），见图3-4-2，表3-4-3。

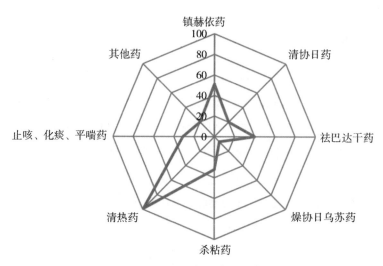

图3-4-2　高频药物功效雷达图

表3-4-3　高频药物功效统计

功效	频次	百分比
清热药	99	33
镇赫依药	51	17
祛巴达干药	40	13.33
杀粘药	32	10.67
止咳、化痰、平喘药	31	10.33
清协日药	20	6.67
其他药	20	6.67
燥协日乌苏药	7	2.33

（三）药性，药味分析

根据《内蒙古蒙药材标准》（1986年版）的分类标准，对纳入标准的高频药物（使用频数≥5）药性、药味进行统计分析。如果一味蒙药有多个药性、药味，则全部统计在内。在33味蒙药中，累计出现56次药味，33次药性。可以看出药味以苦（20次，35.71%）、辛（12次，21.43%）、甘（11次，19.64%）最为常见，药性以凉（13次，39.39%）、温（9次，27.27%）居多，见图3-4-3，表3-4-4。

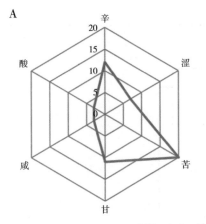

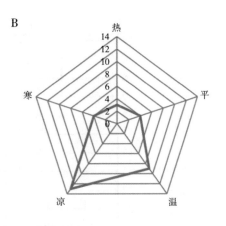

图3-4-3　高频药物药味、药性雷达图

表3-4-4　高频药物药性、药味统计

项目	分类	频次	百分比
药性	凉	13	39.39
	温	9	27.27
	平	4	12.12
	寒	4	12.12
	热	3	9.09
药味	苦	20	35.71
	辛	12	21.43
	甘	11	19.64
	涩	7	12.5
	咸	3	5.36
	酸	3	5.36

（四）聚类分析

聚类分析采用系统聚类法对高频药物进行分析，以"1"代表使用某种蒙药，以"0"代表无，将数据录入SPSS 25.0软件。应用SPSS 25.0进行聚类分析，绘制谱系图（树状图），见图3-4-4。根据树状图得出聚类方8个，则各公因子包含的药物分别是类1：栀子、川楝子、苦参、山奈、土木香、胡黄连、五灵脂、地格达、木鳖子（制）、麦冬；类2：拳参、甘草；类3：丁香、草果、木香、肉豆蔻、广枣、沉香、紫檀香、北沙参、檀香、石膏；类4：荜茇、肉桂、石榴、白豆蔻；类5：制草乌、石菖蒲、黑云香、麝香；类6：牛黄；类7：红花；类8：诃子。

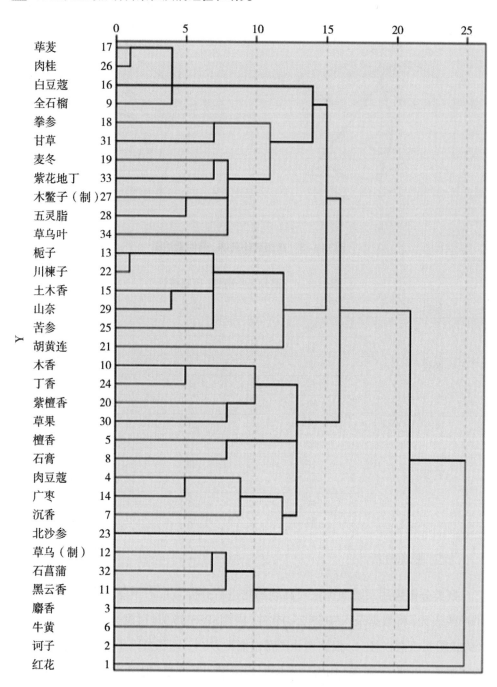

图3-4-4 高频药物聚类分析树状图

（五）关联规则分析

将出现的使用频次≥5的药物建立数据库，使用SPSS Modeler 18进行关联规则分析，并使用Apriori建模进一步挖掘药物之间的配伍关系，设置支持度20%，置信度85%，得到广枣→肉豆蔻，檀香→红花，石膏→红花，黑云香→麝香等核心药对11个，其中2味药物关联规则8条，3味药物关联规则3条。全部药物组合的提升度均大于1，说明这些药物组合均具有统计学意义，见图3-4-5，表3-4-5。

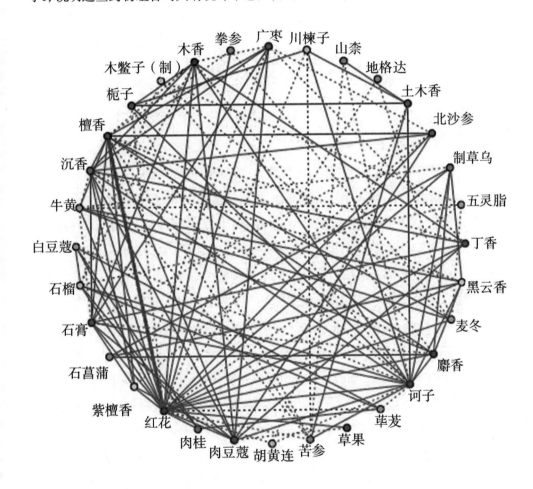

注：线条的粗细程度表示2种药物关联的强弱。

图3-4-5　高频药物关联规则网络图

表3-4-5 高频药物关联分析

关联规则	支持度/%	置信度/%	提升度
广枣→肉豆蔻	20.00	100.0	3.75
檀香→红花	26.67	91.67	1.96
石膏→红花	24.44	90.91	1.95
黑云香→麝香	22.22	90.00	3.12
制草乌→麝香	20.00	88.89	3.08
土木香→诃子	20.00	88.89	2.00
栀子→诃子	20.00	88.89	2.00
白豆蔻→全石榴	20.00	88.89	3.64
肉豆蔻→沉香→红花	20.00	88.89	1.91
肉豆蔻→红花→沉香	20.00	88.89	3.64
沉香→红花→肉豆蔻	20.00	88.89	3.33

三、讨论

通过对预防新型冠状病毒肺炎主要蒙药进行频次分析, 结果表明使用频次最多的蒙药为红花、诃子、麝香、肉豆蔻、檀香、牛黄。通过药物的性味分析可知, 凉、温2种药性的出现相对较多, 五味以苦味、辛味、甘味为主, 这与周政的研究结果一致[6]。根据李衍达[7]等人的研究, 预防新冠肺炎中医药物中以温性、甘味最多, 且陈亚楠[8]、庞稳泰[9]的研究表示23个中医治疗方案中, 整体药性以寒、温、平为主, 药味以苦、辛、甘为主。通过药物的分类可知, 使用最多的药物类别为清热药, 镇赫依药, 祛巴达干药, 杀粘药, 止咳、化痰、平喘药。中医治疗新型冠状病毒肺炎以清热药, 化湿药, 化痰、止咳、平喘药, 补虚药, 解表药最常见, 这与本节研究结果具有一定的相似之处。本节清热药中红花为蒙医六良药之肝病良药, 牛黄在《医宗要旨》[10]中记载 "上等牛黄源自大象肝脏, 为清肝热良品", 蒙医五元素论中肝属火, 认为人体温度来源于肝脏[11], 而新冠肺炎主要临床症状为发热, 蒙医用肝病药来降体温为标本兼治。诃子为清协日、平衡体质药物, 协日偏盛是热病固有的证候, 清协日与清热相近, 在新冠肺炎中可起到降体温的作用。蒙医所说平衡体质与现代提高免疫相近, 体质三根平衡亦能抵抗疾病[12]。诃子还有祛毒功效, 诃子与草乌是最佳药对, 蒙医历来用诃子水炮制草乌,《晶珠本草》中记载 "草乌具毒, 以诃子水浸泡七天七夜方可祛毒", 草乌是杀粘四药之一, 草乌为伍之方必加诃子, 因此诃子频次第二[13]。檀香为清骚热药，"骚热"是蒙医温病四因机分类之一，常伤及肺脏[14]，而新冠肺炎主要伤及脏器为肺脏，以檀香为主的方剂具有补肺、清肺热功效，可改善干咳、喘急、呼吸困难等症状。镇赫依药中肉豆蔻频次最高，肉豆蔻是蒙医六良药之心病良药，"赫依"直译为"气"，赫依骚动可加重一切疾病，亦可引起失眠、焦虑、心慌等症，蒙医五元素论中肺属气（赫依），心属空，心虽属空但病时以赫依为主，肺病必引起赫依骚动，因此必须心肺同治才能避免赫依骚动而加重病情[12]。杀赫依药物中麝香频次最高，麝香为蒙医杀粘四药之一，"粘"为肉眼不可见的致病微生物，新冠肺炎属蒙医粘疫范畴，杀粘即起到与现代抗病毒相似的作用。此外石榴、荜茇等祛巴达干药物具有开胃、助消化、平衡体质等功效[15]，在新型冠状病毒肺炎上起到促进新陈代谢、提高免疫力的作用。从高频药物功效分析可见蒙医预防新冠肺炎时除针对临床发热、纳差、乏力、失眠等症状外，还从提高免疫、补益心肺、抗病毒等方面加以防治，与现代医学是互相统一的。

　　系统聚类分析发现，采用组间连接的聚类分析方法共得到8类。其中，类1由清热药（胡黄连、苦参、土木香、栀子、五灵脂），清协日药［麦冬、地格达、木鳖子（制）］，祛巴达干药（山奈）和燥协日乌苏药（川楝子）组成。其中苦参具有清热、发汗的功效，使疫热成熟，山奈、土木香作为祛巴达干药物，搭配清讧热的胡黄连，可促使血热成熟，新陈诸热、疫热的栀子、川楝子，具备了性凉，促使热病成熟，发汗，清热的组方。类2由止咳、化痰、平喘药（拳参、甘草）组成，拳参与甘草、沙参、紫草茸配伍，用于肺热，痰中带血，肺血性刺痛。类3由镇赫依药（丁香、草果、肉豆蔻、沉香），清热药（紫檀香、檀香、广枣），止咳、化痰、平喘药（石膏、北沙参），祛巴达干药（木香）组成了具有使赫依、血得到调理，适用于清肺热、止咳、心悸、心区刺痛的组方。类4由祛巴达干药（荜茇、肉桂、石榴）和镇赫依药（白豆蔻）组成，其中荜茇搭配具有抑制巴达干赫依、祛巴达干寒邪作用的肉桂和具止吐、开胃、消食功能的白豆蔻，祛寒药物之首石榴，为治寒症之基本方石榴四味散（阿纳日-4）[16]。类5由杀粘药（制草乌、黑云香、麝香）、祛巴达干药（石菖蒲）和清热药（牛黄）组成。黑云香与麝香两药合用，治疗粘虫引起的粘刺痛等各种疾病和肿痛。类6中牛黄清热解毒、镇静，用于瘟疫，毒热，肝热，胆热等[16]。类7中红花具有凉血，锁脉，调经，清肝热，强身，止痛的功效[17]。类8中诃子为蒙药解毒之王[15]。

　　通过关联规则分析发现关联强度最高的药对组合有11种。因为置信度能反映出规则预测的准确程度, 提升值越大, 规则的相关性越强, 提示临床用药时应注重肉豆蔻、红花、沉香等药物之间的配伍。且从3种关联强度最高的药对组合广枣–肉豆蔻 (清热药–镇赫依药)、檀香–红花 (清热药–清热药)、石膏–红花 (止咳、化痰、平喘药–清热药) 也可以体现出蒙医以清热为主, 并兼镇赫依及杀粘等基本治法。广枣与肉豆蔻两者合用, 可用于治疗心赫依热引起的心悸、心慌等。檀香与红花两药合用, 治疗脏腑热效果佳。方剂中以肉豆蔻为首, 抑心赫依作用较突出; 以红花为主, 可用于心赫依, 心赫依热; 以沉香为主, 治疗心赫依热作用较突出。

中国作为一个多民族国家, 除了中医, 还有少数民族医学, 如蒙医、藏医、苗医等同样熠熠生辉。蒙医是蒙古族在长期的医疗实践中逐渐形成与发展起来的传统医学, 经历了千百年发展历程, 形成了完整的理论体系及独特的用药经验。长期以来, 温病学的理论和临床经验有效地应用于临床实践中, 为预防各种温热病证和疫热病证作出了大量的贡献。在温病的诊治预防中结合蒙医理论 "赫依" "希拉" "巴达干" 的具体变化规律及蒙医诊病十要分析, 将起到不可忽视的作用。本节用聚类分析及关联规则的统计学方法对蒙医预防新型冠状病毒肺炎的45首方剂进行深入研究, 虽然其中涉及的方剂数量有限, 但通过研究仍可以发现其用药的配伍规律特点, 从而进一步审视蒙医药对该病的病机、辨证分型的认识, 揭示的蒙医预防新型冠状病毒肺炎的优势和特点, 可为临床和实验研究提供新思路。

参考文献

[1] 张宇实, 丛伟红, 张晶晶, 等. 中草药及其活性成分对人冠状病毒干预作用的研究进展 [J]. 中国中药杂志, 2020, 45 (6): 1263.

[2] 国家卫生健康委办公厅, 国家中医药管理局办公室. 关于印发新型冠状病毒感染的肺炎诊疗方案 (试行第五版) 的通知 [EB/OL]. (2020-02-05) [2020-04-01]. http://www.nhc.gov.cn/xcs/zhengcwj/202002/3b09b894ac9b4204a79db5b8912d4440.shtml.

[3] 程芳, 李强, 曾芳, 等. 方舱医院290名新型冠状病毒肺炎患者用药现状分析与建议 [J/OL]. 中国医院药学志: 1-4 [2020-04-11]. http://kns.cnki.net/kcms/detail/42.1204.R.20200318.0845.002.html.

［4］内蒙古自治区卫生健康委员会办公室. 关于印发新型冠状病毒感染的肺炎蒙医药预防和诊疗方案（第二版）［EB/OL］.（2020-01-30）［2020-04-01］.http：//wjw.nmg.gov.cn/doc/2020/02/01/286021.shtml.

［5］内蒙古自治区卫生健康委员会办公室. 关于印发新型冠状病毒肺炎蒙医预防和诊疗方案（第三版）［EB/OL］.（2020-03-5）［2020-04-01］.http：//wjw.nmg.gov.cn/doc/2020/03/05/295433.shtml.

［6］周政，朱春胜，张冰. 基于数据挖掘的中医药治疗新型冠状病毒肺炎用药规律研究［J］.中国中药杂志，2020，45（6）：1248.

［7］李衍达，赵振宇，孙嘉惠. 基于数据挖掘的新型冠状病毒肺炎用药规律研究［J/OL］. 中国现代中药：1-16［2020-04-12］.https：//doi.org/10.13313/j.issn.1673-4890.20200218007.

［8］陈亚楠，朱星昊，苗明三，等. 中医药防治新型冠状病毒肺炎的用药规律分析［J］.中国现代应用药学，2020，37（05）：542-548.

［9］庞稳泰，金鑫瑶，庞博，等. 中医药防治新型冠状病毒肺炎方证规律分析［J］.中国中药杂志，2020，45（06）：1242-1247.

［10］内蒙古自治区中蒙医研究所编译. 医宗要旨［M］. 赤峰：内蒙古科学技术出版社，2013.

［11］第司·桑杰嘉措. 蓝琉璃［M］. 松林主编. 呼和浩特：内蒙古人民出版社，2014.

［12］B. 吉格木德. 蒙医基础理论［M］. 3版.呼和浩特：内蒙古大学出版社，2014.

［13］帝玛尔·丹增彭措. 晶珠本草［M］.上海：上海科学技术出版社，1986.

［14］布仁达来.蒙医温病学［M］.呼和浩特：内蒙古人民出版社，2006.

［15］罗布桑.蒙药学［M］.赤峰：内蒙古科学技术出版社，2011.

［16］布和巴特尔，奥·乌力吉. 传统蒙药与方剂［M］.赤峰：内蒙古科学技术出版社，2013.

［17］内蒙古自治区卫生厅. 内蒙古蒙药材标准［M］. 赤峰：内蒙古科学技术出版社，1986.

第五节 内蒙古地区治疗新型冠状病毒肺炎常用中蒙药品种

红花
CARTHAMI FLOS

【别名】草红花、红蓝花

【蒙古文名】古日古木

【基原】为菊科植物红花*Carthamus tinctorius* L.的干燥花。

【原植物形态】红花为一年生草本。高20~150cm。茎直立，上部分枝，全部茎枝白色或淡白色，光滑，无毛。中下部茎叶披针形、披状披针形或长椭圆形，边缘大锯齿、重锯齿、小锯齿以至无锯齿而全缘，极少有羽状深裂的，齿顶有针刺，针刺长1~1.5mm，向上的叶渐小，披针形，边缘有锯齿，齿顶针刺较长，长达3mm。全部叶质地坚硬，革质，两面无毛无腺点，有光泽，基部无柄，半抱茎。头状花序多数，在茎枝顶端排成伞房花序，为苞叶所围绕，苞片椭圆形或卵状披针形，包括顶端针刺长2.5~3cm，边缘有针刺，针刺长1~3mm，或无针刺，顶端渐长，有篦齿状针刺，针刺长2mm。总苞卵形，直径2.5cm。总苞片4层，外层竖琴状，中部或下部有收缢，收缢以上叶质，绿色，边缘无针刺或有篦齿状针刺，针刺长达3mm，顶端渐尖，有长1~2mm，收缢以下黄白色；中内层硬膜质，倒披针状椭圆形至长倒披针形，长达2.2cm，顶端渐尖。全部苞片无毛无腺点。小花红色、橘红色，全部为两性，花冠长2.8cm，细管部长2cm，花冠裂片几达檐部基部。瘦果倒卵形，长5.5mm，宽5mm，乳白色，有4棱，棱在果顶伸出，侧生着生面。无冠毛。花果期5—8月。

【生境分布】多生于凉爽，干燥，阳光充足的草地。我国黑龙江、辽宁、吉林、河北、山西、陕西、甘肃、青海、山东、浙江、贵州、四川、西藏、新疆等地都广有栽培。内蒙古南部地区有栽培。产量较少。

【采收加工】夏季花由黄变红时采摘，阴干或晒干。

【药材性状】本品为不带子房的管状花,长1~2cm。表面红黄色或红色。花冠筒细长,先端5裂,裂片呈狭条形,长5~8mm;雄蕊5,花药聚合成筒状,黄白色;柱头长圆柱形,顶端微分枝。质柔软,气微香,味微苦。以花大,色鲜红,质柔软者为佳。

【功能主治】中医:味辛,性温。活血通经,散瘀止痛。主治经闭,行经腹痛,产后恶露不行,腹部肿块,难产,冠心病心绞痛,跌打损伤,痈疖肿痛。

蒙医:味甘,微苦,性凉。效柔、软、固、钝、重。凉血,锁脉,调经,清肝,强身,止痛,消肿。主治肝热,月经不调,呕血,鼻衄,外伤出血,血热头痛,心热,血热。

【用法用量】中医:3~10g。

蒙医:内服,煮散剂,3~5g,或入丸、散。

诃子

CHEBULAE FRUCTUS

【别名】诃黎勒

【蒙古文名】阿如拉

【基原】本品为使君子科植物诃子*Terminalia chebula* Retz.或绒毛诃子*Terminalia chebula* Retz. var. *tomentella* Kurt.的干燥成熟果实。

【原植物形态】大乔木,高达20~30m。叶互生或近对生,卵形或椭圆形,长7~25cm,宽3~15cm,先端短尖,基部钝或圆,全缘,两面均秃净,幼时叶背薄被微毛;叶柄粗壮,长1.5~2cm,有时于顶端有2个腺体。穗状花序生于枝顶或叶腋,花两性,黄色;萼杯状,长约3mm,先端5裂,裂片三角形,先端尖锐,内面被毛;花瓣缺;雄蕊10,着生于萼管上,花药黄色,心脏形;子房下位,1室,胚珠2枚,花柱长突出。核果倒卵形或椭圆形,长2.5~4.5cm,幼时绿色,热时黄褐色,表面光滑,干时有5棱。种子1颗。花果期6—10月。

【生境分布】多栽于路旁或村落附近。原产于印度、缅甸等国家。我国西藏、云南、广东、广西等地均有分布。

【采收加工】秋、冬二季果实成熟时采收,除去杂质,晒干。

【药材性状】本品为长圆形或卵圆形,长2~4cm,直径2~2.5cm。表面黄棕色或暗棕色,略具光泽,有5~6条纵棱线及不规则的皱纹,基部有圆形果梗痕。质坚实。

果肉厚0.2~0.4cm，黄棕色或黄褐色。果核长1.5~2.5cm，直径1~1.5cm，浅黄色，粗糙，坚硬。种子狭长纺锤形，长约1cm，直径0.2~0.4cm；种皮黄棕色，子叶2，白色，相互重叠卷旋。无臭，味酸涩后甜。

【功能主治】中医：苦，酸，涩，平。归肺、大肠经。涩肠敛肺，降火利咽。用于久泻久痢，便血脱肛，肺虚喘咳，久嗽不止，咽痛喑哑。

蒙医：味涩，性平。祛变形三根，调理体素，主治赫依病，协日病，巴达干病，赫依、协日、巴达干并发症和聚合症，各种毒症。

【用法用量】中医：3~9g。

蒙医：内服，煮散剂，3~5g，或入丸、散。

麝香

MOSCHUS

【别名】寸香、当门子、脐香、麝脐香

【蒙古文名】扎嘎日

【基原】鹿科动物林麝*Moschus berezovskii* Flerov、原麝*Moschus moschiferus* Linnaeus或马麝*Moschus sifanicus* Przewalski成熟雄体香囊中的干燥分泌物。

【原动物形态】林麝：体长约75cm，体重约10kg。毛色较深，深褐色或灰褐色，成体身上一般无肉桂黄或土黄点状斑纹。耳背多为褐色或黑褐色，耳缘、耳端多为黑褐色或棕褐色，耳内白色，眼的下部有两条白色或黄白色毛带延伸至颈和胸部。成年雄麝有1对上犬齿外露，称为獠牙，腹下有1个能分泌麝香的腺体囊，开口于生殖孔相近的前面。雌麝无腺囊和獠牙，尾短小，掩藏于臀毛中。

原麝：身长约85cm，体重12kg左右。头小，眼大，耳长而直立，上部近圆形，吻短裸露。雌雄均无角，雄麝上犬齿发达，露出唇外，成獠牙。雌性上犬齿小，不露出口外。四肢细长，后肢长于前肢，较前肢发达，尾短，隐于臀毛中。雄性腹部脐与阴茎之间具麝香腺，腺体呈囊状。全身暗褐色，背部、腹部及臀部有肉桂色的斑点，多排列成6纵行。下颌白色，颈部有2条自两侧延至腋下的白纹体毛，基部铅灰色，在尖端部分变褐色，近尖端处有一白环。

马麝：体长85~90cm，体重15kg左右。吻长。全身沙黄褐色或灰褐色，臀部色

深，无斑点。颈背有栗色块斑，上有土黄色或肉桂黄色毛丛形成的4~6个斑点，排成两行，颌、颈下黄白色。体毛近尖端处有一橘黄色环。

【生境分布】林麝：在我国主要分布于北抵宁夏六盘山、陕西秦岭山脉；东至安徽大别山、湖南西部；西至四川，西藏波密、察偶，云南北部；南至贵州、广东及广西北部山区。

原麝：山地动物，轻快敏捷，攀岩能力强，极善跳跃，视、听觉发达。多栖居在针阔混交林、针叶落叶林、针叶混交林、疏林灌丛地带的悬崖峭壁和岩石山地生境中，随季节的不同而做垂直的迁徙。主要分布在东北大兴安岭、小兴安岭及长白山一带地区。在内蒙古境内只有少量分布。

马麝：性情孤独，雌雄分离，营独居生活方式。栖息在海拔2500~5000m的针叶林和高山灌丛里。中国主要分布在青海、甘肃、西藏、四川等西部地区，在内蒙古自治区仅分布于贺兰山。

原麝和马麝分别被联合国世界自然保护联盟（IUCN）列为易危（VU）和濒危（EN）物种，人工养殖势在必行。内蒙古地区野生资源极少，人工养殖亦少。

【采收加工】野生者在10月—次年3月猎取雄麝，捕获后，立即割取香囊，阴干，习称"毛壳麝香"；剖开香囊，除去囊壳，取囊中分泌物，习称"麝香仁"。

家养麝多采用"活体取香"，每年8—9月为最佳取期，取香后，除去杂质，阴干或放在干燥器内密闭干燥。

【药材性状】毛壳麝香：扁圆形或类椭圆形的囊状体，直径3~7cm，厚2~4cm。开口面的皮革质，棕褐色，略平，密生白色或灰棕色短毛，从两侧围绕中心排列，中间有一小囊孔。另一面为棕褐色略带紫的皮膜，微皱缩，偶显肌肉纤维，略有弹性，剖开后可见中层皮膜呈棕褐色或灰褐色，半透明，内层皮膜呈棕色，内含颗粒状、粉末状的麝香仁和少量细毛及脱落的内层皮膜（习称"银皮"）。

麝香仁：野生者质软，油润，疏松；其中颗粒状者习称"当门子"，呈不规则圆球形或颗粒状，表面多呈紫黑色，油润光亮，微有麻纹，断面深棕色或黄棕色；粉末状者多呈棕褐色或黄棕色，并有少量脱落的内层皮膜和细毛。饲养者呈颗粒状，短条形或不规则的团块；表面不平，紫黑色或深棕色，显油性，微有光泽，并有少量毛和脱落的内层皮膜。气香，浓烈而特异；味微辣、微苦带咸。

【功能主治】中医：辛，温。归心、脾经。开窍醒神，活血通经，消肿止痛。用于热病神昏, 中风痰厥, 气郁暴厥, 中恶昏迷, 经闭, 难产死胎, 心腹暴痛, 痈肿瘰疬, 咽喉肿痛, 跌扑伤痛, 痹痛麻木。

蒙医: 味辛、苦, 性凉。效钝、轻、糙、腻。杀粘, 解毒, 开窍, 止痛, 解协日乌苏, 消肿。主治粘症, 瘟疫, 虫疾, 亚玛, 毒热, 脉病, 中风, 热性协日乌苏症, 肾病, 肝病。

【用法用量】中医: 0.03~0.1g, 多入丸、散用。外用适量。

蒙医: 0.03~0.1g。

肉豆蔻
MYRISTICAE SEMEN

【别名】肉果、玉果、顶头肉

【蒙古文名】匝迪

【基原】本品为肉豆蔻科肉豆蔻属植物肉豆蔻*Myristica fragrans* Houtt.的干燥种仁。

【原植物形态】常绿乔木, 高可达20m。叶互生; 椭圆状披针形或长圆状披针形, 长5~15cm, 革质, 先端尾状, 基部急尖, 全缘, 上面淡黄棕色, 下面色较深, 并有红棕色的叶脉; 叶柄长6~12mm。花雌雄异株; 雄花的总状花序长2.5~5cm; 小苞片鳞片状; 花疏生, 黄白色, 椭圆形或壶形, 长6mm, 下垂; 花药9~12个, 连合成圆柱状有柄的柱。果实梨形或近于圆球形, 下垂, 长3.5~6cm, 淡红色或黄色, 成熟后纵裂成2瓣, 显出绯红色假种皮, 种子长球形, 种皮红褐色, 木质。

【生境分布】热带地区广为栽培。分布马来西亚、印度尼西亚、巴西等地。主产马来西亚及印度尼西亚。

【采收加工】4—6月及11—12月各采一次。早晨摘取成熟果实, 剖开果皮, 剥去假种皮, 再敲脱壳状的种皮, 取出种仁用石灰乳浸一天后, 缓缓焙干。

【药材性状】本品呈卵圆形或椭圆形, 长2~3cm, 直径1.5~2.5cm。表面灰棕色或灰黄色, 有时外被白粉 (石灰粉末)。全体有浅色纵行沟纹及不规则网状沟纹。种脐位于宽端, 呈浅色圆形突起, 合点呈暗凹陷。种脊呈纵沟状, 连接两端。质坚, 断面显棕黄色相杂的大理石花纹, 宽端可见干燥皱缩的胚, 富油性。气香浓烈, 味辛。

【功能主治】中医：辛，温。归脾、胃、大肠经。温中行气，涩肠止泻。用于脾胃虚寒，久泻不止，脘腹胀痛，食少呕吐。

蒙医：辛，腻，重，软，温。镇赫依，温中，消食，开胃。用于心赫依，心绞痛，癫狂，昏迷，心悸，命脉赫依病，消化不良。

【用法用量】中医：3~9g。

蒙医：多配方用。

檀香

SANTALI ALBI LIGNUM

【别名】白檀、白檀木

【蒙古文名】查干－赞丹

【基原】本品为檀香科檀香属植物檀香*Santalum album* L.树干的心材。

【原植物形态】常绿小乔木，高6~9m。具寄生根。树皮褐色，粗糙或有纵裂；多分枝，幼枝光滑无毛。叶对生；革质；叶片椭圆状卵形或卵状披针形，长3.5~5cm，宽2~2.5cm，先端急尖或近急尖，基部楔形，全缘，上面绿色，下面苍白色，无毛；叶柄长0.7~1cm，光滑无毛。花腋生和顶生，为三歧式的聚伞状圆锥花序；花梗对生，长约与花被管相等；花多数，小型，最初为淡黄色，后变为深锈紫色；花被钟形，先端4裂，裂片卵圆形，无毛；蜜腺4枚，略呈圆形，着生在花被管的中部，与花被片互生；雄蕊4，与蜜腺互生，略与雌蕊等长，花药2室，纵裂，花丝线形；子房半下位，花柱柱状，柱头3裂。核果球形，大小似樱桃核，成熟时黑色，肉质多汁，内果皮坚硬，具3短棱。种子圆形，光滑无毛。

【生境分布】野生或栽培。分布于印度、马来西亚、澳大利亚及印度尼西亚等国家。我国台湾亦有栽培。

【采收加工】全年均可采收，除去外皮及边材，锯成小段，阴干。

【药材性状】本品为长短不一的圆柱形木段，有的略弯曲，一般长约1m，直径10~30cm。外表面灰黄色或黄褐色，光滑细腻，有的具疤节或纵裂，横截面呈棕黄色，显油迹；棕色年轮明显或不明显，纵向劈开纹理顺直。质坚实，不易折断。气清香，燃烧时香气更浓；味淡，嚼之微有辛辣感。

【功能主治】中医：辛，温。归脾、胃、心、肺经。行气温中，开胃止痛。用于寒凝气滞，胸痛，腹痛，胃痛食少；冠心病，心绞痛。

蒙医：涩、柔、轻、寒、燥、钝。用于讧热，心热，肺热，实热，瘟疫，心跳。

【用法用量】中医：2~5g。

蒙医：多配方用。

牛黄
BOVIS CALCULUS

【别名】丑宝、天然牛黄

【蒙古文名】给望

【基原】本品为牛科动物牛 *Bos taurus domesticus* Gmelin 干燥的胆结石。

【原动物形态】为牛科动物黄牛或水牛的胆囊、胆管或肝管中的结石，全年均产。于宰牛时注意牛的胆囊、胆管及肝管中有无硬块，如有即为牛黄，应立即滤去胆汁，将牛黄取出（迟则为胆汁浸润而变黑）。除净外部薄膜，先裹以灯芯草或通草丝，外面再包以白布或毛边纸，置阴凉处阴干。干燥时，切忌风吹、日晒、火烘，以防破裂或变色。本品大多取于胆囊，形较圆，商品称为"胆黄"或"蛋黄"。取于胆管、肝管者，呈管状，称为"管黄"。

【生境分布】全国大部分地区均饲养，以南方水稻田地区为多。

【采收加工】宰牛时，如发现有牛黄，即滤去胆汁，将牛黄取出，除去外部薄膜，阴干。

【药材性状】本品多呈卵形、类球形、三角形或四方形，大小不一，直径0.6~3（4.5）cm，少数呈管状或碎片。表面黄红色至棕黄色，有的表面挂有一层黑色光亮的薄膜，习称"乌金衣"，有的粗糙，具疣状突起，有的具龟裂纹。体轻，质酥脆，易分层剥落，断面金黄色，可见细密的同心层纹，有的夹有白心。气清香，味苦而后甘，有清凉感，嚼之易碎，不粘牙。

【功能主治】中医：甘，凉。归心、肝经。清心，豁痰，开窍，凉肝，熄风，解毒。用于热病神昏，中风痰迷，惊痫抽搐，癫痫发狂，咽喉肿痛，口舌生疮，痈肿疔疮。

蒙医：苦、甘、凉、重、钝、软、柔。用于瘟疫毒热，肝热，胆热，高烧抽搐，昏迷，神志不清, 狂犬病, 癫狂症。

【用法用量】中医: 0.15~0.35g, 多入丸、散用。外用适量, 研末敷患处。

蒙医: 多配方用。

沉香

AQUILARIAE LIGNUM RESINATUM

【别名】蜜香、栈香、沉水香

【蒙古文名】哈日–阿嘎如

【基原】本品为瑞香科植物白木香*Aquilaria sinensis*(Lour.)Gilg 含有树脂的木材。

【原植物形态】沉香: 常绿乔木, 高达30m。幼枝被绢状毛。叶互生, 稍带革质, 椭圆披针形、披针形或倒披针形, 长5.5~9cm, 先端渐尖, 全缘, 下面叶脉有时被亚绢状毛; 具短柄, 长约3mm。伞形花序; 无梗, 或有短的总花梗, 被绢状毛; 花白色, 与小花梗等长或较短; 花被钟形, 5裂, 裂片卵形, 长0.7~1cm, 喉部密被白色绒毛的鳞片10枚, 外被绢状毛, 内密被长柔毛, 花冠管与花被裂片略等长; 雄蕊10, 着生于花被管上, 其中有5枚较长; 子房上位, 长卵形, 密被柔毛, 2室, 花柱极短, 柱头大, 扁球形。蒴果倒卵形, 木质, 扁压状, 长4.6~5.2cm, 密被灰白色绒毛, 基部有略为木质的宿存花被。种子通常1枚, 卵圆形, 基部具有角状附属物, 长约为种子的2倍。花果期3—6月。

白木香: 常绿乔木。树皮灰褐色, 小枝和花序被柔毛。叶互生, 革质, 长卵形、倒卵形或椭圆形, 长6~12cm, 宽2~4.5cm, 先端渐尖而钝, 基部楔形, 全缘, 两面被疏毛, 后渐脱落, 光滑而亮。叶柄长约5mm, 被柔毛。伞形花序顶生和腋生; 总花梗被灰白色绒毛, 小花梗长0.5~1.2cm, 被灰白色绒毛; 花黄绿色, 被绒毛; 花被钟形, 5裂, 矩圆形, 长约7mm, 宽约4mm, 先端钝圆, 花被管喉部有鳞片10枚, 密被白色绒毛, 长约5mm, 基部连合成一环; 雄蕊10, 花丝粗壮; 子房卵形, 密被绒毛。蒴果倒卵形, 木质, 扁压状, 长2.5~3cm, 密被灰白色毛, 基部具稍带木质的宿存花被。种子棕黑色, 卵形, 长约1cm, 先端渐尖, 种子基部延长为角状附属物, 红棕色, 长达2cm, 上部扩大。花果期3—6月。

【生境分布】生于平地、丘陵的疏林或荒山中,有少量栽培。分布于我国广东、广西及台湾地区。

【采收加工】全年均可采收,割取含树脂的木材,除去不含树脂的部分,阴干。

【药材性状】本品呈不规则块、片状或盔帽状,有的为小碎块。表面凹凸不平,有刀痕,偶有孔洞,可见黑褐色树脂与黄白色木部相间的斑纹,孔洞及凹窝表面多呈朽木状。质较坚实,断面刺状。气芳香,味苦。

【功能主治】中医:辛,苦,微温。归脾、胃、肾经。行气止痛,温中止呕,纳气平喘。用于胸腹胀闷疼痛,胃寒呕吐呃逆,肾虚气逆喘急。

蒙医:辛,苦,软,腻,燥,凉,重,钝。镇赫依,清热,止刺病。用于命脉、心赫依热,气喘,失眠,心跳,心绞痛。

【用法用量】中医:1.5～4.5g,入煎剂宜后下。

蒙医:多配方用。

石榴
ACONITI KUSNEZOFFII RADIX

【别名】酸石榴、酸榴

【蒙古文名】阿纳日

【基原】为石榴科植物石榴*Punica granatum* L.的果实。

【原植物形态】落叶灌木或乔木,高2～5m。树皮青灰色;幼枝近圆形或微呈四棱形,枝端通常呈刺状,无毛,叶对生或簇生;叶片倒卵形至长椭圆形,长2.5～6cm,宽1～1.8cm,先端尖或微凹;基部渐狭,全缘,上面有光泽,无毛,下面有隆起的主脉,具短柄。花1至数朵,生小枝顶端或腋生,花梗长2～3mm;花的直径约3cm;萼筒钟状,肉质而厚,红色,裂片6,三角状卵形;花瓣6,红色,与萼片互生,倒卵形,有皱纹;雄蕊多数,着生于萼管中部,花药球形,花丝细短;雌蕊1,子房下位或半下位,上部6室,具侧膜胎座,下部3室,具中轴胎座,花柱圆形,柱头头状。浆果近球形,果皮肥厚革质,熟时黄色,或带红色,内具薄隔膜,顶端有宿存花萼。种子多数,倒卵形,带棱角。花果期5—8月。

【生境分布】生于山坡向阳处或栽培于庭院。我国大部分地区有分布。

【药材采收加工】果实成熟时采收,晒干或低温烘干。

【药材性状】全石榴:本品呈类圆球形,直径4~7cm,摇之有响声,多破碎。表面红棕色、棕黄色或暗棕色,有麻点,顶端具残存的宿萼;基部有短果梗或果梗脱落的痕迹。破开后,内表面黄色或黄棕色,有隆起呈网状种子脱落后的小凹坑及种蒂残痕,果皮厚1.5~3mm,质硬而脆,断面黄色,粗糙颗粒状。种子多数(性状见石榴子项)。无臭,味苦、涩。

石榴子:本品呈三角状卵形,具钝棱,有时数个粘连成团块。单粒长5~9mm,直径3~4mm。外表黄红色至暗褐色,外种皮皱缩,富糖性而稍黏;内种皮淡黄棕色至淡红棕色,革质,坚硬;种仁乳白色。气微,味酸,微甜。

【功能主治】中医:性温,味甘、酸、涩,入肺、肾、大肠经。生津止渴,收敛固涩,止泻止血。用于津亏口燥咽干,烦渴,久泻,久痢,便血,崩漏等。

蒙医:酸,甘,腻,燥,锐,糙,轻,动,热。温中,消食,开胃,祛巴达干,止泻。用于胃火衰退,巴达干病,恶心,消化不良,肺、肝、肾赫依,寒泻,腹胀嗳气。

【用法用量】中医:3~9g。

蒙医:多配方用。

木香

AUCKLANDIAE RADIX

【别名】云木香、广木香

【蒙古文名】如达

【基原】本品为菊科植物木香*Aucklandia lappa* Decne.的干燥根。

【原植物形态】多年生草本,高1.5~2m,主根粗大。茎被稀疏短柔毛。茎生叶有长柄,叶片三角状卵形或长三角形,长30~100cm,宽15~30cm,基部心形,下延成不规则勺分裂的翅状,边缘不规则倾波状或浅裂并具稀疏的刺,两面有短毛;茎生叶基部翼状抱茎。头状花序顶生和腋生,花序直径约3cm,常数个集生于花茎顶端,总苞片约10层;花冠暗紫色,5裂;雄蕊5,聚药;子房下位,花柱伸出花冠外。瘦果长锥形,上端有两层羽状冠毛。花果期7—10月。

【生境分布】多栽培于海拔2500m以上的高山。主产云南、四川。

【药材采收加工】秋、冬二季采挖，除去泥沙及须根，切段，大的再纵剖成瓣，干燥后撞去粗皮。

【药材性状】本品呈圆柱形或半圆柱形，长5~10cm，直径0.5~5cm。表面黄棕色至灰褐色，有明显的皱纹、纵沟及侧根痕。质坚，不易折断，断面灰褐色至暗褐色，周边灰黄色或浅棕黄色，形成层环棕色，有放射状纹理及散在的褐色点状油室。气香特异，味微苦。

【功能主治】中医：味辛、苦，性温。归脾、胃、大肠、三焦、胆经。行气止痛，健脾消食。用于胸脘胀痛，泻痢后重，食积不消，不思饮食。煨木香实肠止泻。用于泄泻腹痛。

蒙医：味辛、苦，性温。效腻、糙、轻。破痞，调元，祛痰，排脓，防腐，解赫依血相讧。主治肺脓肿，咳痰，气喘，耳脓，包如病，胃病，嗳气，呕吐，胃痧，白喉。

【用法用量】中医：1.5~6g。

蒙医：内服，煮散剂，3~5g，或入丸、散。

草乌

ACONITI KUSNEZOFFII RADIX

【别名】蓝靰鞡花

【蒙古文名】泵阿

【基原】本品为毛莨科植物北乌头*Aconitum kusnezoffii* Reichb.的干燥块根。

【原植物形态】多年生草本。块根圆锥形或胡萝卜形。茎高80~150cm，无毛。茎中部叶的叶片五角形，3全裂，中央裂片菱形，渐尖，近羽状深裂，小裂片三角形，上面被微柔毛，下面无毛。顶生总状花序具9~22朵花，通常与其下的腋生花序形成圆锥花序；轴和花梗无毛；下部苞片三裂，其他苞片长圆形或线形；小苞片生花梗中部或下部，线形或钻状线形；萼片5，紫蓝色，外面几无毛，上萼片盔形，下萼片长圆形；花瓣无毛，距长1~4mm，向后弯曲或近拳卷；雄蕊无毛，花丝全缘或有2小齿；心皮（4~）5枚，无毛。蓇葖果直，长（0.8~）1.2~2cm；种子长约2.5mm，扁椭圆球形，沿棱具狭翅，只在一面生横膜翅。花期7—9月，果期9月。

【生境分布】生于湿草地、林缘草甸、沟谷草甸、山坡草地、林下。分布于我国黑龙江、吉林东部、辽宁、河北、山西等地。日本、朝鲜、蒙古国东部、俄罗斯也有分布。兴安北部及岭东和岭西（额尔古纳市、根河市、牙克石市、鄂伦春旗、阿荣旗、莫力达瓦旗、扎兰屯市、鄂温克旗、阿尔山市）、呼伦贝尔（陈巴尔虎旗、新巴尔虎左旗、海拉尔区、满洲里市）、兴安南部及科尔沁（阿鲁科尔沁旗北部、巴林左旗和巴林右旗北部、林西县北部、克什克腾旗北部）、燕山北部（喀喇沁旗、宁城县）、锡林郭勒（锡林浩特市、西乌珠穆沁旗、正蓝旗）、阴山（大青山、蛮汗山、乌拉山）常见。

【药材采收加工】秋季茎叶枯萎时采挖，除去须根和泥沙，干燥。

【药材性状】本品呈不规则长圆锥形，略弯曲，长2~7cm，直径0.6~1.8cm。顶端常有残茎和少数不定根残基，有的顶端一侧有一枯萎的芽，一侧有一圆形或扁圆形不定根残基。表面灰褐色或黑棕褐色，皱缩，有纵皱纹、点状须根痕及数个瘤状侧根。质硬，断面灰白色或暗灰色，有裂隙，形成层环纹多角形或类圆形，髓部较大或中空。气微，味辛辣，麻舌。

【功能主治】中医：味辛、苦，性热；有大毒。归心、肝、肾、脾经。祛风除湿，温经止痛。用于风寒湿痹，关节疼痛，心腹冷痛，寒疝作痛及麻醉止痛。

蒙医：味辛，性温。效轻。有大毒。杀粘，燥协日乌苏，止痛。主治流感，急慢性肠刺痛，粘刺痛，痈疖，丹毒，白喉，炭疽，脖颈僵直，陶赖，赫如虎，关节疼痛，偏瘫，心赫依。

【用法用量】中医：一般炮制后用。外用宜生用，研末调敷或以醋、酒磨涂。

蒙医：内服，研末，1.5~3g，或入丸、散。外用：适量，研末湿敷。

土木香

INULAE RADIX

【别名】青木香、祁木香、藏木香

【蒙古文名】玛奴

【基原】本品为菊科植物土木香*Inula helenium* L.的干燥根。

【原植物形态】多年生草本，根状茎块状，有分枝。茎直立，高60~150cm或达250cm，粗壮，径达1cm，不分枝或上部有分枝，被开展的长毛，下部有较疏的叶；节间长4~15cm，基部叶和下部叶在花期常生存，基部渐狭成具翅长达20cm的柄，连同柄长30~60cm，宽10~25cm；叶片椭圆状披针形，边缘有不规则的齿或重齿，顶端尖，上面被基部疣状的糙毛，下面被黄绿色密茸毛；中脉和近20对的侧脉在下面稍高起，网脉显明；中部叶卵圆状披针形或长圆形，长15~35cm，宽5~18cm，基部心形，半抱茎；上部叶较小，披针形。头状花序少数，径6~8cm，排列成伞房状花序；花序梗长6~12cm，为多数苞叶所围裹；总苞5~6层，外层草质，宽卵圆形，顶端钝常，反折，被茸毛，宽6~9mm，内层长圆形，顶端扩大成卵圆三角形，干膜质，背面有疏毛，有缘毛，较外层长达3倍，最内层线形，顶端稍扩大或狭尖。舌状花黄色；舌片线形，长2~3cm，宽2~2.5mm，顶端有3~4个浅裂片；管状花长约9~10mm，有披针形裂片。冠毛污白色，长8~10mm，有极多数具细齿的毛。瘦果四或五面形，有棱和细沟，无毛，长3~4mm。花期6~9月。

【生境分布】在我国分布于新疆，其他许多地区有栽培。

【资源现状与可持续利用】各地有栽培。主产河北。此外，浙江、四川、河南、山西、陕西、甘肃及新疆等地亦产。内蒙古自治区呼和浩特市、包头市、通辽市等城市有栽培。土木香主要作药用。

【采收加工】秋季采挖，除去泥沙，晒干。

【药材性状】本品呈圆锥形，略弯曲，长5~20cm。表面黄棕色或暗棕色，有纵皱纹及须根痕。根头粗大，顶端有凹陷的茎痕及叶鞘残基，周围有圆柱形支根。质坚硬，不易折断，断面略平坦，黄白色至浅灰黄色，有四点状油室。气微香，味苦、辛。

【饮片炮制】土木香除去杂质，洗净，润透，切片，干燥。本品呈类圆形或不规则形片。外表皮黄棕色至暗棕色，可见纵皱纹和纵沟。切面灰褐色至暗褐色，有放射状纹理，散在褐色油点，中间有棕色环纹。气微香，味苦、辛。

【功能主治】中医：味辛、苦，性温。归肝、脾经。健脾和胃，行气止痛，安胎。用于胸胁、脘腹胀痛，呕吐泻痢，胸胁挫伤，岔气作痛，胎动不安。

蒙医：味甘、苦、辛，性平。效腻、锐、燥、重。清巴达干热，解赫依血相讧，温中消食，开胃，止刺痛。主治感冒头痛，恶性寒战，温病初期，赫依血引起胸闷气喘，胸背游走性疼痛，不思饮食，呕吐泛酸，胃、肝、大小肠之宝如病，赫依希日性头痛及血热性头痛。

【用法用量】中医：3~9g，多入丸、散服。

蒙医：3~5g，或入丸、散服。

甘草

GLYCYRRHIZAE RADIX ET RHIZOMA

【别名】甜草苗、甜甘草

【蒙古文名】西和日-额布斯

【基原】为豆科植物甘草*Glycyrrhiza uralensis* Fisch.、胀果甘草*Glycyrrhiza inflata* Bat.或光果甘草*Glycyrrhiza glabra* L.的干燥根和根茎。

【原植物形态】甘草：多年生草本；根与根状茎粗状，直径1~3cm，外皮褐色，里面淡黄色，具甜味。茎直立，多分枝，密被鳞片状腺点、刺毛状腺体及白色或褐色的绒毛；托叶三角状披针形，两面密被白色短柔毛；叶柄密被褐色腺点和短柔毛；小叶5~17枚，卵形、长卵形或近圆形，上面暗绿色，下面绿色，两面均密被黄褐色腺点及短柔毛，顶端钝，具短尖，基部圆，边缘全缘或微呈波状，多少反卷。总状花序腋生，具多数花，总花梗短于叶，密生褐色的鳞片状腺点和短柔毛；苞片长圆状披针形，褐色，膜质，外面被黄色腺点和短柔毛；花萼钟状，密被黄色腺点及短柔毛，基部偏斜并膨大呈囊状，萼齿5，与萼筒近等长，上部2齿大部分连合；花冠紫色、白色或黄色，旗瓣长圆形，顶端微凹，基部具短瓣柄，翼瓣短于旗瓣，龙骨瓣短于翼瓣；子房密被刺毛状腺体。荚果弯曲呈镰刀状或呈环状，密集成球，密生瘤状突起和刺毛状腺体。种子3~11，暗绿色，圆形或肾形。花期6—8月，果期7—10月。

胀果甘草：多年生草本；根与根状茎粗壮，外皮褐色，被黄色鳞片状腺体，里面淡黄色，有甜味。茎直立，基部带木质，多分枝，高50~150cm。叶长4~20cm；托叶小三角状披针形，褐色，长约1mm，早落；叶柄、叶轴均密被褐色鳞片状腺点，幼时密被短柔毛；小叶3~7（~9）枚，卵形、椭圆形或长圆形，长2~6cm，宽0.8~3cm，先端锐尖或钝，基部近圆形，上面暗绿色，下面淡绿色，两面被黄褐色腺点，沿脉疏被短柔毛，边缘或多或少波状。总状花序腋生，具多数疏生的花；总花梗与叶等长或短于叶，花后常延伸，密被鳞片状腺点，幼时密被柔毛；苞片长圆状披针形，长约3mm，密被腺点及短柔毛；花萼钟状，长5~7mm，密被橙黄色腺点及柔毛，萼齿5，披针形，与萼筒等长，上部2齿在1/2以下连合；花冠紫色或淡紫色，旗瓣长椭圆形，长6~9（~12）mm，宽4~7mm，先端圆，基部具短瓣柄，翼瓣与旗瓣近等大，明显具耳及瓣柄, 龙骨瓣稍短, 均具瓣柄和耳。荚果椭圆形或长圆形, 长8~30mm, 宽5~10mm, 直或微弯, 二种子间胀膨或与侧面不同程度下隔, 被褐色的腺点和刺毛状腺体, 疏被长柔毛。种子1~4枚, 圆形, 绿色, 径2~3mm。花期5—7月, 果期6—10月。

光果甘草: 多年生草本; 根与根状茎粗壮, 直径0.5~3cm, 根皮褐色, 里面黄色, 具甜味。茎直立而多分枝, 高0.5~1.5m, 基部带木质, 密被淡黄色鳞片状腺点和白色柔毛, 幼时具条棱, 有时具短刺毛状腺体。叶长5~14cm; 托叶线形, 长仅1~2mm, 早落; 叶柄密被黄褐腺毛及长柔毛; 小叶11~17枚, 卵状长圆形、长圆状披针形、椭圆形, 长1.7~4cm, 宽0.8~2cm, 上面近无毛或疏被短柔毛, 下面密被淡黄色鳞片状腺点, 沿脉疏被短柔毛, 顶端圆或微凹, 具短尖, 基部近圆形。总状花序腋生, 具多数密生的花; 总花梗短于叶或与叶等长 (果后延伸), 密生褐色的鳞片状腺点及白色长柔毛和绒毛; 苞片披针形, 膜质, 长约2mm; 花萼钟状, 长5~7mm, 疏被淡黄色腺点和短柔毛, 萼齿5枚, 披针形, 与萼筒近等长, 上部的2齿大部分连合; 花冠紫色或淡紫色, 长9~12mm, 旗瓣卵形或长圆形, 长10~11mm, 顶端微凹, 瓣柄长为瓣片长的1/2, 翼瓣长8~9mm, 龙骨瓣直, 长7~8mm; 子房无毛。荚果长圆形, 扁, 长1.7~3.5cm, 宽4.5~7mm, 微作镰形弯, 有时在种子间微缢缩, 无毛或疏被毛, 有时被或疏或密的刺毛状腺体。种子2~8颗, 暗绿色, 光滑, 肾形, 直径约2mm。花期5—6月, 果期7—9月。

【生境分布】常生于干旱沙地、河岸砂质地、山坡草地及盐渍化土壤中。产于东北、华北、西北各省区及山东。内蒙古地区主要产于呼伦贝尔市、兴安盟、通辽市、赤峰市、锡林郭勒盟、乌兰察布市、鄂尔多斯市、巴彦淖尔市、阿拉善盟, 尤以鄂尔多斯市、巴彦淖尔市河套地区、赤峰市产量极多, 品质最佳。

【采收加工】春、秋二季采挖, 除去须根, 晒干。

【药材性状】甘草: 根呈圆柱形, 长25~100cm, 直径0.6~3.5cm。外皮松紧不一。表面红棕色或灰棕色, 具显著的纵皱纹、沟纹、皮孔及稀疏的细根痕。质坚实, 断面略显纤维性, 黄白色, 粉性, 形成层环明显, 射线放射状, 有的有裂隙。根茎呈圆柱形, 表面有芽痕, 断面中部有髓。气微, 味甜而特殊。

胀果甘草: 根及根茎木质粗壮, 有的分枝, 外皮粗糙, 多灰棕色或灰褐色。质坚硬, 木质纤维多, 粉性小。根茎不定芽多而粗大。

光果甘草: 根及根茎质地较坚实, 有的分枝, 外皮不粗糙, 多灰棕色, 皮孔细而不明显。

【**功能主治**】中医：味甘，性平。归心、肺、脾、胃经。补脾益气，清热解毒，祛痰止咳，缓急止痛，调和诸药的功效。用于脾胃虚弱，倦怠乏力，心悸气短，咳嗽痰多，脘腹、四肢挛急疼痛，痈肿疮毒，缓解药物毒性、烈性。

蒙医：味甘，性平。效稀、软、柔、轻。止咳祛痰，止渴，滋补，清热，止吐，解毒。主治肺热，哮喘，咳嗽，肺脓疡，舌咽发干，口渴，咽喉干痛，恶心呕吐，白脉病，身体虚弱。

【**用法用量**】中医：2~10g。

蒙医：内服煮散剂，3~5g，或入丸、散。

半夏

PINELLIAE RHIZOMA

【**别名**】三叶半夏、水玉、半月莲、三步跳、地八豆、守田、羊眼

【**蒙古文名**】照吉日–额布斯

【**基原**】为天南星科植物半夏*Pinellia ternata*（Thunb.）Breit.的干燥块茎。

【**原植物形态**】块茎圆球形，直径1~2cm，具须根。叶2~5枚，有时1枚。叶柄长15~20cm，基部具鞘，鞘内、鞘部以上或叶片基部（叶柄顶头）有直径3~5mm的珠芽，珠芽在母株上萌发或落地后萌发；幼苗叶片卵状心形至戟形，为全缘单叶；老株叶片3全裂，裂片绿色，背淡，长圆状椭圆形或披针形，两头锐尖；侧裂片稍短；全缘或具不明显的浅波状圆齿，侧脉8~10对，细弱，细脉网状，密集，集合脉2圈。花序柄长25~30（~35）cm，长于叶柄。佛焰苞绿色或绿白色，管部狭圆柱形；檐部长圆形，绿色，有时边缘青紫色，钝或锐尖。肉穗花序：雌花序长2cm，雄花序长5~7mm，其中间隔3mm；附属器绿色变青紫色，长6~10cm，直立，有时"S"形弯曲。浆果卵圆形，黄绿色，先端渐狭为明显的花柱。花期5—7月，果8月成熟。

【**生境分布**】生于山坡、溪边阴湿的草丛中或林下。除新疆、青海、西藏外，全国各地均有分布；朝鲜、日本也有。内蒙古少量栽培，产量极少。

【**采收加工**】夏、秋二季采挖，洗净，除去外皮和须根，晒干。

【**药材性状**】本品呈类球形，有的稍偏斜，直径1~1.5cm，表面白色或浅黄色，顶

端有凹陷的茎痕,周围密布麻点状根痕;下面钝圆,较光滑。质坚实,断面洁白,富粉性。气微,味辛辣,麻舌而刺喉。

【功能主治】中医:味辛,性温,有毒。归脾、胃、肺经。燥湿化痰,降逆止呕,消痞散结。用于湿痰寒痰,咳喘痰多,痰饮眩悸,风痰眩晕,痰厥头痛,呕吐反胃,胸脘痞闷,梅核气。

【用法用量】中医:内服,一般炮制后使用,3~9g。外用适量,磨汁涂或研末以酒调敷患处。

苦杏仁
ARMENIACAE SEMEN AMARUM

【别名】杏仁、杏子、康布

【蒙古文名】桂勒森-楚莫

【基原】本品为蔷薇科植物山杏*Prunus armeniaca* L.var.*ansu* Maxim.、西伯利亚杏*Prunus sibirica* L.、东北杏*Prunus mandshurica*(Maxim.)Koehne或杏*Prunus armeniaca* L.的干燥成熟种子。

【原植物形态】山杏:灌木或小乔木,高2~5m;树皮暗灰色;小枝无毛,稀幼时疏生短柔毛,灰褐色或淡红褐色。叶片卵形或近圆形,长(3)5~10cm,宽(2.5)4~7cm,先端长渐尖至尾尖,基部圆形至近心形,叶边有细钝锯齿,两面无毛,稀下面脉腋间具短柔毛;叶柄长2~3.5cm,无毛,有或无小腺体。花单生,直径1.5~2cm,先于叶开放;花梗长102mm;花萼紫红色;萼筒钟形,基部微被短柔毛或无毛;萼片长圆状椭圆形,先端尖,花后反折;花瓣近圆形或倒卵形,白色或粉红色;雄蕊几与花瓣近等长;子房被短柔毛。果实扁球形,直径1.5~2.5cm,黄色或橘红色,有时具红晕,被短柔毛;果肉较薄而干燥,成熟时开裂,味酸涩不可食,成熟时沿腹缝线开裂;核扁球形,易与果肉分离,两侧扁,顶端圆形,基部一侧偏斜,不对称,表面较平滑,腹面宽而锐利;种仁味苦。花期3—4月,果期6—7月。

西伯利亚杏:小乔本或活木高1~2(4)m。小枝灰褐色或淡红褐色,无毛或被疏柔毛单叶互生,叶片宽卵形或近圆形,长3~7cm,宽3~5cm,先消尾尖,基部圆形或近心形,边缘有细钝锯齿,两面无毛或下面脉腋间有短柔毛;叶柄有或无小腺体。花单生，近无梗；萼筒钟状，萼片短圆状椭圆形，先端钝，被短柔毛或无毛，花后反折；花瓣白色或粉红色，宽倒卵形或近圆形，先端圆形，基部有短爪；雄蕊多数，长短不一，比花瓣短；子房椭圆形，被短柔毛；花柱顶生，与雄蕊近等长，下部有时被短柔毛。核果近球形，两侧稍扁，黄色而带红晕，被短柔毛，果梗极端，果肉较薄而干燥，离核，成熟时开裂；核扁球形，表面平滑，腹棱增厚有纵构，沟的边缘形成2条平行的锐棱，背棱翅状突出，边缘极锐利如刀刃状。花期5月，果期7—8月。

东北杏：乔木，高5~15m；树皮木栓质发达，深裂，暗灰色；嫩枝无毛，淡红褐色或微绿色。叶片宽卵形至宽椭圆形，长5~12（15）cm，宽3~6（8）cm，先端渐尖至尾尖，基部宽楔形至圆形，有时心形，叶边具不整齐的细长尖锐重锯齿，幼时两面具毛，逐渐脱落，老时仅下面脉腋间具柔毛；叶柄长1.5~3cm，常有2腺体。花单生，直径2~3cm，先于叶开放；花梗长7~10mm，无毛或幼时疏生短柔毛；花萼带红褐色，常无毛；萼筒钟形；萼片长圆形或椭圆状长圆形，先端圆钝或急尖，边常具不明显细小锯齿；花瓣宽倒卵形或近圆形，粉红色或白色；雄蕊多数，与花瓣近等长或稍长；子房密被柔毛。果实近球形，直径1.5~2.6cm，黄色，有时向阳处具红晕或红点，被短柔毛；果肉稍肉质或干燥，味酸或稍苦涩，果实大的类型可食，有香味；核近球形或宽椭圆形，长13~18mm，宽11~18mm，两侧扁，顶端圆钝或微尖，基部近对称，表面微具皱纹，腹棱钝，侧棱不发育，具浅纵沟，背棱近圆形；种仁味苦，稀甜。花期4月，果期5—7月。

杏：乔木高5~8（12）m；树冠圆形、扁圆形或长圆形；树皮灰褐色，纵裂；多年生枝浅褐色，皮孔大而横生，一年生枝浅红褐色，有光泽，无毛，具多数小皮孔。叶片宽卵形或圆卵形，长5~9cm，宽4~8cm，先端急尖至短渐尖，基部圆形至近心形，叶边有圆钝锯齿，两面无毛或下面脉腋间具柔毛；叶柄长2~3.5cm，无毛，基部常具1~6腺体。花单生，直径2~3cm，先于叶开放；花梗短，长1~3mm，被短柔毛；花萼紫绿色；萼筒圆筒形，外面基部被短柔毛；萼片卵形至卵状长圆形，先端急尖或圆钝，花后反折；花瓣圆形至倒卵形，白色或带红色，具短爪；雄蕊20~45，稍短于花瓣；子房被短柔毛，花柱稍长或几与雄蕊等长，下部具柔毛。果实球形，稀倒卵形，直径约2.5cm以上，白色、黄色至黄红色，常具红晕，微被短柔毛；果肉多汁，成熟时不开裂；核卵形或椭圆形，两侧扁平，顶端圆钝，基部对称，稀不对称，表面稍粗糙或平滑，腹棱较圆，常稍钝，背棱较直，腹面具龙骨状棱；种仁味苦或甜。花期3—4月，果期6—7月。

【生境分布】山杏：生于干燥向阳山坡上、丘陵草原或与落叶乔灌木混生，海拔700~2000m。产中国黑龙江、吉林、辽宁、内蒙古、甘肃、河北、山西等地。蒙古国东部和东南部、西伯利亚也有。锡林郭勒盟、乌兰察布市、鄂尔多斯市、巴彦淖尔市产量极多。

西伯利亚杏：耐旱落叶灌木。多见于森林草原地带及其邻近的落叶阔叶林地带的边缘。在陡峭的石质向阳山坡，常成为建群植物，形成山地灌丛；在大兴安岭南麓森林草原地带，为灌丛草原的优势种和景观植物；也散见于草原地带的沙地。产锡林郭勒盟东部和南部、乌兰察布市中南部山地。

东北杏：产于吉林、辽宁等地。生于开阔的向阳山坡灌木林或杂木林下，海拔400~1000m。俄罗斯远东地区和朝鲜北部也有分布。

杏：产全国各地，多数为栽培，尤以华北、西北和华东地区种植较多。内蒙古各地有栽培，产量较多。

【采收加工】夏季采收成熟果实，除去果肉和核壳，取出种子，晒干。

【药材性状】本品呈扁心形，长1~1.9cm，宽0.8~1.5cm，厚0.5~0.8cm。表面黄棕色至深棕色，一端尖，另端钝圆、肥厚，左右不对称，尖端一侧有短线形种脐，圆端合点处向上具多数深棕色的脉纹。种皮薄，子叶2，乳白色，富油性。气微，味苦。

【功能主治】中医：味苦，性微温。有小毒，降气，止咳，平喘，润肠通便。主治咳嗽气喘，痰多不利，肠燥便秘。

蒙医：味苦，性微温。有小毒。止咳，祛痰，平喘，燥协日乌苏，生发。主治感冒，咳嗽，哮喘，协日乌苏症，便秘，脱发。

【用法用量】中医：5~10g，生品入煎剂后下。

蒙医：多入丸、散剂。

柴胡
Bupleuri Radix

【别名】苃胡

【蒙古文名】宝日查–额布斯

【基原】本品为伞形科植物柴胡*Bupleurum chinense* DC.或狭叶柴胡*Bupleurum*

scorzonerifolium Willd.的干燥根。按性状不同, 分别习称 "北柴胡" 及 "南柴胡"。

【原植物形态】柴胡: 多年生草本, 高45~70cm。主根较粗大, 分枝或不分枝。茎直立, 上部多分枝, 并略呈 "之" 字形弯曲。基生叶倒针形或狭椭圆形, 早枯; 中部叶倒针形或宽线状披针形, 长3~10cm, 宽0.5~1.6cm, 有7~9条纵脉, 下面具粉霜。复伞形花序多数, 总花梗细长, 水平伸出; 伞幅3~8, 不等长; 小总苞片5, 披针形; 花梗5~10, 花鲜黄色。双悬果宽椭圆形, 棱狭翅状。花期8—9月, 果期9—10月。

狭叶柴胡: 主根质稍软, 少分枝, 茎基部有多数棕色纤维状的叶柄残基。叶线形或线状披针形, 长7~17mm, 宽2~6mm。双悬果, 棱粗钝凸出。花期7~9月, 果期8—9月。

【生境分布】柴胡: 旱生草本, 喜温暖湿润气候。耐寒、耐旱、怕涝。生于森林草原带和草原带的山地草原、灌丛。在我国东北、华北、西北东部、华中等地区均有分布。产兴安南部克什克腾旗、燕山北部喀喇沁旗、宁城县、兴和县苏木山、阴山、阴山丘陵准格尔旗。

狭叶柴胡: 生于森林草原带和草原带的草甸、草原、固定沙丘、山地灌丛。在我国东北、华北、西北东部、华中、华南等地区均有分布。内蒙古主产于中东部地区。

内蒙古北柴胡资源较少, 南柴胡产量较多。野生品与栽培品共存, 栽培资源逐年增加。栽培品种主要为南柴胡。

【采收加工】春、秋二季采挖, 除去茎叶及泥沙, 晒干。

【药材性状】北柴胡: 呈圆柱形或长圆锥形, 长6~15cm, 直径0.3~0.8cm。根头膨大, 顶端残留3~15个茎基或短纤维状叶基, 下部分枝。表面黑褐色或浅棕色, 具纵皱纹、支根痕及皮孔。质硬而韧, 不易折断, 断面显纤维性, 皮部浅棕色, 木部黄白色。气微香, 味微苦。

南柴胡: 根较细, 圆锥形, 顶端有多数细毛状枯叶纤维, 下部多不分枝或稍分枝。表面红棕色或黑棕色, 靠近根头处多具细密环纹。质稍软, 易折断, 断面略平坦, 不显纤维性。具败油气。

【功能主治】中医: 味辛、苦, 性微寒, 归肝、胆、肺经。疏散退热, 疏肝解郁, 升举阳气。用于感冒发热, 寒热往来, 胸胁胀痛, 月经不调, 子宫脱垂, 脱肛。

蒙医: 清肺热, 止咳。

【用法用量】中医: 3~10g。

蒙医：3~10g。

黄芩
SCUTELLARIAE RADIX

【别名】黄芩茶、土金茶根

【蒙古文名】混芩

【基原】本品为唇形科植物黄芩*Scutellaria baicalensis* Georgi.的干燥根。春、秋二季采挖，除去须根和泥沙，晒后撞去粗皮，晒干。

【原植物形态】多年生草本，高20~35cm。主根粗壮，圆锥形。茎直立或斜升，被稀疏短柔毛，多分枝。叶披针形或条状披针形，长1.5~3.5cm，宽3~7mm，先端钝或稍尖，基部圆形，全缘，上面无毛或疏被贴生的短柔毛，下面无毛或沿中脉疏被贴生微柔毛，密被下陷的腺点；叶柄不及1mm。花序顶生，总状，常偏一侧；花梗长3mm，与花序轴被短柔毛；苞片向上渐变小，披针形，具稀疏睫毛。果时花萼长达6mm，盾片高4mm；花冠紫色、紫红色或蓝色，长2.2~3cm，外面被具腺短柔毛，冠筒基部膝曲，里面在此处被短柔毛，上唇盔状，先端微裂，里面被短柔毛，下唇3裂，中裂片近圆形，两侧裂片向上唇靠拢，矩圆形；雄蕊稍伸出花冠，花丝扁平，后对花丝中部被短柔毛；子房4裂，光滑，褐色；花盘环状。小坚果卵圆形，径1.5mm，具瘤，腹部近基部具果脐。花期7—8月，果期8—9月。

【生境分布】生态幅度较广的中旱生植物。多生于山地、丘陵的砾石坡地及沙质土上，为草甸草原及山地草原的常见种，在线叶菊草原中可成为优势植物之一。分布于我国黑龙江、吉林、辽宁、河北、山东、山西、河南、陕西、甘肃、四川等省区。蒙古国、朝鲜、日本也有分布。多见于兴安北部、岭西、兴安南部、呼锡高原、科尔沁、赤峰丘陵、燕山北部、阴山及阴南丘陵等地。内蒙古地区主要产于呼伦贝尔市（额尔古纳右旗、鄂伦春自治旗、牙克石市、海拉尔区、鄂温克族自治旗）、兴安盟（扎赉特旗）、通辽市（扎鲁特旗）、赤峰市（巴林左旗、巴林右旗、宁城县、喀喇沁旗）、锡林郭勒盟（东西乌珠穆沁旗、西乌珠穆沁旗、锡林浩特市、太仆寺旗、多伦县）、乌兰察布市（兴和县、凉城县）、呼和浩特市、鄂尔多斯市（准格尔旗）及大青山。

【资源现状与可持续利用】栽培及野生资源蕴藏量非常多。作为我国传统常用中药材大品种之一,黄芩应用历史悠久,需求量很大,除了作为镇痛消炎、泻火清热的中医配方外,还作为中成药工业的原料而被广泛应用,其提取物黄芩苷、黄芩素作为制药原料,为黄芩的进一步开发利用开辟了新的途径。注重选育优良品种,提高黄芩的质量和产量,满足国内外市场的需求。

【采收加工】春、秋二季采挖,除去须根和泥沙,晒后撞去粗皮,晒干。

【药材性状】本品呈圆锥形,扭曲,长8~25cm,直径1~3cm。表面棕黄色或深黄色,有稀疏的疣状细根痕,上部较粗糙,有扭曲的纵皱纹或不规则的网纹,下部有顺纹和细皱纹。质硬而脆,易折断,断面黄色,中心红棕色;老根中心呈枯朽状或中空,暗棕色或棕黑色。气微,味苦。栽培品较细长,多有分枝。表面浅黄棕色,外皮紧贴,纵皱纹较细腻。断面黄色或浅黄色,略呈角质样。

【功能主治】中医:苦,寒。归肺、胆、脾、大肠、小肠经。清热燥湿,泻火解毒,止血,安胎。用于湿温、暑湿,胸闷呕恶,湿热痞满,泻痢,黄疸,肺热咳嗽,高热烦渴,血热吐衄,痈肿疮毒,胎动不安。

蒙医:苦、寒、钝、轻,清热解毒,主治热毒症。

【用法用量】中医:3~10g。

蒙医:内服,煮散剂,3~5g,或入丸、散。

茯苓
PORIA

【别名】茯苓个、茯苓皮、茯苓块、赤茯苓、白茯苓

【蒙古文名】那日松-西莫

【基原】本品为多孔菌科真菌茯苓*Poria cocos*(Schw)Wolf的干燥菌核。

【原植物形态】常见为其菌核体,多为不规则块状,球形、扁形、长圆形或长椭圆形等,大小不一,小者如拳,大者直径20~30cm或更大,表皮淡灰棕色或黑褐色,呈瘤状皱缩,内部白色稍带粉红,由无数菌丝组成,子实体伞形,直径0.5~2mm,通常附菌核的外皮而生,初白色,后逐渐转为淡棕色,孔做多角形,口缘稍有齿,担子棒状,担孢子椭圆形至圆柱形,稍微曲,一端尖,平滑,无色。有特殊臭气。

【生境分布】寄生于松科植物赤松或马尾松等树根上,深入地下20~30厘米。分

布于河北、河南、山东、安徽、浙江、福建、广东、广西、湖南、湖北、四川、贵州、云南、山西等地。

主产于安徽、湖北、河南、云南。此外，贵州、四川、广西、福建、湖南、浙江、河北等地亦产。以云南所产品质较佳，安徽、湖北产量较大。

【采收加工】取茯苓个，浸泡，洗净，润后稍蒸，及时削去外皮，切制成块或切厚片，晒干。置阴凉干燥处，防潮。

【药材性状】茯苓个：呈类球形、椭圆形、扁圆形或不规则团块，大小不一。外皮薄而粗糙，棕褐色至黑褐色，有明显的皱缩纹理。体重，质坚实，断面颗粒性，有的具裂隙，外层淡棕色，内部白色，少数淡红色，有的中间抱有松根。气微，味淡，嚼之粘牙。

茯苓块：为去皮后切制的茯苓，呈立方块状或方块状厚片，大小不一。白色、淡红色或淡棕色。茯苓片为去皮后切制的茯苓，呈不规则厚片，厚薄不一。白色、淡红色或淡棕色。

【功能主治】中医：味甘、淡，平。归心、肺、脾、肾经。利水渗湿，健脾，宁心。用于水肿尿少，痰饮眩悸，脾虚食少，便溏泄泻，心神不安，惊悸失眠。

蒙医：味涩、甘，平，效燥、轻、糙。止泻，利尿，助消化，主治协日病，寒热性泻泄，毒症。

【用法用量】中医：10～15g。

蒙医：内服，煮散剂，3～5g，或入丸、散。

生姜

ZINGIBERIS RHIZOMA RECENS

【别名】姜

【基原】本品为姜科植物姜*Zingiber officinale* Rosc.的新鲜根茎。

【原植物形态】气香特异，味辛辣，多年生草本，高40～100cm。根茎肉质，扁圆横走，分枝，具芳香和辛辣气味。叶互生，2列，无柄，有长鞘，抱茎；叶片线状披针形，长15～20cm，宽约2cm，先端渐尖，基部狭，光滑无毛；叶舌长1～3mm，膜质。花茎自根茎抽出，长约20cm；穗状花序椭圆形，稠密，长约5cm，宽约2.5cm；苞片卵圆形, 长约2.5cm, 先端具硬尖, 绿白色, 背面边缘黄色; 花萼管状, 长约1cm, 具3短齿; 花冠绿黄色, 管长约2cm, 裂片3, 披针形, 略等长, 唇瓣长圆状倒卵形, 较花冠裂片短, 稍为紫色, 有黄白色斑点; 雄蕊微紫色, 与唇瓣等长; 子房无毛, 3室, 花柱单生, 为花药所抱持。蒴果3瓣裂, 种子黑色。花期7—8月 (栽培的很少开花) 。果期12月至翌年1月。

【生境分布】全国大部分地区有栽培。全国大部分地区均产, 主产于四川、广东、山东、陕西等地。

【采收加工】生姜除去杂质, 洗净。用时切厚片。

【药材性状】本品呈不规则的厚片, 可见指状分枝。切面浅黄色, 内皮层环纹明显, 维管束散在。气香特异, 味辛辣。

【功能主治】中医: 辛, 微温。归肺、脾、胃经。解表散寒, 温中止呕, 化痰止咳, 解鱼蟹毒。用于风寒感冒, 胃寒呕吐, 寒痰咳嗽, 鱼蟹中毒。

【用法用量】中医: 3~10g。

藿香

POGOSTEMONIS HERBA

【别名】土藿香、猫把、青茎薄荷、排香草、大叶薄荷、绿荷荷、川藿香、苏藿香、野藿香、猫尾巴香、猫巴虎、拉拉香、八蒿、鱼香、鸡苏、水麻叶

【蒙古文名】阿斯图-其其格

【基原】本品为唇形科植物广藿香*Pogostemon cablin*(Blanco)Benth.的干燥地上部分。枝叶茂盛时采割, 日晒夜闷, 反复至干。

【原植物形态】一年生或多年生草本, 高40~110cm。茎直立, 四棱形, 略带红色, 稀被微柔毛及腺体。叶对生; 叶柄长1~4cm; 叶片椭圆状卵形或卵形, 长2~8cm, 宽1~5cm, 先端锐尖或短渐尖, 基部圆形或略带心形, 边缘具不整齐的钝锯齿, 齿圆形; 上面无毛或近无毛, 散生透明腺点, 下面被短柔毛。花序聚成顶生的总状花序; 苞片大, 条形或披针形, 被微柔毛; 萼5裂, 裂片三角形, 具纵脉及腺点; 花冠唇形, 紫色或白色, 长约8mm, 上唇四方形或卵形先端微凹, 下唇3裂, 两侧裂片短, 中间裂片扇形, 边缘有波状细齿, 花冠外被细柔毛; 雄蕊4, 二强, 伸出花冠管外; 子房4深裂,

花柱着生于子房底部中央，伸出花外，柱头2裂。小坚果倒卵状三棱形。花期6—7月，果期10—11月。

【生境分布】生于山坡或路旁。多栽培。分布于东北、华东、西南及河北、陕西、河南、湖北、湖南、广东等地。

【采收加工】除去残根和杂质，先抖下叶，筛净另放；茎洗净，润透，切段，晒干，再与叶混匀。置阴凉干燥处，防潮。

【药材性状】本品呈不规则的段。茎略呈方柱形，表面灰褐色、灰黄色或带红棕色，被柔毛。切面有白色髓。叶破碎或皱缩成团，完整者展平后呈卵形或椭圆形，两面均被灰白色绒毛；基部楔形或钝圆，边缘具大小不规则的钝齿；叶柄细，被柔毛。气香特异，味微苦。

【功能主治】中医：辛，微温。归脾、胃、肺经。芳香化浊，和中止呕，发表解暑。用于湿浊中阻，脱痞呕吐，暑湿表证，湿温初起，发热倦怠，胸闷不舒，寒湿闭暑，腹痛吐泻，鼻渊头痛。

蒙医：辛，微温。助消化，发汗，清血热。主治肠胃热症，呕吐，腹泻，感冒头痛。

【用法用量】中医：3~10g。

蒙医：内服，煮散剂，3~5g，或入丸、散。

大枣

JUJUBAE FRUCTUS

【别名】红枣、壶、木蜜、干枣、美枣

【蒙古文名】查布嘎

【基原】本品为鼠李科植物枣*Ziziphus jujuba* Mill.的干燥成熟果实。

【原植物形态】灌木或小乔木，高达4m。小枝弯曲呈"之"字形，紫褐色，具柔毛，枝上无刺；单叶互生，长椭圆状卵形至卵状披针形，长1~4（5）cm，先端钝或微尖，基部偏斜，有三出脉，边缘有钝锯齿，齿端具腺点，上面暗绿色，无毛，下面浅绿色，沿脉有柔毛，叶柄长0.1~0.5cm，具柔毛。花黄绿色，2~3朵簇生于叶腋，花梗短，花萼5裂；花瓣5；雄蕊5，与花瓣对生，比花瓣稍长；具明显花盘。核果暗红色，后变黑色，卵形至长圆形，核果较大，长1.5~3cm核顶端尖。花期5—6月，果熟期9—

10月。

【生境分布】枣生长于海拔1700m以下的山区、丘陵或平原。广为栽培。本种原产于中国。亚洲、欧洲和美洲常有栽培。内蒙古在乌兰察布市南部、鄂尔多斯市南部、包头萨拉齐等地有栽培,有团枣、马牙枣、牙枣等品种。

【资源现状与可持续利用】我国大部分地区都有种植,资源较为丰富。

【采收加工】秋季果实成熟时采收,除去杂质,晒干备用;树皮及根随时可采,洗净泥土,晒干,切段备用。

【药材性状】本品呈椭圆形或球形,长2~3.5cm,直径1.5~2.5cm。表面暗红色,略带光泽,有不规则皱纹。基部凹陷,有短果梗。外果皮薄,中果皮棕黄色或淡褐色,肉质,柔软,富糖性而油润。果核纺锤形,两端锐尖,质坚硬。

【功能主治】中医:甘,温。归脾、胃、心经。补中益气,养血安神。用于脾虚食少,乏力便溏,妇人脏躁。

【用法用量】中医:6~15g。

麻黄

EPHEDRAE HERBA

【别名】麻黄草

【蒙古文名】哲格日根

【基原】本品为麻黄科植物草麻黄*Ephedra sinica* Stapf、中麻黄*Ephedra intermedia* Schrenk et C. A. Mey. 或木贼麻黄*Ephedra equisetina* Bge.的干燥草质茎。

【原植物形态】草麻黄:草本状灌木,高20~40cm;木质茎短或成匍匐状,小枝直伸或微曲,表面细纵槽纹常不明显,节间长2.5~5.5cm,多为3~4cm,径约2mm。叶2裂,鞘占全长1/3~2/3,裂片锐三角形,先端急尖。雄球花多成复穗状,常具总梗,苞片通常4对,雄蕊7~8,花丝合生,稀先端稍分离;雌球花单生,在幼枝上顶生,在老枝上腋生,常在成熟过程中基部有梗抽出,使雌球花呈侧枝顶生状,卵圆形或矩圆状卵圆形,苞片4对,下部3对合生部分占1/4~1/3,最上一对合生部分达1/2以上;雌花2,胚珠的珠被管长1mm或稍长,直立或先端微弯,管口隙裂窄长,约占全长的1/4~1/2,裂口边缘不整齐,常被少数毛茸。雌球花成熟时肉质红色,矩圆状卵圆形或近于圆球形，长约8mm，径6～7mm；种子通常2粒，包于苞片内，不露出或与苞片等长，黑红色或灰褐色，三角状卵圆形或宽卵圆形，长5～6mm，径2.5～3.5mm，表面具细皱纹，种脐明显，半圆形。花期5—6月，种子8—9月成熟。

中麻黄：灌木，高20～100cm；茎直立或匍匐斜上，粗壮，基部分枝多，绿色小枝常被白粉呈灰绿色，径1～2mm，节间通常长3～6cm，纵槽纹较细浅。叶3裂及2裂混见，下部约2/3合生成鞘状，上部裂片钝三角形或窄三角披针形。雄球花通常无梗，数个密集于节上成团状，稀2～3个对生或轮生于节上，具5～7对交叉对生或5～7轮（每轮3片）苞片，雄花有5～8枚雄蕊，花丝全部合生，花药无梗；雌球花2～3成簇，对生或轮生于节上，无梗或有短梗，苞片3～5轮（每轮3片）或3～5对交叉对生，通常仅基部合生，边缘常有明显膜质窄边，最上一轮苞片有2～3雌花；雌花的珠被管长达3mm，常成螺旋状弯曲。雌球花成熟时肉质红色，椭圆形、卵圆形或矩圆状卵圆形，长6～10mm，径5～8mm；种子包于肉质红色的苞片内，不外露，3粒或2粒，形状变异颇大，常呈卵圆形或长卵圆形，长5～6mm，径约3mm。花期5—6月，种子7—8月成熟。

木贼麻黄：直立小灌木，高达1m，木质茎粗长，直立，稀部分匍匐状，基部径达1～1.5cm，中部茎枝一般径3～4mm；小枝细，径约1mm，节间短，长1～3.5cm，多为1.5～2.5cm，纵槽纹细浅不明显，常被白粉呈蓝绿色或灰绿色。叶2裂，长1.5～2mm，褐色，大部合生，上部约1/4分离，裂片短三角形，先端钝。雄球花单生或3～4个集生于节上，无梗或开花时有短梗，卵圆形或窄卵圆形，长3～4mm，宽2～3mm，苞片3～4对，基部约1/3合生，假花被近圆形，雄蕊6～8，花丝全部合生，微外露，花药2室，稀3室；雌球花常2个对生于节上，窄卵圆形或窄菱形，苞片3对，菱形或卵状菱形，最上一对苞片约2/3合生，雌花1～2，珠被管长达2mm，稍弯曲。雌球花成熟时肉质红色，长卵圆形或卵圆形，长8～10mm，径4～5mm，具短梗；种子通常1粒，窄长卵圆形，长约7mm，径2.5～3mm，顶端窄缩成颈柱状，基部渐窄圆，具明显的点状种脐与种阜。花期6—7月，种子8—9月成熟。

【生境分布】

草麻黄：旱生植物。生于草原带的丘陵坡地、平原、沙地，为石质和沙质草原的伴生种，局部地段形成群聚，草原种。分布于我国辽宁、吉林、内蒙古、河北、山西、河南（西北部）及陕西等省区。蒙古国也有分布。多产于岭西、兴安南部、赤峰丘陵、燕山北部、辽河平原、科尔沁、呼伦贝尔、锡林郭勒、乌兰察布、阴山、阴南丘陵（准格尔旗）、鄂尔多斯、贺兰山。

中麻黄：旱生植物。生于干旱与半干旱地区的沙地、山坡及草地上。分布于我国辽宁、河北、山东、内蒙古、山西、陕西、甘肃、青海及新疆等省区，以西北各省区最为常见；阿富汗、伊朗也有分布。产呼伦贝尔（新巴尔虎左旗）、科尔沁（科尔沁右翼前旗和中旗、翁牛特旗）、辽河平原（科尔沁左翼后旗）、燕山北部（喀喇沁旗）、锡林郭勒（锡林浩特市、东乌珠穆沁旗、西乌珠穆沁旗、太仆寺旗、镶黄旗、苏尼特左旗、苏尼特右旗、兴和县）、乌兰察布（二连浩特、达茂旗、乌拉特中旗）、阴山（大青山）、阴南丘陵（准格尔旗）、鄂尔多斯（鄂托克旗、杭锦旗、伊金霍洛旗）、西阿拉善（阿拉善右旗）、额济纳。

木贼麻黄：旱生植物。生于干旱与半干旱地区的山顶、山谷、沙地及石砬子上。分布于我国河北、山西、内蒙古、陕西（西部）、甘肃及新疆等省区；蒙古国也有分布。产燕山北部（喀喇沁旗）、锡林郭勒（苏尼特左旗）、乌兰察布（达茂旗额尔登敖包和小文公山地）、阴山（大青山）、东阿拉善（狼山、卓资山）、贺兰山、龙首山。

【资源现状与可持续利用】草麻黄：草麻黄野生资源产量大，种植资源也丰富，内蒙古自治区巴林右旗、杭锦旗、阿鲁科尔沁旗、鄂托克旗、鄂托克前旗，甘肃省陇西县、古浪县，宁夏回族自治区银川市，青海省贵德县，新疆维吾尔自治区奇台县、精河县、博尔塔拉蒙古自治州、巩留县，均有栽培草麻黄。除新疆维吾尔自治区博尔塔拉蒙古自治州栽培麻黄为防风固沙服务外，其余地方栽培草麻黄均为用药服务。其中，内蒙古巴林右旗、杭锦旗、鄂托克旗的栽培面积在1000hm^{2}以上，新疆维吾尔自治区巩留县、宁夏回族自治区银川市的栽培面积也在500hm^{2}以上，其他地区均为药农小规模种植。

中麻黄：野生资源较丰富，在甘肃和新疆有农户少量种植。

木贼麻黄：野生资源较少，也无种植资源。

麻黄喜光耐干旱、耐贫瘠、耐盐碱，麻黄根系粗壮，入土深，具有良好的防风固沙和改善环境的作用。种植后可连续收割十几年而不挖根，可避免土地沙化。在干旱荒漠绿洲边缘及风沙危害重点区、盐碱地等区域人工栽培麻黄植物，减缓天然麻黄植物资源的破坏，对防风固沙、改善生态环境及提高经济收益均具有重要的作用。

【采收加工】秋季采割绿色的草质茎,晒干。

【药材性状】

草麻黄:本品呈细长圆柱形,少分枝,直径1~2mm。有的带少量棕色木质茎。表面淡绿色至黄绿色,有细纵脊线,触之微有粗糙感。节明显,节间长2~6cm。节上有膜质鳞叶,长3~4mm;裂片2(稀3),锐三角形,先端灰白色,反曲,基部联合成筒状,红棕色。体轻,质脆,易折断,断面略呈纤维性,周边绿黄色,髓部红棕色,近圆形。气微香,味涩、苦。

中麻黄:本品多分枝,直径1.5~3mm,有粗糙感。节上膜质鳞叶长2~3mm,裂片3(稀2),先端锐尖。断面髓部呈三角状圆形。

木贼麻黄:本品较多分枝,直径1~1.5mm,无粗糙感。节间长1.5~3cm。膜质鳞叶长1~2mm,裂片2(稀3),上部为短三角形,灰白色,先端多不反曲,基部棕红色至棕黑色。

【饮片炮制】麻黄:取原材料,除去木质茎、残根及杂质,切段。本品呈圆柱形的段。表面淡黄绿色至黄绿色,粗糙,有细纵脊线,节上有细小鳞叶。切面中心显红黄色。气微香,味涩、苦。

蜜麻黄:取熟蜜,加适量开水稀释,加入麻黄段中拌匀,闷润至透,置炒制容器内,用文火加热,炒至不粘手时,取出凉凉。每100kg麻黄段,用熟蜜20kg。本品形如麻黄段,表面深黄色,微有光泽,略有黏性,有蜜香气,味甜。

麻黄绒:取麻黄段,碾绒,筛去粉末。本品呈松散的绒团状,黄绿色,体轻。

蜜麻黄绒:取熟蜜,加适量开水稀释,加入麻黄绒内拌匀,闷润,置炒制容器内,用文火加热,炒至深黄色、不粘手时,取出凉凉。每100kg麻黄绒,用熟蜜25kg。本品呈黏结的绒团状,深黄色,略带黏性,味微甜。

【功能主治】中医:麻黄　辛、微苦,温。归肺、膀胱经。发汗散寒,宣肺平喘,利水消肿。用于风寒感冒,胸闷喘咳,风水浮肿。

蜜麻黄　性温偏润,辛,散发汗作用缓和,以宣肺平喘力胜。用于表证较轻,而肺气壅闭,咳嗽气喘较重。

麻黄绒　作用缓和,适于老人、幼儿及体虚者风寒感冒。用法与麻黄相似。

蜜麻黄绒　作用更缓和,适于表证已解而喘咳未愈的老人、幼儿及体虚患者。用法与蜜炙麻黄相似。

蒙医：味苦、涩，性寒，效钝、燥、轻、糙。清肝热，止血，破痞，消肿，愈伤，发汗。主治肝损伤，肝血炽盛，身目发黄，鼻衄，咯血，吐血，子宫出血，血痢，外伤出血，扛热，协日热，毒热，查哈亚，苏日亚，肾伤，白脉病后遗症等。

【用法用量】中医：2~10g。

蒙医：内服，煮散剂，3~5g，或入丸、散。

【附注】草麻黄茎也入蒙药（蒙药名：哲日根），能发汗、清肝、化痞、消肿、治伤、止血，主治黄疸型肝炎创伤出血、子宫出血、吐血、便血、咯血、博热、劳热、内伤。

中麻黄草质茎入蒙药（蒙药名：查干-哲日根），功能主治同草麻黄。

木贼麻黄草质茎入蒙药（蒙药名：哈日-哲日根），功能主治同草麻黄。

白术

ATRACTYLODIS MACROCEPHALAE RHIZOMA

【别名】于术、冬术、浙术、种术

【基原】本品为菊科植物白术 *Atractylodes macrocephala* Koidz. 的干燥根茎。

【原植物形态】本品为不规则的肥厚团块，长3~13cm，直径1.5~7cm。表面灰黄色或灰棕色，有瘤状突起及断续的纵皱和沟纹，并有须根痕，顶端有残留茎基和芽痕。质坚硬不易折断，断面不平坦，黄白色至淡棕色，有棕黄色的点状油室散在；烘干者断面角质样，色较深或有裂隙。气清香，味甘、微辛，嚼之略带黏性。

【生境分布】原生于山区丘陵地带，野生种在原产地已几乎绝迹。现广为栽培，安徽、江苏、浙江、福建、江西、湖南、湖北、四川、贵州等地均有，而以浙江栽培的数量最大。主产于浙江、安徽。此外，湖南、湖北、江西、福建等地亦产。以浙江嵊州市、新昌地区产量最大；于潜所产品质最佳，特称为"于术"。

【采收加工】冬季下部叶枯黄、上部叶变脆时采挖，除去泥沙，烘干或晒干，再除去须根。

【药材性状】本品呈不规则的厚片。外表皮灰黄色或灰棕色。切面黄白色至淡棕色，散生棕黄色的点状油室，木部具放射状纹理；烘干者切面角质样，色较深或有裂隙。气清香，味甘、微辛，嚼之略带黏性。

【功能主治】中医：味苦、甘，性温。归脾、胃经。健脾益气，燥湿利水，止汗，安胎。用于脾虚食少，腹胀泄泻，痰饮眩悸，水肿，自汗，胎动不安。

【用法用量】中医：16~12g。

厚朴
MAGNOLIAE OFFICINALIS CORTEX

【别名】川朴、紫油厚朴

【基原】本品为木兰科植物厚朴*Magnolia officinalis* Rehd. et Wils. 或凹叶厚朴*Magnolia officinalis* Rehd. et Wils. var. *biloba* Rehd. et Wils.的干燥干皮、根皮及枝皮。

【原植物形态】厚朴：落叶乔木，高5~15m。树皮紫褐色。小枝幼时有细毛，老时无毛，冬芽粗大，圆锥状，芽鳞密被淡黄褐色绒毛。叶互生，椭圆状倒卵形，长35~45cm，阔12~20cm，先端圆而有短急尖头，稀钝，基部渐狭成楔形，有时圆形，全缘，上面淡黄绿色，无毛，幼叶下面有密生灰色毛，托叶呈白粉状，侧脉上密生长毛；叶柄长3~4cm。花与叶同时开放，单生枝顶，杯状，白色，芳香，直径15cm；花梗粗短，长2~3.5cm，密生丝状白毛；萼片与花瓣共9~12，或更多，肉质，几等长；萼片长圆状倒卵形，淡绿白色，常带紫红色；花瓣匙形，白色；雄蕊多数，螺旋状排列；雌蕊心皮多数，分离，子房长圆形。聚合果长椭圆状卵形，长9~12cm，直径5~6.5cm，心皮排列紧密，成熟时木质，顶端有弯尖头。种子三角状倒卵形，外种皮红色。花期4—5月。果期9—10月。分布浙江、广西、江西、湖南、湖北、四川、贵州、云南、陕西、甘肃等地。

凹叶厚朴：又名：庐山厚朴。与上种的主要不同点，在叶片先端凹陷成2钝圆浅裂片，裂深2~3.5cm。分布浙江、江西、安徽、广西等地。

【生境分布】主产四川、湖北、浙江、贵州、湖南。以四川、湖北所产质量最佳，称紫油厚朴；浙江所产称温朴，质量亦好。此外，福建、江西、广西、甘肃、陕西等地亦产。

【采收加工】4—6月剥取，根皮和枝皮直接阴干；干皮置沸水中微煮后堆置阴湿处"发汗"至内表面变紫褐色或棕褐色时，蒸软，取出，卷成筒状，干燥。

【药材性状】干皮：呈卷筒状或双卷筒状，长30~35cm，厚0.2~0.7cm，习称"筒朴";近根部的干皮一端展开如喇叭口,长13~25cm,厚0.3~0.8cm,习称"靴筒朴"。外表面灰棕色或灰褐色,粗糙,有时呈鳞片状,较易剥落,有明显椭圆形皮孔和纵皱纹,刮去粗皮者显黄棕色。内表面紫棕色或深紫褐色,较平滑,具细密纵纹,划之显油痕。质坚硬,不易折断,断面颗粒性,外层灰棕色,内层紫褐色或棕色,有油性,有的可见多数小亮星。气香,味辛辣、微苦。

根皮(根朴):呈单筒状或不规则块片;有的弯曲似鸡肠,习称"鸡肠朴"。质硬,较易折断,断面纤维性。

枝皮(枝朴):呈单筒状,长10~20cm,厚0.1~0.2cm。质脆,易折断,断面纤维性。

【功能主治】中医:味苦、辛,性温。归脾、胃、肺、大肠经。燥湿消痰,下气除满。用于湿滞伤中,脘痞吐泻,食积气滞,腹胀便秘,痰饮喘咳。

【用法用量】中医:3~10g。

人参

GINSENG RADIX ET RHIZOMA

【别名】棒槌、山参、园参、参叶

【蒙古文名】奥尔浩代

【基原】本品为五加科植物人参*Panax ginseng* C.A.Mey.的干燥根和根茎。

【原植物形态】主根呈纺锤形或圆柱形,长3~15cm,直径1~2cm。表面灰黄色,上部或全体有疏浅断续的粗横纹及明显的纵皱,下部有支根2~3条,并着生多数细长的须根,须根上常有不明显的细小疣状突出。根茎(芦头)长1~4cm,直径0.3~1.5cm,多拘挛而弯曲,具不定根(芋)和稀疏的凹窝状茎痕(芦碗)。质较硬,断面淡黄白色,显粉性,形成层环纹棕黄色,皮部有黄棕色的点状树脂道及放射状裂隙。香气特异,味微苦、甘。或主根多与根茎近等长或较短,呈圆柱形、菱角形或人字形,长1~6cm。表面灰黄色,具纵皱纹,上部或中下部有环纹。支根多为2~3条,须根少而细长,清晰不乱,有较明显的疣状突起。根茎细长,少数粗短,中上部具稀疏或密集而深陷的茎痕。不定根较细,多下垂。

【生境分布】生于山坡密林中,分布于我国东北诸省。辽宁和吉林有大量栽培,近年来河北、山西、陕西、甘肃、宁夏、湖北等省区也有种植。

【采收加工】多于秋季采挖,洗净晒干或烘干。栽培的俗称"园参";播种在山林野生状态下自然生长的称"林下山参",习称"籽海"。润透,切薄片,干燥,或用时粉碎、捣碎。

【药材性状】人参片:本品呈圆形或类圆形薄片。外表皮灰黄色。切面淡黄白色或类白色,显粉性,形成层环纹棕黄色,皮部有黄棕色的点状树脂道及放射性裂隙。体轻,质脆。香气特异,味微苦、甘。

【功能主治】中医:味甘、微苦,性微温。归脾、肺、心、肾经。大补元气,复脉固脱,补脾益肺,生津养血,安神益智。用于体虚欲脱,肢冷脉微,脾虚食少,肺虚喘咳,津伤口渴,内热消渴,气血亏虚,久病虚羸,惊悸失眠,阳痿宫冷。

蒙医:味甘、微苦,性温,滋补,安神,宁心。主治心悸怔忡,久病体虚,心衰,气短喘促,口渴多汗,唇厥,面色苍白,大汗,肢冷,呼吸微弱,脾胃久虚,精华内耗,呕吐泄泻。

【用法用量】中医:3~9g 另煎服;也可粉服,一次2g,一日2次。不宜与藜芦、五灵脂同用。

蒙医:内服,煮散剂,3~5g,或入丸、散。

石膏
GYPSUM FIBROSUM

【别名】细理石、细石、软石膏

【蒙古文名】朝伦-竹岗

【基原】本品为硫酸盐类矿物硬石膏族石膏,主含含水硫酸钙($CaSO_4 \cdot 2H_2O$)。

【生境分布】常产于海湾盐湖和内陆湖泊形成的沉积盐中,分布于内蒙古、山西、陕西、宁夏、甘肃、青海、新疆、山东、安徽、河南、湖北、四川、贵州、云南、西藏等地。

【资源现状与可持续利用】中国是世界上较早利用石膏的国家之一,《神农本草经》就有关于石膏的发现与利用的记载。中国石膏矿资源非常丰富,分布广泛,已发现矿产地600多处，截至1996年年底，在23个省、自治区中，已有探明储量的矿产地共169处，其中：大型矿79处、中型矿34处、小型矿56处；累计探明石膏矿石储量579亿吨，除历年消耗矿石储量近3亿吨左右外，全国保有石膏矿石储量576亿吨，居世界第1位。

中国石膏矿的规模以大、中型为主，保有储量的矿产地中，大型矿占47%、中型矿占20%、小型矿占33%。总保有储量的98%以上分布于大型矿中，而中、小型矿的储量只占近2%。在大型矿中，有26处规模特大（储量大于2亿吨），其中规模最大的是山东大汶口盆地，与盐类矿共生的硬石膏矿石储量近300亿吨。

储量最多的为山东省，保有石膏矿石储量375亿吨，占全国石膏矿石总保有储量65%；其次为内蒙古、青海、湖南、湖北、宁夏、西藏、安徽、江苏、四川9省、自治区，共计保有储量160亿吨，占全国石膏矿石总保有储量的27%；河北、云南、广西、山西、陕西、河南、甘肃、广东、吉林9省、自治区共计保有40亿吨，占全国石膏矿石总保有储量的7%；贵州、江西、辽宁、新疆4省、自治区共计保有3亿吨，为全国石膏矿石总保有储量的1%。

【采收加工】采挖后，除去杂石及泥沙。

【药材性状】本品为纤维状的集合体，呈长块状、板块状或不规则块状。白色、灰白色或淡黄色，有的半透明。体重，质软，纵断面具绢丝样光泽。气微，味淡。

【饮片炮制】石膏打碎，除去杂石，粉碎成粗粉。

【功能主治】中医：甘、辛，大寒。归肺、胃经。清热泻火，除烦止渴。用于外感热病，高热烦渴，肺热喘咳，胃火亢盛，头痛，牙痛。

蒙医：味微甘，性凉。效软、重、钝。清热，止咳，愈伤，退黄。主治肺热咳嗽，肺瘤疾，伤热，骨折，黄疸。

【用法用量】中医：15~60g，先煎。

蒙医：内服研末，1~2g，或入丸、散。

陈皮

CITRI RETICULATAE PERICARPIUM

【别名】橘皮

【**基原**】本品为芸香科植物橘*Citrus reticulata* Blanco及其栽培变种的干燥成熟果皮。药材分为"陈皮"和"广陈皮"。采摘成熟果实，剥取果皮，晒干或低温干燥。

【**原植物形态**】陈皮：常剥成数瓣，基部相连，有的呈不规则的片状，厚1~4mm。外表面橙红色或红棕色，有细皱纹和凹下的点状油室；内表面浅黄白色，粗糙，附黄白色或黄棕色筋络状维管束。质稍硬而脆。气香，味辛、苦。

广陈皮：常3瓣相连，形状整齐，厚度均匀，约1mm。外表面橙黄色至棕褐色，点状油室较大，对光照视，透明清晰。质较柔软。

【**生境分布**】主产于四川、浙江、福建等地。此外，江西、湖南等地亦产。

【**采收加工**】除去杂质，喷淋水，润透，切丝，干燥。置阴凉干燥处，防霉，防蛀。

【**药材性状**】本品呈不规则的条状或丝状。外表面橙红色或红棕色，有细皱纹和凹下的点状油室。内表面浅黄白色，粗糙，附黄白色或黄棕色筋络状维管束。气香，味辛、苦。

【**功能主治**】中医：苦、辛，温。归肺、脾经。理气健脾，燥湿化痰。用于脘腹胀满，食少吐泻，咳嗽痰多。

【**用法用量**】中医：3~10g。

附录1　方剂概括
（防治粘疫蒙成药）

说明：为了给广大学生和读者提供便利，在方剂课程中未学到，但此书中编入的部分方剂，现予以简述。这些方剂的大多数是从《秘诀方海》等书中列举的。药的剂量未做说明的，以主药2份、佐药1份为标准，有时依据病势，可调整药量。方剂名称以原著作名列举，原著作中未做命名的方剂，以主药命名，后附方剂数。基于这个原因，此书中出现了很多同名命的方剂，望广大读者朋友注意方剂及功效！

有药量的方剂，依据1钱等于5g，予以记载，方剂均按拼音字母顺序进行排序。

1. 阿拉格九味散：猩猩肉、雕肉、黄鼠狼肉、戴胜鸟肉、蛙肉、石决明、步行虫、全蝎、猪鼻、黑云香、白硇砂、麝香等份配制。祛炭疽潜入病。

2. 旋覆花五味散：旋覆花15g，猩猩肉6.3g，狼毒（制）16.2g，酸模16.2g，草乌芽7.2g等配制。镇痛、消粘。

3. 诃子十味散：诃子、黑冰片、肉豆蔻、阿魏、草乌（制）、木香、麝香、石菖蒲、雄黄（制）、硫黄（制）等药里的诃子6份放入，其他药等份放入粉碎成细粉，制成水丸。饥饿时服用有预防传染病作用。

4. 诃子八味丸：诃子15g，草乌（制）3.5g，白硇砂15g，麝香、黑云香、菖蒲、多叶棘豆等各10g粉成细粉，制丸。治粘卡莫德病。

5. 诃子四味汤：诃子2份，拳参、地格达、角茴香等各1份配制。催熟希拉瘟疫。

6. 诃子九味散：诃子、麝香、"黄水三药"（白云香、决明子、苘麻子）、菖蒲、多叶棘豆、酸模、狼毒（制）等粉成细粉，用牛尿搅拌涂抹在受伤处。消布鲁氏杆菌病引起的关节肿胀。

7. 额布顺乌日勒剂：藁本15g，麝香、黑云香各7.5g，其他加入辅药有菖蒲、黑矾、阿魏、草乌（制）各5g，黑硫黄（制）、硫黄（制）、红花、蓝刺头、阴山乌头（制）、黄矾各10g，雄黄（制）、姜黄各1.5g，诃子、狼毒（制）各5g等粉成细粉，后用五灵脂水浸泡，其液体逐步少量混合均匀制成丸。对亚玛病、粘虫症、白喉、炭疽、陈热、小肠瘟疫、脑刺痛、肝刺痛、迁延性胆病、急性黑瘟疫、粘疫等症见效快。

8. 金刚制剂：草乌（制）、刺柏、麝香、黑云香、多叶棘豆、铁杆蒿、猩猩肉、雄黄（制）、菖蒲、诃子、藁本等份配制。治粘角弓反张症。

9 连翘九味散：连翘、草乌芽、羽叶千里光、银朱、云香、熊胆、麝香、查干泵阿、苦苣苔等份配制。对粘疫入胆脉和降于小肠症有良效。

10. 特制预防剂：草乌（制）1份，金色诃子6份，黑云香3份，牛黄2份，菖蒲1份半，阿魏半份，麝香配制成丸，这些有味的药粉，用大蒜水搅拌，早上饭前服用5~7粒有预防传染病作用。

11. 速效制剂：草乌叶、白檀香各7g，牛黄、红花各7.5g，天竺黄23g，五灵脂18g，麝香2g，多叶棘豆10.5g，黑云香12.5g制成。祛粘、疫热。

12. 菖蒲八味散：菖蒲、豆蔻、石花、麝香、面碱、鸡冠血、猪鼻、鸥肉等份制成。治粘肌痉挛症。

13. 油松五味散：油松、草乌（制）、酸藤果、地梢瓜、胡椒等份制成。治内痈。

14. 加味巴特日九味：草乌芽、黑草乌（制）、藁本各50g，细辛、旋覆花、牛黄各25g，菖蒲、硫黄（制）、黑云香各10g等制成。佐药治赫依刺痛，则能添加为肉豆蔻、猩猩肥肉；希拉病用地格达、连翘；巴达干用土木香、寒水石；聚合症用硼砂、诃子；血用木香；炭疽引起的刺痛用多叶棘豆；脑刺痛用紫菀花、龙骨；肋胁刺痛用独活、红花、五灵脂；腰骶部刺痛用豆蔻；关节痛用手掌参、苦参；肺心刺痛用天竺黄、沉香、肉豆蔻；肝刺痛用红花；脾刺痛用木鳖子（制）；胃刺痛用泡囊草（制）；小肠刺痛用诃子、连翘、叉分蓼、茜草；虫症引起的刺痛用黑矾、泡囊草（制）、独活；咽喉刺痛用木香、光明盐、蛙肉；肺搏热用地格达、胡黄连、多刺绿绒蒿；亚玛性脑刺痛用山羊血、黑云香。

15. 密制如意剂：狼毒（制）、大黄、漏芦花为主药，根据病情适当调整；猩猩肉、黄鼠狼肉、黄连、查干泵阿四个为辅助药；麝香、多叶棘豆、黑云香、菖蒲、瑞香狼毒（制）、阴山乌头（制）等起杀粘的作用；金色诃子为镇赫依的作用；藜芦是起到推动作用。以上药制成丸。治粘症，尤其镇突发粘疫。

16. 杀戳剂: 草乌(制)、冰片、诃子、牛黄、石花、酸模、狼毒(制)、麝香、黑云香、阿魏、菖蒲、硫黄(制)、阴山乌头(制)、猩猩肉、藁本等份,用五灵脂一同制成送服。可使粘内炭疽回头。

17. 杀粘大剂: 双足蝌蚪、全蝎、蛇、蛤蚧、鱼、老鼠、菖蒲、貂鼠肉、秃鹫肉、猫头鹰肉、猩猩、马、狗等动物的鼻匀可以。黄鼠狼肉加上麝香、黑云香、硫黄(制)、自然锌、自然银、钟乳石、赭石等各类石放在一起。加上阿魏、"六好药"(天竺黄、红花、丁香、白豆蔻、肉豆蔻、草果)、细辛、铁线莲、多叶棘豆、火绒草、麝香、缬草、秦艽、黄连、铁杆蒿、囊距翠雀花等有芳香性药物,加上文冠木、麝香、樟、沙蓬、黄柏、刺柏、黑草乌(制)、草乌(制)、毛茛多花乌头(制)、阴山乌头(制)、美丽乌头(制)、瑞香狼毒(制)、狼毒(制)、藜芦、泡囊草(制)、囊吾等各种含毒性药,水银(制)等量制成水丸。治诸粘瘟疫,尤其对白喉、炭疽有良效。

18. 小红药丸: 雄黄(制)100g, 奶制的蛙毒15g, 胆、血竭、麝香各25g制成丸用银朱包衣。用水送服,重粘角弓反张症、黑瘟疫、转筋粘症、内痈疽、痈疽、刺痛等急性病及一般粘症的对治药。

19. 熊胆五味散: 熊胆、炉甘石(煅)、牛黄、旋覆花、查干泵阿等份糖水制成散送服。治粘疫热降于头部症。

20. 巴特日十二味丸: 藜芦30g, 狼毒(制)27g, 大黄27g, 独活35g, 草乌(制)12g, 多叶棘豆12g, 阴山乌头(制)12g, 黄硫黄(制)10g, 菖蒲8.5g, 黑云香6g, 阿魏5g, 麝香3g等制成丸。具有杀粘、下泻病害之功效,主要治白喉、炭疽、角弓反张症、粘肿、肺刺痛、肠刺痛等症。

21. 巴特日十四味散: 草乌芽25g, 牛黄25g, 查干泵阿100g, 五灵脂100g, 多叶棘豆100g, 漏芦100g, 云香100g, 天竺黄50g, 白檀香50g, 川贝母花45g, 葶苈子45g, 红花25g, 细辛25g, 麝香10g等制成散剂。杀粘、清热、止咳,主治感冒、头痛、咳嗽、咯痰、憋气、咽喉疼痛等症。

22. 巴特日十五味汤: 草乌(夏季用草乌芽、冬季用制草乌)25g, 独活25g, 齿缘草25g, 诃子10g, 牛黄10g, 麝香1.5g, 朱砂(制)15g, 黄花獐牙菜20g, 苦苣苔花50g, 黑冰片30g, 五灵脂11.5g, 地梢瓜6g, 铁杆蒿18.5g, 金莲花7g, 拳参5g等制成。服用多次。镇肠刺痛。

23. 巴特日五味散: 硫黄(制)、独活、麝香、菖蒲、草乌芽等份制成。治粘炭疽症，杀粘、解热。

24. 碎粘丸：狼毒（制）4份，瑞香狼毒（制）、酸模各1份，多叶棘豆2份，铁杆蒿3份，天竺黄、红花、牛黄、麝香、黑云香等各1份，藜芦6份，巴豆（制）2份，金色诃子4份等制成。治粘热、白喉、亚玛虫症、内痈疽、疫热、肺热、隐伏热等多数热症。

25. 草乌十二味散：草乌（制）、酸模、瑞香狼毒（制）、菖蒲、白云香、石青、鸽子粪、硫黄（制）、姜黄、百草霜、狼粪、黑云香等份制成。涂抹于肿胀部位，则能治粘肿。

26. 草乌七味丸：草乌（制）、刺柏、硫黄（制）、黑云香、菖蒲、麝香、阿魏等份制成丸。治重症热性粘肌痉挛症。

27. 草乌六味散：草乌（制）、五灵脂、白云香、马钱子（制）、文冠木、面碱等份制成。用牛尿搅拌后敷患处，消布鲁氏杆菌病引起的关节肿胀。

28. 四味草乌叶散：草乌叶、石韦、檀香、多叶棘豆等份制成。口服病涂抹治疗粘丹毒。

29. 十一味草乌芽散：草乌芽20g，草乌花6g，白硇砂6g，黑云香6g，蛙肉6.5g，麝香6.5g，多叶棘豆6.5g，牛黄6.5g，丁香6.5g，紫贝齿灰10g，黄矾10g，黑矾10g等制成。对血、希拉、白喉等症有良效。

30. 草乌芽四味散：草乌芽、草乌花、细辛、诃子等份制成。消粘。

31. 草乌六味散：草乌芽、金色诃子、细辛、牛黄、麝香、兔心等份制成。杀粘。

32. 鹿角六味汤：鹿角、"三子"（栀子、诃子、川楝子）、文冠木、苦参等份制成。收敛布鲁氏杆菌扩散。

33. 黄连五味散：黄连2份，苦苣菜、香附、石榴、鼠麴草等各1份制成。治侵血疫。

34. 姜黄四味汤：姜黄2份，沙蓬、角茴香、香附等各1份制成。催熟聚合疫。

35. 除痉挛巴特日十三味丸：草乌（制）、诃子、菖蒲、铁杆蒿、独活根、鸡冠花、蛇油、猪鼻、黑云香、石花、麝香、焖煅蝙蝠羽、鸥胆等份制成。治粘肌痉挛症。

36. 石韦九味散：石韦、酸模、水牛角、秦艽、五灵脂、黄连、阴山乌头（制）、菊花、狼毒（制）等份制成。用水搅拌敷患处。治粘丹毒。

37. 五灵脂七味散：五灵脂、草乌（制）、菖蒲、阿魏、麝香、熊胆、牛黄等份制成。治粘肌痉挛症。

38. 止痛良剂: 冰片、蒜炭、金腰草、麝香、沉香、石竹、"三凉药"(天竺黄、红花、丁香)、漏芦花、黄连、旋覆花、黑草乌(制)、龙骨、颅骨、蓝刺头、白豆蔻、山沉香、地格达、木通、草乌芽、黑云香、诃子、狼毒(制)、酸模、瑞香狼毒(制)等份用冰糖水制成。杀粘、清热、止痛。

39. 黑丸剂: 草乌(制)、独活、姜黄、两种硫黄(制)、猩猩肉、白蒜、黑矾、黄矾、黑蒿根、三种牛角、三种鹿茸、羊角等份制成用侧柏叶的种子制丸可以佩戴。预防瘟疫。

40. 黑草乌十五味散: 黑草乌(制)50g,飞廉、蘽吾根各25g,玉竹30g,麝香10g,五灵脂25g,寒水石(制)40g,阴山乌头(制)50g,羊脑25g,沙棘40g,小白蒿25g,禹粮土40g,枇杷叶50g,多叶棘豆50g,独活40g等制成。用水搅拌后敷患处,消粘巴尔布尔引起的肿胀。

41. 黑冰片五味散: 黑冰片、黄连、宽苞棘豆、齿缘草、杜仲等份制成。祛粘疫入胆脉降胃部症。

42. 四味黑冰片汤: 黑冰片、五灵脂、铁杆蒿、马蔺子等份制成。可治粘胃痧病。

43. 十一味黑云香剂: 黑云香、猩猩肉、硫黄(制)、白蒜、雄黄(制)、马泥、香墨、阴山乌头(制)、菖蒲、多叶棘豆等份制成。用猪油搅拌后敷患处。预防瘟疫。

44. 黑云香三味汤: 黑云香、菖蒲、麝香等份制成。治粘卡莫德病。

45. 铁杆蒿十味散: 铁杆蒿、黑云香、黑草乌(制)、旋覆花、麝香、菖蒲、多叶棘豆、"三凉药"(天竺黄、红花、丁香)等份制成。平喘、镇痛。

46. 铁杆蒿七味汤: 铁杆蒿、麝香、黑云香、黑冰片、紫草茸、茜草、多叶棘豆等份制成。治轻症粘角弓反张症。

47. 白硇砂十四味散: 白硇砂、熊胆、姜、荜茇、胡椒、天南星、草根、黄花獐牙菜、狼毒(制)、铁线莲、石灰、瑞香狼毒(制)、面碱、生蜜等份制成。涂于患处。对粘痈有良效。

48. 三味硇砂散: 白硇砂、木香、菖蒲各1份制成散剂。涂患处, 此为祛除白喉之配剂。

49. 四味白硇砂散: 白硇砂2份, 茜草、草乌芽、紫草茸等各1份制成。用于肿患处。此为平复白喉肿之配剂。

50. 漏芦花五味散: 漏芦花5g,泡囊草(制)5g,麝香2.5g,犀牛角2.5g,木香2.5g

制成。镇猛炭疽。

51. 黄连十二味汤：黄连、秦艽、文冠木、黄柏、甘草、"三子"（栀子、川楝子、诃子）、木香、石竹、悬钩子木、绿豆等份制成。治丹毒扩散于胸腔内。

52. 蓝丸剂：藁本35g，狼毒（制）35g，五灵脂27g，草乌芽20g，牛黄16g，石菖蒲10.5g，姜黄10.5g，硫黄（制）10.5g，红花10.5g，黑草乌（制）10g，旋覆花10g，黄矾10g，诃子9g，黑云香8g，黑矾6.5g，阿魏5g，大蒜5g，麝香4.5g，雄黄（制）4g等制成丸。杀粘消粘、清血希拉症，治血希拉性食不消痈疽、腹胀、急性腹泻、呕吐症、亚玛疫、天花、肠刺痛、腹泻症、白喉、炭疽、黄水合并型聚合症。

53. 三味对症剂：未出太阳前阴凉处干燥的阴山乌头（制）5份，麝香2.5g，查干泵阿18g制成。清粘热、镇重症瘟疫。

54. 神奇剂：公马脚汗垢、冰片各5g，金色诃子1份，草乌（制）、麝香、黑云香、石菖蒲、黑硫黄（制）、"六好药"（红花、肉豆蔻、白豆蔻、草果、丁香、天竺黄）、牛黄、藁本、沉香、阿魏、独头蒜、熊胆、囊距翠雀花、多叶棘豆等各1份制粉，与水银（制）5g，硫黄（制）2.5g，荜茇3个单独用酒浸泡后制成丸。预防瘟疫，可服用或外用。

55. 悬钩子木九味散：悬钩子木2份，黄柏、苦苣菜、黄连、油松、香附、"三子"（栀子、川楝子、诃子）等各1份制成。平复轻症聚合疫。

56. 天灵盖十三味丸：泡囊草（制）25g，麝香、黑云香各10g，阿魏、菖蒲、天仙子等各5g，硫黄（制）20g，鹿脂肪5g，水银（制）30g，信筒子20g，龙骨、颅骨各15g，地格达20g等制成。口服或烟熏治粘脑刺痛。

57. 五味天灵盖汤：颅骨10g，龙骨10g，泡囊草（制）、铁杆蒿各15g，黑云香5g等制成。治粘脑刺痛。

58. 冰片十一味散：冰片2份，"三凉药"（天竺黄、红花、丁香）、拳参、地格达、地梢瓜、木鳖子（制）、查干泵阿、胡黄连、石竹等各1份用糖水制成丸。镇重症希拉瘟疫。

59. 冰片八味散：冰片2份，"三凉药"（天竺黄、红花、丁香）、拳参、地格达、查干泵阿、黄连等各1份用糖水制成丸。祛疫热降入五脏症。

60. 冰片二十味丸：冰片2份，牛黄2份，"六好药"（天竺黄、红花、丁香、肉豆蔻、白豆蔻、草果）、阿魏、沉香、麝香、硫黄（制）、草乌（制）、菖蒲、姜黄、黑云香、马泥、黑草乌（制）、细辛、独头蒜等各1份制成丸。每天服用可预防瘟疫。

61. 冰片二十三味丸：冰片、黑冰片、麝香、金腰草、草乌芽、蓝刺头、地格达、颅骨、龙骨、漏芦花、沉香、查干泵阿、天竺黄、红花、丁香、金色诃子、石竹、胡黄连、黑云香、黑草乌（制）、石榴、黑胡椒、白豆蔻等各4份用白糖水制成丸。杀粘、清疫热、镇赫依，主要治粘热赫依并发症。

62. 冰片七味散（赫吉格热）：冰片、天竺黄各2份，红花、黄连、石竹、地格达、查干泵阿等各1份制成。清疫热、清重症疫热扩散症。

63. 嘎日迪十八味散：嘎日迪五味（木香、制草乌、菖蒲、诃子、麝香）上加水银（制）、硫黄（制）、黑云香、多叶棘豆、"六好药"（天竺黄、红花、丁香、白豆蔻、肉豆蔻、草果）、"黄水三药"（白云香、茼麻子、决明子水）等份制成。对粘巴尔布尔症有良效。

64. 大黄四味汤：大黄2份，藜芦、诃子、黄柏等各1份制成。下泻巴达干疫。

65. 十一味牛黄散：牛黄2份，红花、地梢瓜、黄连、地格达、黄柏、查干泵阿、秦艽、云香、大黄、松节等各1份制成。清粘疫遗热。

66. 十一味牛黄散：牛黄2份，红花、黄连、石竹、甘草、文冠木、漏芦花、茜草、紫草茸、栀子、草乌芽等各1份制成。镇粘丹毒。

67. 丁香七味散：丁香、铁杆蒿膏、白硇砂、阿魏、白矾、赤盐等份制成。治粘白喉。

68. 三花剂：秦艽、白花龙胆、漏芦花等三花上加白硇砂、丁香、木香、黑矾、绵羊胛骨炭等份制成。药粉放在咽喉肿的部位。消粘白喉肿及止痛。

69. 细辛十味散：细辛、旋覆花各2份，诃子、菖蒲各5份，草乌（制）1份，"黄水三药"（白云香、茼麻子、决明子）、山奈适量粉碎，与驴血制成。此为治阿玛如症主药。

70. 光明盐七味散：光明盐、查干泵阿、阿魏、肉豆蔻、白硇砂、荜茇、紫硇砂等份制成。治寒性重症转筋粘症。

71. 孟根乌苏四味丸：水银（制）、硫黄（制）、草乌芽、栀子等份制成。祛麻疹黄水并发症。

72. 孟根乌苏五味散：水银（制）、火硝、白矾三种，再加上冰片、麝香制成。对疮疡诸症有良效。

73. 银灰五味散：银灰、铜灰、大风子、白硇砂、天南星等用猪油制成。对骨粘痛症有良效。

74. 香附八味散：香附、苦苣菜、"三子"（栀子、川楝子、诃子）、铁线莲、地梢瓜、葡萄等各1份制成。治一日疫。

75. 四味大蒜散：大蒜、宽苞棘豆、叉分蓼、秦艽等各1份制成。祛疫热后遗症。

76. 镇炭三味散：麝香、黑云香、阿魏等份制成。治炭疽、镇粘热。

77. 丹参十八味散：丹参75g、草乌（制）150g、决明子40g、块茎糙苏5g、五灵脂5g、石菖蒲10g、苦参35g、诃子3.5g、手参3.5g、川楝子4g、白云香35g、茼麻子35g、麝香2.5g、云香25g、文冠木30g、石竹30g、栀子30g、木香35g等制成，开水送服。治陈热、浊热、风湿、痛风、亚玛病、鼠疮、癣、牛皮癣、凹疮、粘虫、黄水热引起的病，尤其对黑巴木、混合巴木疗效甚佳。

78. 淡黄马制剂：草乌（制）1份，酸模2份，狼毒（制）3份制成。下泻痧症、粘卡莫德病、肺刺痛等粘诸症。

79. 感冒丸：诃子5份，木香4份，铁屑3份，多叶棘豆2份，白檀香、菖蒲、牛黄、川贝母、"六好药"（天竺黄、红花、丁香、白豆蔻、肉豆蔻、草果）、草乌芽各1份，秦艽、金腰草各半份，麝香、黑云香少许，制成散剂，用石榴浸泡水制成丸。杀粘、清热、缓解感冒。

80. 狼毒九味强泻剂：狼毒（制）2/3份，酸模、瑞香狼毒（制）、多叶棘豆、麝香、黑云香、菖蒲、龙骨等各1份制成。下泻粘脑刺痛。

81. 塔日棍散剂：泡囊草根及种子或铁杆蒿叶5g，麝香2.5g，水银（制）、黑硫黄（制）、黄硫黄（制）、石菖蒲、草乌芽、黑云香、藁本、酸藤果、紫铆子或土木香、白蒜、天仙子、阿魏、胡椒、马蔺子等各25g制成散剂，再加上白硇砂一起煮，其药液治疗粘虫。治粘虫症。

82. 烈治剂：草乌（制）、诃子、草乌芽、麝香、多叶棘豆、黑云香、木香、菖蒲、金色诃子、查干泵阿、地格达、牛黄、刺柏、五灵脂等份制成。粘热、白喉、炭疽、刺痛，尤其对急性粘黑疫症有良效。

83. 强泻剂：草乌（制）、冰片、黑云香、阴山乌头（制）、藁本、麝香、菖蒲、硫黄（制）、黑矾、黄柏、狼毒（制）、藜芦、漆树膏、京大戟、瑞香狼毒（制）、水柏枝等份制成散剂。涂抹则消肿，内服则下泻粘症。

84. 四味硼砂散：硼砂2份，白硇砂、黄矾、黑矾等份制成。此为治白喉之配方。

85. 瑞香狼毒八味栓剂：瑞香狼毒（制）、草乌（制）、飞廉根、狼粪炭、兔粪炭、制水银、熊胆、白云香制成。对粘痛浮肿及其疮疡有良效。

86. 肋柱花六味汤：肋柱花2份，木鳖子（制）、齿缘草、角茴香、拳参、诃子各1份制成。清疫热炽盛。

87. 苦参四味汤：苦参2份，香附、山苦荬、山柰各1份制成。催熟聚合疫。

88. 白檀香六味散：白檀香2份，红花、天竺黄、黄柏、查干泵阿、甘草等各1份用糖水制成。祛疫热降于肺部。

89. 沙蓬六味散：沙蓬2份，地格达、木鳖子（制）、查干泵阿、拳参、地梢瓜等各1份糖水制成。治疫热落入六腑。

90. 沙蓬四味汤：沙蓬2份，拳参、苦参、山柰等各1份制成。催熟赫依瘟疫。

91. 沙蓬六味汤：沙蓬2份，拳参、石竹、山柰、香附、角茴香等各1份制成。催熟巴达干瘟疫。

92. 麝香十一味丸：麝香、阿魏、诃子、苦参、菖蒲、紫硇砂、肉豆蔻、多叶棘豆、木香、紫草茸、猩猩骨炭等份制成。对治粘肌痉挛症有良效。

93. 麝香十二味散：麝香、黑云香、多叶棘豆、红花、玫瑰花、地格达、文冠木、黄柏、悬钩子木、苦参、诃子、五灵脂等份制成。以适宜的寒热药引送服，则能一同催熟、收敛、杀消阿玛如症。

94. 十五味麝香剂：麝香、阿魏、雄黄（制）、石菖蒲、羊角、石花、蛇、黄鼠狼肉、猩猩肉、猪油、鸿雁头、硫黄（制）、檀香、香青兰、文冠木等份制成散剂或制成丸，包好佩戴。佩戴则能预防传染性热症。

95. 麝香八味散：麝香2份，红花、黄柏、白豆蔻、五灵脂、蜀葵、诃子、刺柏各1份制成。祛粘疫热降于肾脏。

96. 二十二味麝香剂：黑尘土、麝香、胡椒、黑巨胜、全蝎、瑞香狼毒（制）、野羊肉、蓝花棘豆根、草乌（制）、黑云香、狼毒（制）、黑硫黄（制）、红蒿根、紫草茸、脑石或羊脑、阿魏、独头蒜、独活、囊距翠雀花、黑草乌（制）、石菖蒲等份制成散剂。猪油搅拌使用。每次佩戴或用烟熏，则能预防瘟疫。

97. 二十五味麝香散：麝香9g，诃子肉15g，藁本、黑云香、草乌（制）、木香、多叶棘豆、黄连、缬草、菖蒲各9g，阿魏、五灵脂、文冠木膏、狼毒（制）、大黄、藜芦各

6g, 雄黄（制）9g, 蓝矾、硫黄（制）、雌黄、黄矾、黑矾各1.5g, 鱼、蛙、蛇肉、狼舌各3g制成散剂服用。消粘白喉肿, 治痈疽、粘虫。

98. 麝香七味丸: 麝香、熊胆、查干泵阿、炉甘石（煅）、木鳖子（制）、黑云香、石花等份制成。止肝粘疫症引起的血希拉性头痛。

99. 麝香七味散: 麝香2份, 地梢瓜、茜草、拳参、熊胆、查干泵阿、黄柏皮等各1份制成。治粘疫热降于胃部。

100. 麝香四味散: 麝香, 万年灰, 狗、猪粪便搅拌后, 涂抹则对粘卡莫德病有良效。

101. 麝香五味散: 麝香、红花、天竺黄、雄黄（制）、黑云香等份制成, 用水送服。对粘脑刺痛、合并性粘热症等疗效甚佳。

102. 麝香六味散: 麝香2份, 缬草、铁杆蒿灰、诃子、侧柏、秦艽等份制成。治希拉瘟疫引起的脑刺痛。

103. 缬草八味散: 草木樨、香青兰、酸模、麝香、狼毒（制）、诃子、秦艽、云香等份制成。清血希拉热, 搏疫热、毒热, 尤其对胸刺痛有良效。

104. 荆芥十味丸: 荆芥2份, 白云香、姜黄、黄柏、五灵脂、地梢瓜、草乌（制）、"三子"（栀子、川楝子、诃子）等各1份制成。治三日疫。

105. 大红丸剂: 大黄25g和赤芍25g（这两种药材用酒炒制）, 酸梨干15g（炒制）, 小茴香25g（用盐炒制）, 紫铆15g, 槟榔15g, 山柰15g, 缬草15g, 姜黄10g（晾干）, 雄黄（水飞法制）2.5g, 猪牙皂15g, 丁香2.5g, 麝香2.5g, 天南星, 草根各32.5g, 白芍17.5g, 木香15g, 松香15g, 制硼砂25g, 云香47.5g, 沉香15g, 巴豆（制）15g粉成300g。用500g的面粉制成小豆大小的水丸用银朱包衣。每次3丸用凉茶或凉开水送服。祛新旧热、消化不良、巴达干、胸脯痛、水肿、浮肿、水臌、粘肠刺痛、转筋粘症等粘症、疫症。

106. 大黑丸: 草乌（制）、诃子、硫黄（制）、麝香、黑云香、阿魏、菖蒲、"六好药"（天竺黄、红花、丁香、肉豆蔻、白豆蔻、草果）、水银（制）等份制成丸, 一次服用5~7粒。治白喉、炭疽、癌症、萨病、梅毒病、天花等症。

107. 九黑散方剂: 金色诃子、草乌（制）、麝香、菖蒲、阿魏、硫黄（制）、香墨、牛黄、黑云香等份制成丸或制成粉用布包好佩戴身上。佩戴则能预防传染病。

108. 九能丸: 沉香、牛黄、草乌（制）、麝香、阿魏、石菖蒲、硫黄（制）、黑云香、香墨等份制成汤剂或丸剂佩戴身上。佩戴则能预防各种传染病。

　　109. 檀香十一味散：白檀香2份，"三凉药"（天竺黄、红花、丁香）、拳参、地格达、地梢瓜、木鳖子（制）、查干泵阿、胡黄连、石竹等各1份用糖水制成。祛轻症希拉瘟疫。

　　110. 八味檀香散：白檀香2份，"三凉药"（天竺黄、红花、丁香）、拳参、地格达、查干泵阿、黄连等各1份，用糖水制成。祛降入五脏的较重疫热。

　　111. 檀香七味散：白檀香2份，牛黄、"三凉药"（天竺黄、红花、丁香）、地格达、石竹各1份，用糖水制成。清肺刺痛遗热。

　　112. 豆蔻八味散：肉豆蔻2份，云香、全蝎、麝香、天竺黄、红花、阿魏、黄鼠狼肉等各1份制成，少量麝香水服用。治转筋粘症。

　　113. 豆蔻五味散：肉豆蔻2份，云香、木香、沉香、蒜炭、白糖、红糖各1份制成。配以骨头汤做药引子，治赫依疫潜入主脉。

附录2　中华人民共和国
传染病防治法

第一章　总则

第一条　为了预防、控制和消除传染病的发生与流行,保障人体健康和公共卫生,制定本法。

第二条　国家对传染病防治实行预防为主的方针,防治结合、分类管理、依靠科学、依靠群众。

第三条　本法规定的传染病分为甲类、乙类和丙类。

甲类传染病是指:鼠疫、霍乱。

乙类传染病是指:传染性非典型肺炎、艾滋病、病毒性肝炎、脊髓灰质炎、人感染高致病性禽流感、麻疹、流行性出血热、狂犬病、流行性乙型脑炎、登革热、炭疽、细菌性和阿米巴性痢疾、肺结核、伤寒和副伤寒、流行性脑脊髓膜炎、百日咳、白喉、新生儿破伤风、猩红热、布鲁氏菌病、淋病、A梅毒、钩端螺旋体病、血吸虫病、疟疾。

丙类传染病是指:流行性感冒、流行性腮腺炎、风疹、急性出血性结膜炎、麻风病、流行性和地方性斑疹伤寒、黑热病、棘球蚴病、丝虫病,除霍乱、细菌性和阿米巴性痢疾、伤寒和副伤寒以外的感染性腹泻病。

国务院卫生行政部门根据传染病暴发、流行情况和危害程度,可以决定增加、减少或者调整乙类、丙类传染病病种并予以公布。

第四条　对乙类传染病中传染性非典型肺炎、炭疽中的肺炭疽和人感染高致病性禽流感,采取本法所称甲类传染病的预防、控制措施。其他乙类传染病和突发原因不明的传染病需要采取本法所称甲类传染病的预防、控制措施的,由国务院卫生行政部门及时报经国务院批准后予以公布、实施。

需要解除依照前款规定采取的甲类传染病预防、控制措施的,由国务院卫生行政部门报经国务院批准后予以公布。

省、自治区、直辖市人民政府对本行政区域内常见、多发的其他地方性传染病,可以根据情况决定按照乙类或者丙类传染病管理并予以公布,报国务院卫生行政部门备案。

第五条　各级人民政府领导传染病防治工作。

县级以上人民政府制定传染病防治规划并组织实施,建立健全传染病防治的疾病预防控制、医疗救治和监督管理体系。

第六条　国务院卫生行政部门主管全国传染病防治及其监督管理工作。县级以上地方人民政府卫生行政部门负责本行政区域内的传染病防治及其监督管理工作。

县级以上人民政府其他部门在各自的职责范围内负责传染病防治工作。

军队的传染病防治工作,依照本法和国家有关规定办理,由中国人民解放军卫生主管部门实施监督管理。

第七条　各级疾病预防控制机构承担传染病监测、预测、流行病学调查、疫情报告以及其他预防、控制工作。

医疗机构承担与医疗救治有关的传染病防治工作和责任区域内的传染病预防工作。城市社区和农村基层医疗机构在疾病预防控制机构的指导下,承担城市社区、农村基层相应的传染病防治工作。

第八条　国家发展现代医学和中医药等传统医学,支持和鼓励开展传染病防治的科学研究,提高传染病防治的科学技术水平。

国家支持和鼓励开展传染病防治的国际合作。

第九条　国家支持和鼓励单位和个人参与传染病防治工作。各级人民政府应当完善有关制度,方便单位和个人参与防治传染病的宣传教育、疫情报告、志愿服务和捐赠活动。

居民委员会、村民委员会应当组织居民、村民参与社区、农村的传染病预防与控制活动。

第十条 国家开展预防传染病的健康教育。新闻媒体应当无偿开展传染病防治和公共卫生教育的公益宣传。

各级各类学校应当对学生进行健康知识和传染病预防知识的教育。

医学院校应当加强预防医学教育和科学研究，对在校学生以及其他与传染病防治相关人员进行预防医学教育和培训，为传染病防治工作提供技术支持。

疾病预防控制机构、医疗机构应当定期对其工作人员进行传染病防治知识、技能的培训。

第十一条 对在传染病防治工作中做出显著成绩和贡献的单位和个人，给予表彰和奖励。

对因参与传染病防治工作致病、致残、死亡的人员，按照有关规定给予补助、抚恤。

第十二条 在中华人民共和国领域内的一切单位和个人，必须接受疾病预防控制机构、医疗机构有关传染病的调查、检验、采集样本、隔离治疗等预防、控制措施，如实提供有关情况。疾病预防控制机构、医疗机构不得泄露涉及个人隐私的有关信息、资料。

卫生行政部门以及其他有关部门、疾病预防控制机构和医疗机构因违法实施行政管理或者预防、控制措施，侵犯单位和个人合法权益的，有关单位和个人可以依法申请行政复议或者提起诉讼。

第二章 传染病预防

第十三条 各级人民政府组织开展群众性卫生活动，进行预防传染病的健康教育，倡导文明健康的生活方式，提高公众对传染病的防治意识和应对能力，加强环境卫生建设，消除鼠害和蚊、蝇等病媒生物的危害。

各级人民政府农业、水利、林业行政部门按照职责分工负责指导和组织消除农田、湖区、河流、牧场、林区的鼠害与血吸虫危害，以及其他传播传染病的动物和病媒生物的危害。

铁路、交通、民用航空行政部门负责组织消除交通工具以及相关场所的鼠害和蚊、蝇等病媒生物的危害。

第十四条 地方各级人民政府应当有计划地建设和改造公共卫生设施,改善饮用水卫生条件,对污水、污物、粪便进行无害化处置。

第十五条 国家实行有计划的预防接种制度。国务院卫生行政部门和省、自治区、直辖市人民政府卫生行政部门,根据传染病预防、控制的需要,制定传染病预防接种规划并组织实施。用于预防接种的疫苗必须符合国家质量标准。

国家对儿童实行预防接种证制度。国家免疫规划项目的预防接种实行免费。医疗机构、疾病预防控制机构与儿童的监护人应当相互配合,保证儿童及时接受预防接种。具体办法由国务院制定。

第十六条 国家和社会应当关心、帮助传染病病人、病原携带者和疑似传染病病人,使其得到及时救治。任何单位和个人不得歧视传染病病人、病原携带者和疑似传染病病人。

传染病病人、病原携带者和疑似传染病病人,在治愈前或者在排除传染病嫌疑前,不得从事法律、行政法规和国务院卫生行政部门规定禁止从事的易使该传染病扩散的工作。

第十七条 国家建立传染病监测制度。

国务院卫生行政部门制定国家传染病监测规划和方案。省、自治区、直辖市人民政府卫生行政部门根据国家传染病监测规划和方案,制定本行政区域的传染病监测计划和工作方案。

各级疾病预防控制机构对传染病的发生、流行以及影响其发生、流行的因素,进行监测;对国外发生、国内尚未发生的传染病或者国内新发生的传染病,进行监测。

第十八条 各级疾病预防控制机构在传染病预防控制中履行下列职责:

(一)实施传染病预防控制规划、计划和方案;

(二)收集、分析和报告传染病监测信息,预测传染病的发生、流行趋势;

(三)开展对传染病疫情和突发公共卫生事件的流行病学调查、现场处理及其效果评价;

(四)开展传染病实验室检测、诊断、病原学鉴定;

(五)实施免疫规划,负责预防性生物制品的使用管理;

(六)开展健康教育、咨询,普及传染病防治知识;

（七）指导、培训下级疾病预防控制机构及其工作人员开展传染病监测工作；

（八）开展传染病防治应用性研究和卫生评价，提供技术咨询。

国家、省级疾病预防控制机构负责对传染病发生、流行以及分布进行监测，对重大传染病流行趋势进行预测，提出预防控制对策，参与并指导对暴发的疫情进行调查处理，开展传染病病原学鉴定，建立检测质量控制体系，开展应用性研究和卫生评价。

设区的市和县级疾病预防控制机构负责传染病预防控制规划、方案的落实，组织实施免疫、消毒、控制病媒生物的危害，普及传染病防治知识，负责本地区疫情和突发公共卫生事件监测、报告，开展流行病学调查和常见病原微生物检测。

第十九条　国家建立传染病预警制度。

国务院卫生行政部门和省、自治区、直辖市人民政府根据传染病发生、流行趋势的预测，及时发出传染病预警，根据情况予以公布。

第二十条　县级以上地方人民政府应当制定传染病预防、控制预案，报上一级人民政府备案。

传染病预防、控制预案应当包括以下主要内容：

（一）传染病预防控制指挥部的组成和相关部门的职责；

（二）传染病的监测、信息收集、分析、报告、通报制度；

（三）疾病预防控制机构、医疗机构在发生传染病疫情时的任务与职责；

（四）传染病暴发、流行情况的分级以及相应的应急工作方案；

（五）传染病预防、疫点疫区现场控制，应急设施、设备、救治药品和医疗器械以及其他物资和技术的储备与调用。

地方人民政府和疾病预防控制机构接到国务院卫生行政部门或者省、自治区、直辖市人民政府发出的传染病预警后，应当按照传染病预防、控制预案，采取相应的预防、控制措施。

第二十一条　医疗机构必须严格执行国务院卫生行政部门规定的管理制度、操作规范，防止传染病的医源性感染和医院感染。

医疗机构应当确定专门的部门或者人员，承担传染病疫情报告、本单位的传染病预防、控制以及责任区域内的传染病预防工作；承担医疗活动中与医院感染有关的危险因素监测、安全防护、消毒、隔离和医疗废物处置工作。

疾病预防控制机构应当指定专门人员负责对医疗机构内传染病预防工作进行指导、考核,开展流行病学调查。

第二十二条　疾病预防控制机构、医疗机构的实验室和从事病原微生物实验的单位,应当符合国家规定的条件和技术标准,建立严格的监督管理制度,对传染病病原体样本按照规定的措施实行严格监督管理,严防传染病病原体的实验室感染和病原微生物的扩散。

第二十三条　采供血机构、生物制品生产单位必须严格执行国家有关规定,保证血液、血液制品的质量。禁止非法采集血液或者组织他人出卖血液。

疾病预防控制机构、医疗机构使用血液和血液制品,必须遵守国家有关规定,防止因输入血液、使用血液制品引起经血液传播疾病的发生。

第二十四条　各级人民政府应当加强艾滋病的防治工作,采取预防、控制措施,防止艾滋病的传播。具体办法由国务院制定。

第二十五条　县级以上人民政府农业、林业行政部门以及其他有关部门,依据各自的职责负责与人畜共患传染病有关的动物传染病的防治管理工作。

与人畜共患传染病有关的野生动物、家畜家禽,经检疫合格后,方可出售、运输。

第二十六条　国家建立传染病菌种、毒种库。

对传染病菌种、毒种和传染病检测样本的采集、保藏、携带、运输和使用实行分类管理,建立健全严格的管理制度。

对可能导致甲类传染病传播的以及国务院卫生行政部门规定的菌种、毒种和传染病检测样本,确需采集、保藏、携带、运输和使用的,须经省级以上人民政府卫生行政部门批准。具体办法由国务院制定。

第二十七条　对被传染病病原体污染的污水、污物、场所和物品,有关单位和个人必须在疾病预防控制机构的指导下或者按照其提出的卫生要求,进行严格消毒处理;拒绝消毒处理的,由当地卫生行政部门或者疾病预防控制机构进行强制消毒处理。

第二十八条　在国家确认的自然疫源地计划兴建水利、交通、旅游、能源等大型建设项目的,应当事先由省级以上疾病预防控制机构对施工环境进行卫生调查。建设单位应当根据疾病预防控制机构的意见,采取必要的传染病预防、控制措施。

施工期间，建设单位应当设专人负责工地上的卫生防疫工作。工程竣工后，疾病预防控制机构应当对可能发生的传染病进行监测。

第二十九条　用于传染病防治的消毒产品、饮用水供水单位供应的饮用水和涉及饮用水卫生安全的产品，应当符合国家卫生标准和卫生规范。

饮用水供水单位从事生产或者供应活动，应当依法取得卫生许可证。

生产用于传染病防治的消毒产品的单位和生产用于传染病防治的消毒产品，应当经省级以上人民政府卫生行政部门审批。具体办法由国务院制定。

第三章　疫情报告、通报和公布

第三十条　疾病预防控制机构、医疗机构和采供血机构及其执行职务的人员发现本法规定的传染病疫情或者发现其他传染病暴发、流行以及突发原因不明的传染病时，应当遵循疫情报告属地管理原则，按照国务院规定的或者国务院卫生行政部门规定的内容、程序、方式和时限报告。

军队医疗机构向社会公众提供医疗服务，发现前款规定的传染病疫情时，应当按照国务院卫生行政部门的规定报告。

第三十一条　任何单位和个人发现传染病病人或者疑似传染病病人时，应当及时向附近的疾病预防控制机构或者医疗机构报告。

第三十二条　港口、机场、铁路疾病预防控制机构以及国境卫生检疫机关发现甲类传染病病人、病原携带者、疑似传染病病人时，应当按照国家有关规定立即向国境口岸所在地的疾病预防控制机构或者所在地县级以上地方人民政府卫生行政部门报告并互相通报。

第三十三条　疾病预防控制机构应当主动收集、分析、调查、核实传染病疫情信息。接到甲类、乙类传染病疫情报告或者发现传染病暴发、流行时，应当立即报告当地卫生行政部门，由当地卫生行政部门立即报告当地人民政府，同时报告上级卫生行政部门和国务院卫生行政部门。

疾病预防控制机构应当设立或者指定专门的部门、人员负责传染病疫情信息管理工作，及时对疫情报告进行核实、分析。

第三十四条　县级以上地方人民政府卫生行政部门应当及时向本行政区域内

的疾病预防控制机构和医疗机构通报传染病疫情以及监测、预警的相关信息。接到通报的疾病预防控制机构和医疗机构应当及时告知本单位的有关人员。

第三十五条　国务院卫生行政部门应当及时向国务院其他有关部门和各省、自治区、直辖市人民政府卫生行政部门通报全国传染病疫情以及监测、预警的相关信息。

毗邻的以及相关的地方人民政府卫生行政部门,应当及时互相通报本行政区域的传染病疫情以及监测、预警的相关信息。

县级以上人民政府有关部门发现传染病疫情时,应当及时向同级人民政府卫生行政部门通报。

中国人民解放军卫生主管部门发现传染病疫情时,应当向国务院卫生行政部门通报。

第三十六条　动物防疫机构和疾病预防控制机构,应当及时互相通报动物间和人间发生的人畜共患传染病疫情以及相关信息。

第三十七条　依照本法的规定负有传染病疫情报告职责的人民政府有关部门、疾病预防控制机构、医疗机构、采供血机构及其工作人员,不得隐瞒、谎报、缓报传染病疫情。

第三十八条　国家建立传染病疫情信息公布制度。

国务院卫生行政部门定期公布全国传染病疫情信息。省、自治区、直辖市人民政府卫生行政部门定期公布本行政区域的传染病疫情信息。

传染病暴发、流行时,国务院卫生行政部门负责向社会公布传染病疫情信息,并可以授权省、自治区、直辖市人民政府卫生行政部门向社会公布本行政区域的传染病疫情信息。

公布传染病疫情信息应当及时、准确。

第四章　疫情控制

第三十九条　医疗机构发现甲类传染病时,应当及时采取下列措施:

(一)对病人、病原携带者,予以隔离治疗,隔离期限根据医学检查结果确定;

(二)对疑似病人,确诊前在指定场所单独隔离治疗;

（三）对医疗机构内的病人、病原携带者、疑似病人的密切接触者，在指定场所进行医学观察和采取其他必要的预防措施。

拒绝隔离治疗或者隔离期未满擅自脱离隔离治疗的，可以由公安机关协助医疗机构采取强制隔离治疗措施。

医疗机构发现乙类或者丙类传染病病人，应当根据病情采取必要的治疗和控制传播措施。

医疗机构对本单位内被传染病病原体污染的场所、物品以及医疗废物，必须依照法律、法规的规定实施消毒和无害化处置。

第四十条　疾病预防控制机构发现传染病疫情或者接到传染病疫情报告时，应当及时采取下列措施：

（一）对传染病疫情进行流行病学调查，根据调查情况提出划定疫点、疫区的建议，对被污染的场所进行卫生处理，对密切接触者，在指定场所进行医学观察和采取其他必要的预防措施，并向卫生行政部门提出疫情控制方案；

（二）传染病暴发、流行时，对疫点、疫区进行卫生处理，向卫生行政部门提出疫情控制方案，并按照卫生行政部门的要求采取措施；

（三）指导下级疾病预防控制机构实施传染病预防、控制措施，组织、指导有关单位对传染病疫情的处理。

第四十一条　对已经发生甲类传染病病例的场所或者该场所内的特定区域的人员，所在地的县级以上地方人民政府可以实施隔离措施，并同时向上一级人民政府报告；接到报告的上级人民政府应当即时作出是否批准的决定。上级人民政府作出不予批准决定的，实施隔离措施的人民政府应当立即解除隔离措施。

在隔离期间，实施隔离措施的人民政府应当对被隔离人员提供生活保障；被隔离人员有工作单位的，所在单位不得停止支付其隔离期间的工作报酬。

隔离措施的解除，由原决定机关决定并宣布。

第四十二条　传染病暴发、流行时，县级以上地方人民政府应当立即组织力量，按照预防、控制预案进行防治，切断传染病的传播途径，必要时，报经上一级人民政府决定，可以采取下列紧急措施并予以公告：

（一）限制或者停止集市、影剧院演出或者其他人群聚集的活动；

（二）停工、停业、停课；

（三）封闭或者封存被传染病病原体污染的公共饮用水源、食品以及相关物品；

（四）控制或者扑杀染疫野生动物、家畜家禽；

（五）封闭可能造成传染病扩散的场所。

上级人民政府接到下级人民政府关于采取前款所列紧急措施的报告时，应当即时作出决定。

紧急措施的解除，由原决定机关决定并宣布。

第四十三条　甲类、乙类传染病暴发、流行时，县级以上地方人民政府报经上一级人民政府决定，可以宣布本行政区域部分或者全部为疫区；国务院可以决定并宣布跨省、自治区、直辖市的疫区。县级以上地方人民政府可以在疫区内采取本法第四十二条规定的紧急措施，并可以对出入疫区的人员、物资和交通工具实施卫生检疫。

省、自治区、直辖市人民政府可以决定对本行政区域内的甲类传染病疫区实施封锁；但是，封锁大、中城市的疫区或者封锁跨省、自治区、直辖市的疫区，以及封锁疫区导致中断干线交通或者封锁国境的，由国务院决定。

疫区封锁的解除，由原决定机关决定并宣布。

第四十四条　发生甲类传染病时，为了防止该传染病通过交通工具及其乘运的人员、物资传播，可以实施交通卫生检疫。具体办法由国务院制定。

第四十五条　传染病暴发、流行时，根据传染病疫情控制的需要，国务院有权在全国范围或者跨省、自治区、直辖市范围内，县级以上地方人民政府有权在本行政区域内紧急调集人员或者调用储备物资，临时征用房屋、交通工具以及相关设施、设备。

紧急调集人员的，应当按照规定给予合理报酬。临时征用房屋、交通工具以及相关设施、设备的，应当依法给予补偿；能返还的，应当及时返还。

第四十六条　患甲类传染病、炭疽死亡的，应当将尸体立即进行卫生处理，就近火化。患其他传染病死亡的，必要时，应当将尸体进行卫生处理后火化或者按照规定深埋。

为了查找传染病病因，医疗机构在必要时可以按照国务院卫生行政部门的规定，对传染病病人尸体或者疑似传染病病人尸体进行解剖查验，并应当告知死者家属。

第四十七条　疫区中被传染病病原体污染或者可能被传染病病原体污染的物品，经消毒可以使用的，应当在当地疾病预防控制机构的指导下，进行消毒处理后，方可使用、出售和运输。

第四十八条　发生传染病疫情时，疾病预防控制机构和省级以上人民政府卫生行政部门指派的其他与传染病有关的专业技术机构，可以进入传染病疫点、疫区进行调查、采集样本、技术分析和检验。

第四十九条　传染病暴发、流行时，药品和医疗器械生产、供应单位应当及时生产、供应防治传染病的药品和医疗器械。铁路、交通、民用航空经营单位必须优先运送处理传染病疫情的人员以及防治传染病的药品和医疗器械。县级以上人民政府有关部门应当做好组织协调工作。

第五章　医疗救治

第五十条　县级以上人民政府应当加强和完善传染病医疗救治服务网络的建设，指定具备传染病救治条件和能力的医疗机构承担传染病救治任务，或者根据传染病救治需要设置传染病医院。

第五十一条　医疗机构的基本标准、建筑设计和服务流程，应当符合预防传染病医院感染的要求。

医疗机构应当按照规定对使用的医疗器械进行消毒；对按照规定一次使用的医疗器具，应当在使用后予以销毁。

医疗机构应当按照国务院卫生行政部门规定的传染病诊断标准和治疗要求，采取相应措施，提高传染病医疗救治能力。

第五十二条　医疗机构应当对传染病病人或者疑似传染病病人提供医疗救护、现场救援和接诊治疗，书写病历记录以及其他有关资料，并妥善保管。

医疗机构应当实行传染病预检、分诊制度；对传染病病人、疑似传染病病人，应当引导至相对隔离的分诊点进行初诊。医疗机构不具备相应救治能力的，应当将患者及其病历记录复印件一并转至具备相应救治能力的医疗机构。具体办法由国务院卫生行政部门规定。

第六章　监督管理

第五十三条　县级以上人民政府卫生行政部门对传染病防治工作履行下列监督检查职责:

(一)对下级人民政府卫生行政部门履行本法规定的传染病防治职责进行监督检查;

(二)对疾病预防控制机构、医疗机构的传染病防治工作进行监督检查;

(三)对采供血机构的采供血活动进行监督检查;

(四)对用于传染病防治的消毒产品及其生产单位进行监督检查,并对饮用水供水单位从事生产或者供应活动以及涉及饮用水卫生安全的产品进行监督检查;

(五)对传染病菌种、毒种和传染病检测样本的采集、保藏、携带、运输、使用进行监督检查;

(六)对公共场所和有关单位的卫生条件和传染病预防、控制措施进行监督检查。

省级以上人民政府卫生行政部门负责组织对传染病防治重大事项的处理。

第五十四条　县级以上人民政府卫生行政部门在履行监督检查职责时,有权进入被检查单位和传染病疫情发生现场调查取证,查阅或者复制有关的资料和采集样本。被检查单位应当予以配合,不得拒绝、阻挠。

第五十五条　县级以上地方人民政府卫生行政部门在履行监督检查职责时,发现被传染病病原体污染的公共饮用水源、食品以及相关物品,如不及时采取控制措施可能导致传染病传播、流行的,可以采取封闭公共饮用水源、封存食品以及相关物品或者暂停销售的临时控制措施,并予以检验或者进行消毒。经检验,属于被污染的食品,应当予以销毁;对未被污染的食品或者经消毒后可以使用的物品,应当解除控制措施。

第五十六条　卫生行政部门工作人员依法执行职务时,应当不少于两人,并出示执法证件,填写卫生执法文书。

卫生执法文书经核对无误后,应当由卫生执法人员和当事人签名。当事人拒绝签名的,卫生执法人员应当注明情况。

第五十七条　卫生行政部门应当依法建立健全内部监督制度,对其工作人员依据法定职权和程序履行职责的情况进行监督。

上级卫生行政部门发现下级卫生行政部门不及时处理职责范围内的事项或者不履行职责的,应当责令纠正或者直接予以处理。

第五十八条　卫生行政部门及其工作人员履行职责,应当自觉接受社会和公民的监督。单位和个人有权向上级人民政府及其卫生行政部门举报违反本法的行为。接到举报的有关人民政府或者其卫生行政部门,应当及时调查处理。

第七章　保障措施

第五十九条　国家将传染病防治工作纳入国民经济和社会发展计划,县级以上地方人民政府将传染病防治工作纳入本行政区域的国民经济和社会发展计划。

第六十条　县级以上地方人民政府按照本级政府职责负责本行政区域内传染病预防、控制、监督工作的日常经费。

国务院卫生行政部门会同国务院有关部门,根据传染病流行趋势,确定全国传染病预防、控制、救治、监测、预测、预警、监督检查等项目。中央财政对困难地区实施重大传染病防治项目给予补助。

省、自治区、直辖市人民政府根据本行政区域内传染病流行趋势,在国务院卫生行政部门确定的项目范围内,确定传染病预防、控制、监督等项目,并保障项目的实施经费。

第六十一条　国家加强基层传染病防治体系建设,扶持贫困地区和少数民族地区的传染病防治工作。

地方各级人民政府应当保障城市社区、农村基层传染病预防工作的经费。

第六十二条　国家对患有特定传染病的困难人群实行医疗救助,减免医疗费用。具体办法由国务院卫生行政部门会同国务院财政部门等部门制定。

第六十三条　县级以上人民政府负责储备防治传染病的药品、医疗器械和其他物资,以备调用。

第六十四条　对从事传染病预防、医疗、科研、教学、现场处理疫情的人员,以及在生产、工作中接触传染病病原体的其他人员,有关单位应当按照国家规定,采取有效的卫生防护措施和医疗保健措施,并给予适当的津贴。

第八章 法律责任

第六十五条 地方各级人民政府未依照本法的规定履行报告职责,或者隐瞒、谎报、缓报传染病疫情,或者在传染病暴发、流行时,未及时组织救治、采取控制措施的,由上级人民政府责令改正,通报批评;造成传染病传播、流行或者其他严重后果的,对负有责任的主管人员,依法给予行政处分;构成犯罪的,依法追究刑事责任。

第六十六条 县级以上人民政府卫生行政部门违反本法规定,有下列情形之一的,由本级人民政府、上级人民政府卫生行政部门责令改正,通报批评;造成传染病传播、流行或者其他严重后果的,对负有责任的主管人员和其他直接责任人员,依法给予行政处分;构成犯罪的,依法追究刑事责任:

(一)未依法履行传染病疫情通报、报告或者公布职责,或者隐瞒、谎报、缓报传染病疫情的;

(二)发生或者可能发生传染病传播时未及时采取预防、控制措施的;

(三)未依法履行监督检查职责,或者发现违法行为不及时查处的;

(四)未及时调查、处理单位和个人对下级卫生行政部门不履行传染病防治职责的举报的;

(五)违反本法的其他失职、渎职行为。

第六十七条 县级以上人民政府有关部门未依照本法的规定履行传染病防治和保障职责的,由本级人民政府或者上级人民政府有关部门责令改正,通报批评;造成传染病传播、流行或者其他严重后果的,对负有责任的主管人员和其他直接责任人员,依法给予行政处分;构成犯罪的,依法追究刑事责任。

第六十八条 疾病预防控制机构违反本法规定,有下列情形之一的,由县级以上人民政府卫生行政部门责令限期改正,通报批评,给予警告;对负有责任的主管人员和其他直接责任人员,依法给予降级、撤职、开除的处分,并可以依法吊销有关责任人员的执业证书;构成犯罪的,依法追究刑事责任:

(一)未依法履行传染病监测职责的;

（二）未依法履行传染病疫情报告、通报职责，或者隐瞒、谎报、缓报传染病疫情的；

（三）未主动收集传染病疫情信息，或者对传染病疫情信息和疫情报告未及时进行分析、调查、核实的；

（四）发现传染病疫情时，未依据职责及时采取本法规定的措施的；

（五）故意泄露传染病病人、病原携带者、疑似传染病病人、密切接触者涉及个人隐私的有关信息、资料的。

第六十九条　医疗机构违反本法规定，有下列情形之一的，由县级以上人民政府卫生行政部门责令改正，通报批评，给予警告；造成传染病传播、流行或者其他严重后果的，对负有责任的主管人员和其他直接责任人员，依法给予降级、撤职、开除的处分，并可以依法吊销有关责任人员的执业证书；构成犯罪的，依法追究刑事责任：

（一）未按照规定承担本单位的传染病预防、控制工作、医院感染控制任务和责任区域内的传染病预防工作的；

（二）未按照规定报告传染病疫情，或者隐瞒、谎报、缓报传染病疫情的；；

（三）发现传染病疫情时，未按照规定对传染病病人、疑似传染病病人提供医疗救护、现场救援、接诊、转诊的，或者拒绝接受转诊的；

（四）未按照规定对本单位内被传染病病原体污染的场所、物品以及医疗废物实施消毒或者无害化处置的；

（五）未按照规定对医疗器械进行消毒，或者对按照规定一次使用的医疗器具未予销毁，再次使用的；

（六）在医疗救治过程中未按照规定保管医学记录资料的；

（七）故意泄露传染病病人、病原携带者、疑似传染病病人、密切接触者涉及个人隐私的有关信息、资料的。

第七十条　采供血机构未按照规定报告传染病疫情，或者隐瞒、谎报、缓报传染病疫情，或者未执行国家有关规定，导致因输入血液引起经血液传播疾病发生的，由县级以上人民政府卫生行政部门责令改正，通报批评，给予警告；造成传染病传播、流行或者其他严重后果的，对负有责任的主管人员和其他直接责任人员，依法给予降级、撤职、开除的处分，并可以依法吊销采供血机构的执业许可证；构成犯罪的,依法追究刑事责任。

非法采集血液或者组织他人出卖血液的,由县级以上人民政府卫生行政部门予以取缔,没收违法所得,可以并处十万元以下的罚款;构成犯罪的,依法追究刑事责任。

第七十一条 国境卫生检疫机关、动物防疫机构未依法履行传染病疫情通报职责的,由有关部门在各自职责范围内责令改正,通报批评;造成传染病传播、流行或者其他严重后果的,对负有责任的主管人员和其他直接责任人员,依法给予降级、撤职、开除的处分;构成犯罪的,依法追究刑事责任。

第七十二条 铁路、交通、民用航空经营单位未依照本法的规定优先运送处理传染病疫情的人员以及防治传染病的药品和医疗器械的,由有关部门责令限期改正,给予警告;造成严重后果的,对负有责任的主管人员和其他直接责任人员,依法给予降级、撤职、开除的处分。

第七十三条 违反本法规定,有下列情形之一,导致或者可能导致传染病传播、流行的,由县级以上人民政府卫生行政部门责令限期改正,没收违法所得,可以并处五万元以下的罚款;已取得许可证的,原发证部门可以依法暂扣或者吊销许可证;构成犯罪的,依法追究刑事责任:

(一)饮用水供水单位供应的饮用水不符合国家卫生标准和卫生规范的;

(二)涉及饮用水卫生安全的产品不符合国家卫生标准和卫生规范的;

(三)用于传染病防治的消毒产品不符合国家卫生标准和卫生规范的;

(四)出售、运输疫区中被传染病病原体污染或者可能被传染病病原体污染的物品,未进行消毒处理的;

(五)生物制品生产单位生产的血液制品不符合国家质量标准的。

第七十四条 违反本法规定,有下列情形之一的,由县级以上地方人民政府卫生行政部门责令改正,通报批评,给予警告,已取得许可证的,可以依法暂扣或者吊销许可证;造成传染病传播、流行以及其他严重后果的,对负有责任的主管人员和其他直接责任人员,依法给予降级、撤职、开除的处分,并可以依法吊销有关责任人员的执业证书;构成犯罪的,依法追究刑事责任:

(一)疾病预防控制机构、医疗机构和从事病原微生物实验的单位,不符合国家规定的条件和技术标准,对传染病病原体样本未按照规定进行严格管理,造成实

验室感染和病原微生物扩散的;

(二)违反国家有关规定,采集、保藏、携带、运输和使用传染病菌种、毒种和传染病检测样本的;

(三)疾病预防控制机构、医疗机构未执行国家有关规定,导致因输入血液、使用血液制品引起经血液传播疾病发生的。

第七十五条 未经检疫出售、运输与人畜共患传染病有关的野生动物、家畜家禽的,由县级以上地方人民政府畜牧兽医行政部门责令停止违法行为,并依法给予行政处罚。

第七十六条 在国家确认的自然疫源地兴建水利、交通、旅游、能源等大型建设项目,未经卫生调查进行施工的,或者未按照疾病预防控制机构的意见采取必要的传染病预防、控制措施的,由县级以上人民政府卫生行政部门责令限期改正,给予警告,处五千元以上三万元以下的罚款;逾期不改正的,处三万元以上十万元以下的罚款,并可以提请有关人民政府依据职责权限,责令停建、关闭。

第七十七条 单位和个人违反本法规定,导致传染病传播、流行,给他人人身、财产造成损害的,应当依法承担民事责任。

第九章　附则

第七十八条 本法中下列用语的含义:

(一)传染病病人、疑似传染病病人:指根据国务院卫生行政部门发布的《中华人民共和国传染病防治法规定管理的传染病诊断标准》,符合传染病病人和疑似传染病病人诊断标准的人。

(二)病原携带者:指感染病原体无临床症状但能排出病原体的人。

(三)流行病学调查:指对人群中疾病或者健康状况的分布及其决定因素进行调查研究,提出疾病预防控制措施及保健对策。

(四)疫点:指病原体从传染源向周围播散的范围较小或者单个疫源地。

(五)疫区:指传染病在人群中暴发、流行,其病原体向周围播散时所能波及的地区。

(六)人畜共患传染病:指人与脊椎动物共同罹患的传染病,如鼠疫、狂犬病、血吸虫病等。

（七）自然疫源地：指某些可引起人类传染病的病原体在自然界的野生动物中长期存在和循环的地区。

（八）病媒生物：指能够将病原体从人或者其他动物传播给人的生物，如蚊、蝇、蚤类等。

（九）医源性感染：指在医学服务中，因病原体传播引起的感染。

（十）医院感染：指住院病人在医院内获得的感染，包括在住院期间发生的感染和在医院内获得出院后发生的感染，但不包括入院前已开始或者入院时已处于潜伏期的感染。医院工作人员在医院内获得的感染也属医院感染。

（十一）实验室感染：指从事实验室工作时，因接触病原体所致的感染。

（十二）菌种、毒种：指可能引起本法规定的传染病发生的细菌菌种、病毒毒种。

（十三）消毒：指用化学、物理、生物的方法杀灭或者消除环境中的病原微生物。

（十四）疾病预防控制机构：指从事疾病预防控制活动的疾病预防控制中心以及与上述机构业务活动相同的单位。

（十五）医疗机构：指按照《医疗机构管理条例》取得医疗机构执业许可证，从事疾病诊断、治疗活动的机构。

第七十九条 传染病防治中有关食品、药品、血液、水、医疗废物和病原微生物的管理以及动物防疫和国境卫生检疫，本法未规定的，分别适用其他有关法律、行政法规的规定。

第八十条 本法自2004年12月1日起施行。

附录3　常见传染病的消毒方法

消毒是指化学、物理、生物的方法杀灭或消除环境中的致病微生物,达到无害化。消毒是传染病防治工作中的重要环节,是切断传播途径的有效措施之一,借以阻断和控制传染病的发生。

一、消毒的种类

(一)疫源地消毒

是指对目前存在或曾经存在传染源的地区进行消毒,其目的是杀灭由传染源排到外界环境中的病原体。疫源地消毒又可分为:终末消毒、随时消毒。

1.终末消毒

当患者痊愈或死亡后,对其原居住地进行的最后一次彻底的消毒。消毒范围除对病人所处环境、接触物品和排泄物消毒外,还包括病人治愈出院前的一次自身消毒或病人死后的尸体消毒处理。终末消毒的传染病有SARS、霍乱、伤寒、副伤寒、细菌性痢疾、病毒性肝炎、脊髓灰质炎、肺结核、炭疽等。

2.随时消毒

指对传染源的排泄物、分泌物及其所污染的物品及时进行消毒,是有传染源存在时的消毒措施,目的是及时杀灭或消除传染源排出的病原微生物。

(二)预防性消毒

是指未发现传染源,对可能受病原体污染的场所、物品和人体所进行的消毒措施,如饮水消毒、餐具消毒、手术室和医护人员手的消毒等。

二、消毒的方法

（一）消毒方法的分类

根据消毒杀灭微生物的种类和作用强弱可将各种物理和化学消毒方法分为高效、中效、低效3类消毒方法。具有不同消毒效果的化学消毒剂分为高效、中效、低效消毒剂。

1. 高效消毒法

可杀灭物体上一切微生物。该类消毒方法有热力灭菌、电离辐射、微波等物理消毒法，化学消毒法中高效消毒剂有醛类（甲醛、戊二醛）、环氧乙烷、过氧化氢、臭氧等。含氯制剂和碘伏居于高中效消毒剂之间。

2. 中效消毒法

可杀灭除细菌芽孢以外的各种微生物。主要消毒方法有紫外线、超声波等物理消毒方法。中效消毒剂有碘类、醇类、酚类和有些含氯消毒剂。

3. 低效消毒法

只能消灭细菌繁殖体和亲脂病毒。此类物理消毒方法有通风换气、冲洗等。低效消毒剂有季铵盐类［如苯扎溴铵（新洁尔灭）］、胍类［如氯己定（洗必泰）］消毒剂等。

（二）常用消毒方法

1. 物理消毒法

包括机械、热、光、电、微波、辐射等。

（1）机械消毒。用机械的方法从物品表面，水，空气，人、畜体表除掉污染的有害微生物。常用方法有涮洗、通风、过滤等。用肥皂流水洗刷双手，可消除手上大部分的细菌及病毒等微生物；通风可使室内空气中微生物显著减少；6层纱布可阻留97%的病原菌以预防呼吸道传染病。

（2）热力灭菌。包括：①煮沸消毒，该法简单易行，可杀死细菌繁殖体，但细菌芽孢耐热力较强，不易杀灭。本法可用于处理传染病人的剩余食物，污染的棉织品、食具及金属、玻璃等制品。煮沸10分钟即可，但对乙型肝炎病毒污染的物品，应延长至15~20分钟。②高压蒸汽灭菌,效果较可靠,适用于耐热和耐潮物品。通常压力为98kPa,温度为121~126℃,15~20分钟即能彻底杀灭细菌芽孢。③预真空型压力蒸汽灭菌,这是新型灭菌法,先使灭菌器形成负压,再导入蒸汽,能加强蒸汽对消毒物品的穿透力。2分钟内能杀灭芽孢,物品亦能迅速干燥。④巴氏消毒法,方法有两种,一种利用热水灭菌,一种利用蒸汽进行消毒。温度一般为65~75℃,10~15分钟,但不能杀灭芽孢。此外,尚有流动蒸汽消毒、干燥灭菌法、火烧等消毒方法。

(3)辐射消毒。在医院中也较常用,可分为:①非电离辐射,包括紫外线、红外线和微波。紫外线常用于室内空气消毒和一般物品的表面消毒,为低能量电磁波辐射,光波波长为250~265纳米,杀菌作用最强。有广谱杀菌作用,但紫外线穿透力差,对真菌孢子效果最差,细菌芽孢次之,对HBV无效。直接照射人体能引起皮肤红斑、紫外线眼炎和臭氧中毒等。红外线和微波主要依靠产热杀菌。②电离辐射,有γ射线和高能电子束两种。可在常温下对不耐热物品灭菌,又称"冷灭菌"。有广谱杀菌作用,剂量易控制,灭菌效果可靠,但设备昂贵,对人及物品有一定损害作用。

2. 化学消毒法

使用化学消毒剂进行消毒,称为化学消毒法。化学消毒剂的作用主要是能使微生物蛋白质凝固、变性或失去活性,从而导致微生物死亡。目前常用的化学消毒剂有十余种,根据其对微生物的杀灭作用可分为高效、中效、低效三类。高效消毒剂能杀灭包括细菌芽孢和真菌孢子在内的各种微生物,又称为灭菌剂,如甲醛、戊二醛、过氧乙酸、环氧乙烷等;中效消毒剂可杀灭细菌芽孢以外的各种微生物,如含氯消毒剂、乙醇、碘消毒剂等;低效消毒剂只能杀灭细菌繁殖体和亲脂病毒,对真菌有一定的杀灭作用,如苯扎溴铵(新洁尔灭)、洗必泰等。

(1)含氯消毒剂:常用的有漂白粉、次氯酸钠、氯胺及二氯异氰尿酸钠等。这类制剂在水中产生次氯酸,具有强大的杀菌作用。其优点是杀菌谱广,作用快,其余氯毒性低,价廉,但对金属制品有腐蚀作用。

(2)氧化消毒剂:如过氧乙酸、过氧化氢、臭氧、高锰酸钾等。主要靠其强大的氧化能力灭菌,但有较强的腐蚀性与刺激性。

(3)醛类消毒剂:常用的有甲醛和戊二醛。具有广谱、高效、快速的杀菌作用。戊二醛对橡胶、塑料、金属器械等物品无腐性,故适用于精密仪器、内镜的消毒,但对皮肤和黏膜有刺激性。

（4）杂环类气体消毒剂：主要有环氧乙烷、环氧丙烷等。为一种广谱高效消毒剂，杀灭芽孢能力最强，对一般物品无损害作用，故常用于消毒电子设备、医疗器械、精密仪器及皮毛类等。

（5）碘剂消毒类：常用的有2.5%碘酊及0.5%碘伏。碘具有广谱和快速杀菌作用。碘伏是碘和表面活性剂不定型的结合物，刺激性和腐蚀性小，可供皮肤和食具等消毒。

（6）醇类消毒剂：主要有乙醇及异丙醇。乙醇可迅速杀灭细菌繁殖体。

异丙醇杀菌作用大于乙醇，但毒性也较大。

其他消毒剂：①酚类，如石碳酸、来苏儿等；②季铵盐类，为阳离子表面活性剂，如苯扎溴胺（新洁尔灭）、消毒净等；③氯己定（洗必泰），可用于手、皮肤、医疗器械等。这类消毒剂不能杀灭细菌芽孢，属于低效消毒剂。

附表3-1　各种传染病常用消毒方法

顺序	消毒对象	消毒方法		备注
		预防性消毒	一般传染病疫源地消毒	
1	患者吐泻物、分泌物（如粪、尿、呕吐物、痰液等）	1份粪便或粪、尿混合物加1/20份漂白粉（100ml粪、尿混合物加漂白粉5g）充分搅匀，消毒1h；10%漂白粉澄清液与吐泻物等量，充分搅匀，加盖消毒1h；100ml尿液加漂白粉1g，充分搅匀，消毒1h		
2	生活污水		10000ml污水加漂白粉2g（有效含氯量为70mg/m³）消毒1h；0.005%液氯消毒1h；10000ml污水加次氯酸钠5ml，消毒1h	化粪池沉底粪便在出粪时用20%漂白粉充分搅匀，消毒2h后排放；污水加氯量应根据消毒后污水中余氯含量适当增减。余氯量：预防性消毒及一般传染病污水总余氯量位4~5mg/L，结核病污水为6~8mg/L，肝炎污水为10mg/L

续表

顺序	消毒对象	消毒方法		备注
		预防性消毒	一般传染病疫源地消毒	
3	盛装吐泻物的容器、痰盂、痰杯、氧气湿化瓶、吸引瓶等	煮沸10min；0.2%过氧乙酸浸泡30min；1000mg/L有效氯浸泡30min	煮沸10min；0.5%过氧乙酸浸泡30min；1000mg/L有效氯浸泡30min	对木质马桶或抽水马桶可用消毒液反复擦洗；过氧乙酸每天调换，含氯消毒剂2d调换一次
4	食具、饮具、奶具、药杯、压舌板和剩余实物	煮沸10min；0.2%过氧乙酸浸泡30min；含250mg/L有效碘的碘伏浸泡30min；250mg/L有效氯浸泡30min	煮沸10min；0.5%过氧乙酸浸泡30min；含500mg/L有效碘的碘伏浸泡30min；500mg/L有效氯浸泡30min	煮沸消毒时可放2%苏打或肥皂液以增强消毒效果；消毒时间从水沸腾时算起，消毒物应全部浸在水中；碘伏消毒应注意观察消毒液颜色，如发现颜色明显变浅应及时调换
5	房屋（厕所）地面、墙壁、门面、家具及运送病人的工具等	0.2%过氧乙酸喷雾或洗擦；500mg/L有效氯喷雾或洗擦	0.5%过氧乙酸喷雾或洗擦；1000mg/L有效氯喷雾或洗擦	喷雾消毒时要求物品表面湿透均匀；墙壁一般喷至2m高即可
6	衣服、被褥、玩具、尿布等	煮沸10min；0.2%过氧乙酸浸泡30min；幼托机构尿布平时可用开水泡，玩具可用0.5%次氯酸钠浸泡30min	煮沸10min；0.5%过氧乙酸浸泡30min；甲醛熏蒸消毒6h以上；环氧乙烷消毒6h以上；医院婴儿室尿布用压力蒸汽消毒15min	对棉被、床垫、枕芯等物也可用上述消毒液喷雾消毒后放日光下暴晒。甲醛消毒时，物品要悬挂，不可扎紧
7	皮毛、羽绒	蒸汽100℃消毒20min；环氧乙烷消毒6h	蒸汽100℃消毒20min；环氧乙烷消毒6h	
8	书报、信件、钱币、化验单、饭菜票	甲醛消毒6h；微波照射4min	甲醛消毒6h；环氧乙烷消毒6h；微波照射4min	物品应分开堆放，不要扎紧；微波功率应>500W消毒物品必须用湿布包裹

续表

顺序	消毒对象	消毒方法		备注
		预防性消毒	一般传染病疫源地消毒	
9	手	含250mg/L有效碘的碘伏洗刷1min；0.2%过氧乙酸浸泡1min	含250mg/L有效碘的碘伏洗刷2min；0.2%过氧乙酸浸泡2min	消毒后最好在流动水下冲洗干净；外科手术及注射部位皮肤消毒用含5000mg/L有效碘的碘伏涂擦2次作用2min
10	体温表	先用1%过氧乙酸浸泡5min做第一道处理，然后再放入另1%过氧乙酸中浸泡30min做第二道处理；含1000mg/L有效碘的碘伏浸泡30min；1000mg/L有效氯浸泡30min	同左	消毒前应先用棉球将唾液揩净；体温表与口腔表应放入不同容器内消毒，并须全部浸入消毒液内；消毒后体温表应用冷开水或乙醇洗净揩干后使用
11	血压计、热水袋、冰袋、听诊器等	0.5%过氧乙酸揩擦；250mg/L有效氯揩擦	甲醛熏蒸6h；0.5%过氧乙酸揩擦；环氧乙烷消毒6h	
12	幼托机构桌、椅，坐车，围栏，熟食橱，熟食台，营养室专用揩布等	0.2%过氧乙酸揩擦或浸泡20min；含500mg/L有效碘的碘伏揩擦或浸泡20min；250mg/L有效氯揩擦或浸泡20min	0.5%过氧乙酸揩擦或浸泡30min；含500mg/L有效碘的碘伏揩擦或浸泡30min；500mg/L有效氯揩擦或浸泡30min	
13	清洁用具	0.2%过氧乙酸浸泡消毒30min；500mg/L有效氯浸泡消毒30min	0.5%过氧乙酸浸泡消毒30min；1000mg/L有效氯浸泡消毒30min	
14	空气	开窗通风每天2~3次；空气消毒剂喷雾（按使用说明）	空气消毒剂喷雾（用量根据各产品使用说明）；乳酸：每立方米12ml加水，加热蒸发消毒30min；甲醛每立方米12ml加水20ml，加热蒸发消毒2~4h；紫外线照射，每立方米1.5W，消毒1h	喷雾消毒应选择雾滴较小的喷雾器；紫外灯管的功率应为70W·s/cm²

续表

顺序	消毒对象	消毒方法		备注
		预防性消毒	一般传染病疫源地消毒	
15	蔬菜、水果	0.2%过氧乙酸浸泡2min；含100mg/L有效碘的碘伏浸泡2～5min；100mg/L有效氯浸泡20min		

注：

1. 消毒药物标准含量：①过氧乙酸≥18%；②漂白粉有效氯≥25%；③碘伏有效碘≥0.5%；④次氯酸钠有效氯≥10%；⑤甲醛溶液含甲醛≥36%～40%。

2. 呼吸道传染病如白喉、流感等消毒方法可参照一般传染病疫源地消毒方法处理。

3. 甲醛蒸熏物品消毒方法：①加热法：按每立方米甲醛80ml，与等量水混合后倒在器皿内加热蒸发。②氧化法：用甲醛80ml/m³，加水40ml和高锰酸钾40g（或漂白粉60g）进行氧化消毒，先将氧化剂高锰酸钾或漂白粉倒入盆内，加水拌成糊状，然后将甲醛倒入，维持6h或12h，消毒时室内应密封，并保持温度在20℃以上。被消毒物品不能重叠，要悬挂。

4. 环氧乙烷消毒法：按每立方米用环氧乙烷0.4～0.8kg计算，消毒6h或12h，投药时应注意安全，周围不能有火种。

5. 经戊二醛消毒后物品必须用无菌蒸馏水充分冲洗后方可使用，浸泡碳钢类物品时还应加0.5%亚硝酸钠作为防锈剂。

附表3-2　消毒剂mg/L浓度与百分浓度换算参考表

消毒剂浓度（mg/L）							
	5000	2000	1000	500	250	200	100
使用0.5%有效碘换算成的浓度	1			10%	5%	4%	2%
使用0.75%有效碘换算成的浓度	67%			6.7%	0.5%	0.33%	0.25%
使用10%有效氯换算成的浓度		2%	1%	0.5%	0.25%	0.2%	0.1%
使用15%有效氯换算成的浓度		1.3%	0.66%	0.33%	0.166%	0.133%	0.066%
使用20%有效氯换算成的浓度		1%	0.5%	0.25%	0.125%	0.1%	0.05%